Brigitte Osswald (Hrsg.)
Rhythmusimplantate

Brigitte Osswald (Hrsg.)

Rhythmus-implantate

Manual zum Zertifikat der DGTHG
„Herzschrittmacher-, ICD- und CRT-Therapie"

DE GRUYTER

Herausgeber
Prof. Dr. med. Brigitte Osswald
Universitätsklinik Düsseldorf,
Klinik für Kardiovaskuläre Chirurgie
Moorenstraße 5
40225 Düsseldorf
E-Mail: Brigitte.Osswald@med.uni-duesseldorf.de

ISBN: 978-3-11-044046-1
e-ISBN (PDF): 978-3-11-043196-4
e-ISBN (EPUB): 978-3-11-043210-7

Library of Congress Control Number: 2018966411

Bibliografische Information der Deutschen Nationalbibliothek
Die Deutsche Nationalbibliothek verzeichnet diese Publikation in der Deutschen Nationalbibliographie; detaillierte bibliografische Daten sind im Internet über http://dnb.d-nb.de abrufbar.

© 2019 Walter de Gruyter GmbH, Berlin/Boston
Einbandabbildung: Prof. Dr. med. Brigitte Osswald
Satz/Datenkonvertierung: L42 AG, Berlin
Druck und Bindung: CPI books GmbH, Leck

www.degruyter.com

Vorwort

Kardiale Rhythmusimplantate haben sich seit nicht ganz 70 Jahren vom schlichten Taktgeber zu einem ganzen Armamentarium von Sonden und Geräten für die Behandlung bradykarder und tachykarder Herzrhythmusstörungen sowie bestimmter Formen der Herzinsuffizienz entwickelt.

Die rasante Ausweitung der Indikationen und die heute weit überwiegenden transvenösen Zugangswege führen mitunter dazu, dass wegen des vermeintlich „kleinen" Eingriffes gerade Herzschrittmacher-Neuimplantationen und -Aggregatwechsel gerne auch jüngeren bzw. auf diesem Gebiet weniger erfahrenen Kollegen überlassen werden. Es gibt kaum einen Kollegen, dem bezüglich dieser Eingriffe nicht die typischen Worte „mach mal eben schnell" mit auf den Weg gegeben wurden.

Selbst kleine Unachtsamkeiten, aber auch mangelndes Wissen, können jedoch erhebliche Folgen haben. Dies ist bei sachgemäßem Vorgehen oftmals vermeidbar. Aus diesem Grund erarbeiteten die beiden Fachgesellschaften Deutsche Gesellschaft für Thorax-, Herz- und Gefäßchirurgie (DGTHG) und Deutsche Gesellschaft für Kardiologie, Herz- und Kreislaufforschung (DGK) ein gemeinsames Curriculum, dessen beide ersten Module bezüglich der Herzschrittmacher-ICD- und CRT-Therapie inhaltlich identisch sind. In diesem Buch orientiert sich der Inhalt am herzchirurgischen Curriculum und umfasst die Revisionen als dritten Abschnitt. Im Gegensatz zu den meisten anderen Büchern über die Herzschrittmacher- und ICD-Therapie ist die vorliegende Struktur nicht „aus einem Guss", sondern folgt den Lehrinhalten der jeweiligen Module. Alle Autoren haben auf diesem Gebiet umfangreiche praktische Erfahrung und sind daran interessiert, diese weiterzugeben. Das Buch bietet zahlreiche Informationen, die die Einarbeitung in das Themengebiet und das Erlangen des Zertifikates vereinfachen. Vielfältige Tipps und Tricks richten sich zudem an durchaus erfahrene Ärzte, die Patienten mit kardialen Rhythmusimplantaten behandeln.

März 2019   Brigitte Osswald

https://doi.org/10.1515/9783110431964-101

Inhalt

Teil II: ICD-CRT- und CCM-Therapie

Autorenverzeichnis

Volker Bärsch
St. Marienkrankenhaus Siegen
Kampenstr. 51
57072 Siegen
E-Mail: v.baersch@marienkrankenhaus.com

Dr. med. Dieter Bimmel
St.-Marien-Hospital
Abteilung Innere Medizin
Robert-Koch-Straße 1
53115 Bonn-Venusberg
E-Mail: dr.dieter.bimmel@marien-hospital-bonn.de

Dr. med. Heiko Burger
Kerckhoff-Klinik
Benekestr. 2-8
61231 Bad Nauheim
E-Mail: h.burger@kerckhoff-klinik.de

Dr. med. Anja Dorszewski
Herzzentrum Duisburg, Abteilung für Elektro-
physiologie
Evangelischer Krankenhausverbund Niederrhein
Fahrner Straße 133
47169 Duisburg
E-Mail: Anja.Dorszewski@evkln.de

Dr. med. Christian Fastenrath
Nordenmauer 18
59174 Kamen
E-Mail: Dr.Fastenrath@t-online.de

Dr. med Christopher Gestrich
Klinik und Poliklinik für Herzchirurgie,
Herzzentrum Bonn
Sigmund-Freud-Str. 25
53127 Bonn
E-Mail: christopher.gestrich@ukbonn.de

PD Dr. med. Fritz Mellert
Universitätsklinikum Bonn
Sigmund-Freud-Str. 25
53105 Bonn
E-Mail: fritz.mellert@uni-bonn.de

Dr. med. Marco Mierzwa
Zentralklinik Bad Berka
Robert-Koch-Allee 9
77437 Bad Berka
E-Mail: marco.mierzwa@zentralklinik.de

Prof. Dr. med. Brigitte Osswald
Universitätsklinik Düsseldorf, Klinik für Kardio-
vaskuläre Chirurgie
Moorenstraße 5
40225 Düsseldorf
E-Mail: Brigitte.Osswald@med.uni-duesseldorf.de

Prof. Dr. med. Wolfgang Schöls
Herzzentrum Duisburg
Gerrickstr. 21
47137 Duisburg
E-Mail: wolfgang.schoels@ejk.de

Dr. med. Alexander Siebel
Klinik für Kardiochirurgie
Rhön-Klinikum Campus Bad Neustadt
Von-Guttenberg-Straße 11
97616 Bad Neustadt a. d. Saale
E-Mail: alexander.siebel@campus-nes.de

Prof. Dr. med. Christoph Starck
Deutsches Herzzentrum Berlin
Augustenburger Platz 1
13353 Berlin
E-Mail: starck@dhzb.de

Dr. med. Wilko Weißenberger
Universitätsklinikum Essen
Hufelandstr. 55
45127 Essen
E-Mail: wilko.weissenberger@uk-essen.de

Dr. med. Tibor Ziegelhöffer
Kerckhoff-Klinik
Benekestr. 2-8
61231 Bad Nauheim
E-Mail: t.ziegelhoeffer@kerckhoff-fgi.de

https://doi.org/10.1515/9783110431964-102

Abkürzungsverzeichnis

0D0	Ausschließliche Wahrnehmung in Atrium und Ventrikel
0V0	Ausschließliche Wahrnehmung im Ventrikel
A00	Atriale Stimulation unabhängig von der Eigenaktion
AAI	Atriale Wahrnehmung und Stimulation, inhibiert durch Eigenaktion
AAT	Atriale Stimulation und Wahrnehmung, getriggert durch Eigenfrequenz, nicht inhibiert durch Eigenaktion (Stimulus fällt ggf. in die Refraktärphase)
ACE	*Angiotensin-Converting Enzyme*
ACS	*Acute coronary syndrome* (Akutes Koronarsyndrom)
AF	Atriale Fibrillation – Vorhofflimmern
AHA	*American Heart Association*
AP	Atriale Stimulation (*Pacing*) im Markerkanal
AP	Anterior-posteriorer Strahlengang in der Röntgendiagnostik
AR	Refraktäre atriale Wahrnehmung im Markerkanal
ARP	Atriale Refraktärperiode
ARVC	Arrhythmogene rechtsventrikuläre Kardiomyopathie
AS	Atriale Wahrnehmung (*Sensing*) im Markerkanal
ASA	*American Society of Anesthesiologists*-Klassifikation zur Einteilung von Patienten bezüglich ihres physischen Zustandes
ASD	Atrialer Septumdefekt
AT	Atriale Tachykardie – Vorhofflattern
AT I-Blocker	Angiotensin II-Rezeptor Subtyp I-Blocker
ATP	Antitachykardes *Pacing* - antitachykarde Überstimulation
AV-Block	Atrioventrikulärer Block
AV-Delay	Atrioventrikuläre Verzögerung
BfArM	Bundesinstitut für Arzneimittel und Medizinprodukte
BOS	*Begin of system* – Beginn der Aggregatlaufzeit
CABG	Aortokoronare Bypassoperation
CCM	*Cardiac contractility modulation* – Kardiale Kontraktilitätsmodulation
CHADSVASc-Score	**C**ongestive **H**eart failure, **H**ypertension, **A**ge >75, **D**iabetes mellitus, **S**troke / TIA, **V**ascular Disease, **A**ge 65-74, **S**ex **c**ategory-Score zur Ermittlung des Risikos eines Schlaganfalles bei Vorhofflimmern
CIED	*Cardiovascular implantable devices*
CLS	*Closed loop stimulation* – spezielle Sensorvariante
CRT	*Cardiac resynchronization Therapy* (kardiale Resynchronisationstherapie)
CRT-D	ICD mit kardialer Resynchronisationstherapie
CRT-P	Herzschrittmacher mit kardialer Resynchronisationstherapie
CS	Coronary Sinus (Koronarsinus)
CT	Computertomographie
Cw doppler	*Continuous wave doppler*
D00	Atriale und ventrikuläre Stimulation unabhängig von der Eigenfrequenz beider Kompartimente
DCM	Dilatative Kardiomyopathie
DDD	Duale Wahrnehmung und Stimulation, getriggert und inhibiert durch Eigenaktion
DDI	Atriale und ventrikuläre Stimulation und Wahrnehmung, inhibiert, aber nicht getriggert durch Eigenaktionen
DF-1	Hochenergiekonnektor nach internationalem Standard ISO 11318: 1993
DF-4	Hochenergiekonnektor nach internationalem Standard ISO 27186: 2010

https://doi.org/10.1515/9783110431964-103

DFT	*Defibrillation threshold* – Defibrillationsschwelle, d.h. Energie, die ausreicht, um ein Herz aus dem Kammerflimmern zu defibrillieren
DGK	Deutsche Gesellschaft für Kardiologie, Herz- und Kreislaufforschung
DGTHG	Deutsche Gesellschaft für Thorax-, Herz- und Gefäßchirurgie
DIN	Deutsche Industrienorm
EF	Ejektionsfraktion – Auswurffraktion in der Regel des linken Ventrikels
EHRA	*European Heart Rhythm Association*
EKG	Elektrokardiogramm
ELT	*endless loop tachycardia* – unterwünschte Triggerung atrialer Signale bei ventrikulärer Stimulation s.a. PMT
EOL	*End of life* – alte Bezeichnung für das Ende der Aggregatkapazität
EOS	*End of service* – Ende der Aggregatkapazität, oftmals mit Automatismen zur Stromeinsparung
EP	Elektrophysiologie
EP-Katheter	in der Elektrophysiologie angewandter Katheter
ERI	*Elective replacement indicator* – Austauschkriterium für Herzschrittmacher und ICDs
ERT	*Elective replacement time* – elektives Austauschkriterium
ESC	*European Society of Cardiology*
FDA	*Food and Drug Administration* – US-Amerikanische Zulassungsbehörde
FeV	Fahrerlaubnisverordnung
GSM	*Global system for mobile communication*
HF	Herzfrequenz
HF	*Heart failure* – Herzinsuffizienz
HIV	*Human immunodeficiency virus*
HLM	Herz-Lungen-Maschine
HOCM	Hypertrophe obstruktive Kardiomyopathie
HSM	Herzschrittmacher
HZV	Herzzeitvolumen
ICD	Implantierbarer Kardioverter-Defibrillator
ICM(P)	Ischämische Kardiomyopathie
INR	*International normalized ratio* (Messwert zur Bestimmung der Effektivität oraler Antikoagulantien wie z.B. Coumadin-Derivate)
IS-1	International Standard (ISO 5841.3:1992)
IVMD	Interventrikuläre mechanische Verzögerung
LAO	*left anterior oblique* – seitliche Röntgenprojektion
LS	*Local sense* – Elektrodenposition für die CCM-Therapie
LV	Linksventrikulär
LV-1	Konnektor zeitweilig von Guidant für Koronarsinuselektroden verwendet, kein allgemeiner Standard
LVEDD	Linksventrikulärer enddiastolischer Durchmesser
MdK	Medizinischer Dienst der Krankenkassen
MOS	*Middle of system* – Status zwischen Beginn und ERI der Aggregatlaufzeit
MPG	Medizinproduktegesetz
MRSA	*Methicillin-resistant staphylococcus aureus*
MRT	Magnet-Resonanz-Tomographie
NASPE	*North American Society of Pacing and Electrophysiology*
NOACs	*Novel oral anticoagulant* – neuere orale Antikoagulantien
NYHA	Klassifikation der Herzinsuffizienz gemäß der *New York Heart Association*
OMT	Optimale medikamentöse Therapie

OP	Operation bzw. Operationssaal
P/S-Anteil	*Pace-/Sense*-Anteil, Aufzeichnung der Proportion zwischen stimulierten und wahrgenommenen Ereignissen im Vorhof / Ventrikel
PCT	Procalcitonin
PEA	*Peak endocardial acceleration* – spezielle Sensorvariante
PHT	Plötzlicher Herztod
PMT	*Pacemaker-mediated tachycardia* – Schrittmacher-induzierte Tachykardie
PQ-Dauer	Zeit zwischen dem Beginn der P- und dem Beginn der Q-Welle m EKG (Überleitungszeit vom Vorhof auf die Kammer)
PSA	*Pacing System Analyzer*
PTCA	Perkutane transluminale Koronarangioplastie
PTT	Partielle Thromboplastinzeit
PVAB	Postventrikuläres atriales *Blanking*
PVARP	Postventrikuläre atriale Refraktärperiode
QRS	Kammerkomplex im EKG
QT	Zeit zwischen Beginn der Q- und Ende der T-Welle
(R)	als vierter Buchstabe hinter VVI, DDD, etc. - *Rate response*, Frequenzadaptation bei Belastung
RA	*Right atrium* – rechter Vorhof
RAO	*Right anterior oblique* – rechts anteriore Seitprojektion in der Radiologie
RR	Blutdruck nach Riva Rocci
RRT	*Recommended replacement time* – empfohlenes Austauschintervall
RV	*Right ventricle* – rechter Ventrikel
SA-Block	Sinuatrialer Block
SERCA	*Sarco / endoplasmatic reticulum* CA^{2+}-ATPase
S-ICD	Subkutaner ICD
SM	Schrittmacher
SSI	Singuläre Wahrnehmung und Stimulation, inhibiert durch Eigenaktion (entweder Vorhof, oder Kammer)
SSS	*Sick Sinus Syndrome*
SVC	Superior Vena cava (V. cava superior)
SVES	Supraventrikuläre Extrasystole(n)
TARP	Totale atriale Refraktärperiode
TEE	*Transesophageal echocardiography* – Transösophageale Echokardiographie
TIA	Transitorische ischämische Attacke
TTE	Transthorakale Echokardiographie
V00	Ventrikuläre Stimulation unabhängig von der Eigenfrequenz
VAT	Atrial getriggerte Ventrikelstimulation
VDD	Ventrikuläre Stimulation, duale Wahrnehmung, getriggert und inhibiert durch Eigenaktion
VES	Ventrikuläre Extrasystole(n)
VF	Ventrikuläre Fibrillation – Kammerflimmern
VP	Ventrikuläre Stimulation (*Pacing*) im Markerkanal
VR	Refraktäre ventrikuläre Wahrnehmung im Markerkanal
VRP	Ventrikuläre Refraktärperiode
VS	Ventrikuläre Wahrnehmung (*Sensing*) im Markerkanal
VT	Ventrikuläre Tachykardie
VV-Delay	Interventrikuläre Verzögerung
VVI	Ventrikuläre Wahrnehmung und Stimulation, inhibiert durch Eigenaktion

VVT   Atriale Stimulation und Wahrnehmung, Stimulus fällt ggf. in die Refraktärphase
WARAD   *Window of atrial rate acceleration duration* – Firmenspezifische, nicht programmier-
             bare atriale Refraktärperiode

Teil I: **Basis-Herzschrittmachertherapie**

1 Grundlagen der Herzschrittmachertherapie

Dieter Bimmel

1.1 Einleitung

Bereits Mitte des 19 Jahrhunderts entdeckte der italienische Physiker und Neurophysiologe Carlo Matteucci den Zusammenhang von Herztätigkeit und elektrischen Impulsen. In den folgenden Jahren wurden Geräte entwickelt, die diese Herzströme aufzeichnen konnten. Ein Meilenstein war die Entwicklung Willem Einthovens, der 1903 das erste klinisch verwertbare Elektrokardiogramm (EKG) der Öffentlichkeit vorstellte.

Um 1930 wurden dann erste Versuche mit Herzschrittmachern durchgeführt, die über transthorakale Nadelelektroden das rechte Atrium stimulierten. 1958 implantierte Seymour Furman seinem Patienten den ersten transvenösen Schrittmacher. Der Impulsgeber selbst war jedoch extrakorporal und musste in einer Tragetasche transportiert werden.

Der entscheidende Durchbruch wurde durch den Vorläufer der heutigen Herzschrittmachersysteme erlangt, entwickelt von Ake Senning und Rune Elmquist . Dieser versorgte 1956 den ersten Patienten weltweit, Arne Larson, mit einem komplett implantierbaren Herzschrittmachersystem, wobei die Elektroden über eine Thorakotomie epikardial angelegt und das Gerät in den Bauchraum implantiert wurde. Der Patient lebte trotz vielfacher Systemrevisionen länger als Senning und Elmquist.

Seit dieser Zeit ist die Entwicklung der HSM-Systeme rasant vorangeschritten. So wurden die Laufzeiten der Aggregate deutlich länger. Lief der erste Senning-Herzschrittmacher noch 2 Stunden, so sind bei heutigen Systemen Laufzeiten von über 10 Jahren keine Seltenheit. Im Verlauf konnten intelligente Algorithmen implementiert werden, die eine Bedarfssteuerung der SM-Impulse erlauben.

Auch wenn sich die Operation selbst zu einem Standardeingriff mit niedriger Komplikationsrate und kurzen OP-Zeiten entwickelt hat, bedarf es einer gründlichen Vorbereitung und Indikationsstellung, um den Patienten adäquat zu versorgen.

Grundsätzlich müssen vor jeder Operation drei entscheidende Fragen geklärt werden:
- Kann ich operieren?
- Muss ich operieren?
- Darf ich operieren

https://doi.org/10.1515/9783110431964-001

1.2 Kann ich operieren?

Die Frage „kann ich operieren" setzt sich multifaktoriell zusammen. Dabei sind folgende Aspekte zu beachten:
- Patient
- Operateur
- Team
- Räumlichkeiten
- Geräte
- Implantate und Hilfsmittel

1.2.1 Patient

Hier gilt es zunächst zu klären, ob der Patient überhaupt wie geplant operabel ist. Dabei können Multimorbidität, schlechter Allgemeinzustand, sehr schlechte Prognose die Indikationsstellung relativieren. Auch die gewählte Anästhesieform (Lokal-, Analgosedierung, Vollnarkose) sollte an die Gegebenheiten des Patienten angepasst werden. Kongenitale Fehlbildungen oder veränderte anatomische Strukturen (Persistierende obere Hohlvene, Verschlüsse der zuführenden Gefäße V. subclavia, S. brachiocephalica) erfordern nicht selten einen Strategiewechsel.

1.2.2 Operateur

Es versteht sich von selbst, dass auch der Operateur entsprechend qualifiziert sein muss, um den Eingriff lege artis durchzuführen. Neben einer adäquaten Ausbildung sind die notwendigen Sach- und Fachkenntnisse (u.a. Strahlenschutz) Voraussetzung für die selbstständige Durchführung der Operation. Unerlässlich und von zunehmender Bedeutung ist die nachweisbare Einweisung in die Produkte im Sinne des Medizinproduktegesetzes (MPG). Angesichts der Tatsache, dass aktuell von den nahezu 1.000 implantierenden Zentren in Deutschland 14 % weniger als 20/Jahr und 62 % weniger als 100/Jahr implantieren, sollte auch durchaus selbstkritisch hinterfragt werden, ob genügend Expertise für diesen Eingriff vorliegt. Es ist ein Zeichen von Größe, sich Hilfe bei erfahrenen Kollegen zu holen.

1.2.3 Team

Herzschrittmacheroperationen sind Teamarbeit. Insoweit sollte vor jedem Eingriff die Zusammenstellung des Teams und seine Eignung geprüft werden. Von einem Team muss man hier ebenfalls entsprechende Sach- und Fachkenntnisse erwarten, (Patientenmanagement, Umgang mit Sterilgut und Geräten). Alle Teammitglieder müssen an den rechtlich relevanten Aspekt des Übernahmeverschuldens bei delegierten Tätigkeiten denken! Wie im vorangegangenen Absatz ist der Hinweis auf die Geräteeinweisung und entsprechende Strahlenschutzbelehrung aller Beteiligten unabdingbar.

1.2.4 Räumlichkeiten

Herzschrittmacheroperationen werden üblicherweise in Operationssälen oder an Herzkathetermessplätzen durchgeführt. Idealer Weise können auch Hybridsäle zum Einsatz kommen. Gefordert werden laut Leitlinie Räumlichkeiten der Reinlufttechnik Klasse Ib [1].

Die Anforderungen an die Räumlichkeiten sind, neben den hohen Sterilitätskriterien, eine geeignete Durchleuchtungsanlage, strahlentransparente Patiententische und eine unmittelbar verfügbare Notfallausstattung, wie Defibrillator und die Möglichkeit zur Beatmung. Es versteht sich von selbst, dass ein Monitoring mit Sättigungsanzeige, Blutdruck und EKG während des Eingriffs vorhanden und kontinuierlich angeschlossen ist.

1.2.5 Geräte

Welche Geräte benötigt man, um den Eingriff sicher durchführen zu können?

Ein geeignetes, separates Instrumentensieb ist für diesen Eingriff sicher sinnvoll. Es sollte nicht überfrachtet sein, da die Anzahl der benötigten Instrumente nicht sehr groß ist. Wichtig ist ein geeignetes Messkabel, mit dem die neu gelegten Sonden überprüft werden können. Bei Verwendung resterilisierbarer Messkabel ist es sinnvoll, Ersatzkabel vorrätig zu haben, welche bei Sterilitätsverlust oder Kabelbruch des ersteren zum Einsatz kommen. Für die Einmessung der Sonden kommt eine externe Messeinheit (PSA = Pacing System Analyzer) zum Einsatz. Hier können Wahrnehmung, Impedanz und Reizschwelle der Sonden bestimmt werden. Die graphische Anzeige des elektrischen Potenzials liefert wichtige Informationen zum sicheren Wandkontakt. Alle PSA-Systeme verfügen über einen zusätzlichen Batterieschutz, der die sichere passagere Schrittmacherfunktion bei Stromausfall oder unbeabsichtigter Dekonnektion von der Steckdose gewährleistet. Der Einsatz eines Elektrokauters (uni / bipolar) oder Plasmakauters kann für Präparation und Blutstillung wichtig sein und sollte auf keinen Fall fehlen. Es sei erwähnt, dass ein bipolarer Kauter geringere Störfelder für liegende Aggregate sendet und daher vorteilhaft sein kann. Die Notwendigkeit einer geeigneten Röntgeneinrichtung (Röhre / C-Bogen) sowie von entsprechenden Überwachungseinrichtungen (EKG, Pulsoxymetrie, RR-Messung, externer Defibrillator) wurden bereits im vorangegangenen Absatz besprochen.

1.2.6 Implantate und Hilfsmittel

Vor jeder Herzschrittmacheroperation ist sicherzustellen, dass die benötigten Implantate (Herzschrittmacher-Aggregat und Sonden) auch in ausreichender Menge vorhanden sind. Nicht selten werden in komplexen Fällen bei einem Patienten Sonden gewechselt oder nach vielen Schraubversuchen, gefolgt von eingeschränkter Schraubenmechanik, ausgetauscht. Bei alten Sonden können Adapterlösungen benötigt werden (z.B. 5 mm Stecker auf IS1). Es ist auf jeden Fall sinnvoll vor einem geplanten Aggregatwechsel einen Blick auf den aktuell implantierten Konnektor zu werfen.

Das Einbringen der Sonden erfolgt sehr häufig über Schleusen. Für die Positionierung der Sonden werden wiederum Mandrins benötigt. Diese werden in handelsüblichen Sondenpaketen mitgeliefert. Es kann jedoch vorkommen, dass diese verworfen werden. Daher ist es sinnvoll, Reservesets mit Mandrins in entsprechender Sondenlänge vorrätig zu halten. Die Sonden selbst werden am Aggregat mit speziellen Schrauben und Miniatur-Drehmomentschlüsseln befestigt.

Diese Schlüssel liegen meistens den Aggregaten bei. Auch diese Schlüssel sollten als Accessoire vorrätig sein, sonst zwingt ein heruntergefallener bzw. defekter Schlüssel zum Öffnen eines neuen Aggregats, was vermeidbar und sehr kostspielig ist.

1.3 Wann muss ich operieren?

Notfall-Herzschrittmacheroperationen sind eher selten. Meistens können die Eingriffe elektiv und in Ruhe durchgeführt werden. Es sollte auch das Ziel sein, entsprechend stabile Bedingungen herzustellen. Bradykarde Patienten oder Patienten mit längeren Asystolien sollten vor dem Eingriff mit einem passageren System versorgt werden. Auf diesem Weg lassen sich Voraussetzungen herstellen, die eine Operation unter stabilen Bedingungen ermöglicht. Oberste Prämisse für die Entscheidungsfindung muss auch bei „organisatorischen Notfällen" durch fehlende Bettenkapazitäten oder Überwachungsplätze das Patientenwohl sein, was wiederum eine solide Indikation und geordnete Operationssituation erfordert. Abzugrenzen von den oben genannten Fällen sind Komplikationen wie Blutungen, Pneumothorax und Tamponaden. Es versteht sich von selbst, dass diese Situationen zügige, zielgerichtete Abläufe verlangen.

1.4 Wann darf ich operieren?

Ob eine Herzschrittmacheroperation durchgeführt werden darf, ergibt sich aus der Zusammenführung von Indikation, Kontraindikation und natürlich aus dem über allem stehenden Aspekt des Patientenwillens. Ohne Zustimmung, die man erst nach ausführlicher Information einholen darf, ist jeder Eingriff unzulässig, auch die möglicherweise lebensnotwendige Herzschrittmacheroperation.

1.4.1 Indikationen

Indikationen rechtfertigen den Einsatz einer therapeutischen oder diagnostischen Maßnahme.

Sie folgen heute überwiegend leitlinienorientierten Entscheidungspfaden. Die Leitlinien selbst werden von Expertengremien erarbeitet und laufend aktualisiert. Dabei reicht der Empfehlungsgrad für eine Therapie von Stufe 1a: (Wenigstens eine Metaanalyse auf der Basis methodisch hochwertiger randomisierter, kontrollierter Studien) bis Stufe V: (Fallserie oder eine oder mehrere Expertenmeinungen). Die letzte größere Überarbeitung im Bereich der Herzschrittmachertherapie wurde 2013 auf der Jahrestagung der Europäischen Gesellschaft für Kardiologie (ESC) in Amsterdam vorgestellt [2],[3]. Dabei rückten die Symptomatik und deren Korrelation zu dokumentierten EKG-Befunden in den Vordergrund.

Die leitliniengerechte Therapie ist auch ein entscheidender Qualitätsparameter in der externen Qualitätsdiagnostik, zu deren Teilnahme alle stationär operierenden Zentren verpflichtet sind. Es ist daher im Sinne jedes Implanteurs, sich an den aktuellen Stand der Leitlinien zu halten.

Die Ausführung der Leitlinie selbst würde an dieser Stelle den Rahmen sprengen, wobei Kernelemente der Therapie im weiteren Verlauf dargestellt werden.

1.4.2 Kontraindikationen

Die Beachtung der Kontraindikationen ist mindestens genauso wichtig wie die der Indikationen. Häufig wird dieser Aspekt mehr oder weniger dem Operateur allein überlassen. Im Augenmerk stehen bei Patienten, Angehörigen und Zuweisern oft die Argumente, die für eine Therapie sprechen. Bildlich gesprochen ist ein Herzschrittmacher ein neuer „Motor" für das Herz. An dieser Stelle sei angemerkt, dass jeder Operateur im Aufklärungsgespräch den Aspekt „Erwartungshaltung" unbedingt ansprechen sollte. Nicht selten sind die Erwartungen bei den häufig multimorbiden Patienten überzogen. Selten auftretende Synkopen bei einem Sick Sinus Syndrom mit ansonsten normalem Frequenzprofil, die zur Schrittmacherindikation führen, belasten den Patienten weniger, als die begleitende Herzinsuffizienz. Um Enttäuschung und Unzufriedenheit mit dem Operationsergebnis vorzubeugen, muss daher schon im Vorfeld geklärt werden, welches klinische Ergebnis zu erwarten ist.

Welche Kontraindikationen können für ein Aufschieben eines Herzschrittmacher Eingriffs sprechen?

Akute Infektion

Grundsätzlich sollten vor einer Operation, an deren Ende Implantate verbleiben, Infektionsquellen ausgeschlossen werden. Dies gilt auch für Herzschrittmacheroperationen, denn eine Keimbesiedlung des Implantats hat in der Regel eine Systemexplantation als einzige Option zur Folge. Bronchopulmonale Infekte, Entzündungen der ableitenden Harnwege, um nur einige der häufigsten Infektionen zu nennen, sollten vor einem Eingriff abgeheilt sein. Dementsprechend ist die Abnahme und Bewertung der präoperativen Laborwerte essentiell.

Unklarer Gerinnungsstatus

Blutungskomplikationen, insbesondere Taschenhämatome, sind eine der häufigen Begleiterscheinungen von Herzschrittmachereingriffen. Der breite Einsatz von Antikoagulantien und Thrombozytenaggregationshemmern lässt diesen Aspekt immer wichtiger werden. Die konventionelle Gerinnungsanalytik hilft bei vielen, aber nicht bei allen Substanzen, das Risiko einer Blutung präoperativ einzuschätzen und gegebenenfalls präventive Maßnahmen zu ergreifen. Dabei gilt es die Folgen der Unterbrechung der Antikoagulation bzw. Thrombozytenaggregationshemmung (Schlaganfälle oder Stent-Thrombosen) gegen die Folgen intraoperativer Blutungen abzuwägen. Die aktuelle Studienlage spricht dafür, einige Medikamente fortzuführen. So zeigt sich eine deutlich niedrigere Komplikationsrate bei Beibehaltung von oraler Vitamin K Antagonistengabe im Vergleich zu Therapieunterbrechung oder Bridging mit Heparin. Das bezieht sich sowohl auf Embolien, als auch auf postoperative Hämatome (s. Kap. 2.1.1).

Lokalanästhetika Unverträglichkeit

In einigen Fällen berichten Patienten über Allergien gegen Lokalanästhetika. Häufig findet diese Diagnose beim Zahnarzt statt. Sofern kein Allergiepass vorliegt, ist es schwierig zu ergründen, inwieweit tatsächlich eine allergische Reaktion vorliegt oder sonstige physiologische Dysregulationen diesen Effekt hervorrufen können. Ein Wechsel des Lokalanästhetikums ist nicht sinnvoll, da bei echten Allergien Kreuzunverträglichkeiten zu allen Substanzgruppen beschrieben werden. Um in diesen seltenen Fällen auch dem Patienteninteresse entgegen zu kommen, kann es sinnvoll sein, den Eingriff in Narkose durchzuführen, da nur so die Applikation von Lokalanästhetika vermieden werden kann.

Fehlende Patienten Einwilligung

Neben einem ausführlichen Aufklärungsgespräch gehört die unterzeichnete Einwilligung in den Eingriff zu den Grundvoraussetzungen, die erfüllt sein müssen, bevor eine Operation durchgeführt wird. Ausnahmen sind Situationen, in denen der Patient oder seine bestellten Betreuer den Willen nicht äußern können. Nur in dieser

Situation darf von der Forderung abgewichen werden und der mutmaßliche Wille des Patienten angenommen werden. Auch gilt es hier die medikollegialen Aspekte zu beachten, die zunehmend im ärztlichen Alltag Einzug gehalten haben. Dabei ist die lege artis erfolgte Patientenaufklärung und Einwilligung in den Eingriff eine der wesentlichen Säulen, die in gerichtlichen Auseinandersetzungen gefordert wird. Es liegt daher im allgemeinen Interesse, diesem Punkt ausreichend Bedeutung und Sorgfalt einzuräumen. Wichtiger Bestandteil der Einwilligung ist die Information des Patienten über mögliche Behandlungsalternativen; selbst wenn diese scheinbar nicht existieren (Alternative: kein Schrittmacher), ist deren Dokumentation notwendig.

Unzureichende Aufklärung über die möglichen beruflichen Folgen
Herzschrittmacher werden nicht selten bei Patienten implantiert, die noch berufstätig sind. Oft wird vor einem Eingriff dieser Aspekt vernachlässigt, da die klinische Situation im Vordergrund liegt. Große elektromagnetische Felder stören eventuell die Herzschrittmacherfunktion. Insbesondere im beruflichen Umfeld können z.B. Generatoren, Baumaschinen, Induktionskochfelder und Trafos den Tätigkeitsbereich so stark einschränken, dass ein Berufsverbot resultiert. Besonders Selbstständige in handwerklichen Betrieben können damit in Existenznot geraten. Auf die Einschränkung der Fahrtüchtigkeit wird detailliert im weiteren Verlauf eingegangen.

1.4.3 Indikationen zur Herzschrittmacher Therapie

Da Herzschrittmacherpatienten lebenslang mit einem Herzschrittmacher leben, bedarf es einer besonderen Sorgfalt bei der Indikationsstellung. Auch die Operationsstrategie (Sondenauswahl oder Seitenwahl) sollte berücksichtigen, dass weitere Eingriffe folgen werden. Es sei erwähnt, dass die Indikation derjenige Arzt stellt, der den Eingriff durchführt. Alle weiteren an der Behandlung beteiligten Kolleginnen und Kollegen stellen Diagnosen und geben Therapieempfehlungen ab. Der Operateur bleibt aber auch im juristischen Sinn der Indikationsstellende, verantwortliche Arzt.

Die Indikation zur Herzschrittmachertherapie wird in Leitlinien geregelt, wobei diese als Handlungsempfehlung zu verstehen sind. In der letzten Aktualisierung der ESC- und EHRA-Leitlinien von 2013 werden Symptomatik und Dauer der bradykarden Episoden (intermittierend / persistierend) in den Vordergrund gestellt [2],[3]. Auch werden dokumentierte kardiale Episoden und deren Korrelation mit der Symptomatik gefordert. Da die Leitlinienempfehlungen durch neue Studien in immer engeren Abständen korrigiert und angepasst werden, stellen die folgenden Aufzählungen den zum Schriftzeitpunkt geltenden Empfehlungsstand dar. Hier berücksichtigt ist der Kommentar der Deutschen Gesellschaft für Kardiologie zu den ESC-Leitlinien zur Schrittmacher- und kardialen Resynchronisationstherapie [4]. Den aktuellen Leitlinienstand sollte jeder Implanteur beherzigen.

Zu den häufigsten Diagnosen, die zu einer HSM- Indikation führen, gehören
1. Der kranke Sinusknoten (Sick Sinus Syndrom SSS)
2. Atriovetrikuläre Überleitungsstörungen (AV-Block II und III)
3. Das bradykarde Vorhofflimmern

Für die Indikationsstellung ist es wichtig zu wissen, ob die Bradykardie persistiert oder intermittierend auftritt.

Persistierende Bradykardien

Bei Patienten mit einer Erkrankung des Sinusknotens und *persistierenden Bradykardie* ist zum heutigen Stand eine Schrittmachertherapie zu empfehlen. Gefordert wird, dass die Symptome der Bradykardie eindeutig zugeordnet werden können (Klasse Ib).

Unabhängig von der Symptomatik, ist eine Herzschrittmacherimplantation indiziert, wenn ein persistierender AV-Block III oder ein AV-Block Typ Mobitz II besteht (Klasse Ic).

Bei symptomatischem AV-Block II Typ Wenckebach oder AV-Block II mit intra- oder infrahissärer Lokalisation besteht die Indikationsklasse IIa; die gleiche Klasse gilt für persistierende Symptome im Sinne eines Schrittmachersyndroms bei AV-Block I° mit einer PQ-Dauer > 300 ms.

Bei einem Sick Sinus Syndrom mit vermutlicher Zuordnung einer Bradykardie geschuldet (Klinik ohne EKG-Korrelation), kann eine Schrittmacherimplantation erwogen werden (Empfehlungsgrad IIb).

Intermittierende / vermutete Bradykardien

Für Patienten mit Sick-Sinus-Syndrom incl. Brady-Tachy-Typ mit symptomatischer Bradykardie infolge Sinusarrest oder SA-Block, besteht eine Klasse Ib-Indikation für die Implantation eines Herzschrittmachers.

Auch bei einem intrinsischen intermittierenden / paroxysmalen AV-Block II° oder III°, auch bei Vorhofflimmern mit intermittierender bradykarder Überleitung, ist ein Herzschrittmacher mit Empfehlungsgrad I und Evidenzgrad c indiziert.

Bei Patienten, die älter als 40 Jahre sind, unter rezidivierenden neurokardialen Synkopen leiden und dokumentierte symptomatische Pausen mit einem Sinusarrest oder AV-Block vorweisen, kann ebenfalls eine HSM-Implantation in Erwägung gezogen werden (Klasse IIa), soweit dokumentierte, symptomatische Pausen nachgewiesen werden können (gilt für den Sinusarrest und den AV-Block).

Bei asymptomatischen Pausen (Sinusarrest oder AV-Block) sollte eine HSM-Therapie in Erwägung gezogen werden, wenn die Pausen > 6 Sekunden und durch Sinusarrest, einen sinuatrialen Block oder AV-Blockierungen bedingt sind (Klasse IIa).

Die folgenden Tabellen (Tab. 1.1 und Tab. 1.2) zeigen eine Zusammenfassung des aktuell geltenden Wissensstandes für die häufigsten HSM-Indikationen [4].

Tab. 1.1: Aktuelle Empfehlungen der Deutschen Gesellschaft für Kardiologie zur Herzschrittmacher-therapie bei Patienten mit persistierenden bradykarden Herzrhythmusstörungen [2],[3],[5].

Empfehlung	Empfehlungs-grad	Evidenz-grad
Sick-Sinus-Syndrom mit Symptomen, die klar einer Bradykardie zugeordnet werden können	I	B
Sick-Sinus-Syndrom mit Symptomen, die vermutlich einer Bradykardie zugeordnet werden können	IIb	C
Asymptomatische oder durch reversible Ursachen ausgelöste Sinus-knotenfunktionsstörung	III	C
AV-Block III° oder II° Typ Mobitz unabhängig von der Symptomatik	I	C
Symptomatischer AV-Block II° Typ Wenckebach und AV-Block II° mit intra- oder infrahisärer Lokalisation	IIa	C
Persistierende Symptome i.S.e. Schrittmachersyndroms bei AV-Block I° mit PQ > 300 ms	IIa	C
AV-Block durch reversible, vermeidbare Ursachen	III	C

Tab. 1.2: Aktuelle Empfehlungen der Deutschen Gesellschaft für Kardiologie zur Herzschrittmacher-therapie bei Patienten mit intermittierenden und vermuteten Bradykardien [2],[3],[5].

Empfehlung	Empfehlungs-grad	Evidenz-grad
Sick-Sinus-Syndrom inkl. Brady-Tachy-Typ mit symptomatischer Brady-kardie infolge Sinusarrest oder SA-Block	I	B
Intrinsischer intermittierender oder paroxysmaler AV-Block II° oder III° (inkl. Vorhofflimmern mit intermittierender bradykarder Überleitung)	I	C
Rezidivierende neurokardiale Synkope ohne Prodromi mit dokumen-tierten, symptomatischen Pausen durch Sinusarrest und/oder AV-Block bei Patienten ≥ 40 Jahre	IIa	B
Asymptomatische Pausen (Sinusarrest oder AV-Block) > 6 s bei Patienten mit Synkope	IIa	C
Reversible, vermeidbare Bradykardieursachen	III	C

1.4.4 Fahrtauglichkeit nach Herzschrittmacheroperationen

Der Erhalt der Fahrtauglichkeit ist ein Aspekt, der für viele Patienten wichtig ist, weil er einen wesentlichen Bestandteil ihrer Lebensqualität darstellt.

Geregelt wird die Fahrtauglichkeit in der Fahrerlaubnisverordnung (FeV). Ergän-zend zur FeV gibt es Begutachtungsleitlinien des Beirats für Verkehrsmedizin. Diese ist sind zwar juristisch nicht bindend, versuchen aber die FeV zu erläutern. Dabei werden zwei Gruppen unterschieden: Privatfahrer und Berufsfahrer. Demnach dürfen Privatfahrer nach einer Herzschrittmacherimplantation bereits nach 3 Monaten wieder fahren, sofern präoperativ keine Synkopen beschrieben sind. Sollten präoperativ Synkopen bekannt sein, dehnt sich das Fahrverbot auf 6 Monate aus. Für Berufskraftfahrer gilt in beiden Fällen ein weitgehendes Fahrverbot.

Die DGK versuchte mit einem wissenschaftlichen Ansatz das Unfall und Schadensrisiko herzkranker Patienten zu ermitteln, wobei im Wesentlichen der Canadian Score zum Einsatz kommt. Kernaussage dieses Positionspapiers, das 2010 veröffentlicht wurde, ist zunächst eine Einteilung in drei Risikogruppen die als Privatfahrer, Taxifahrer und Berufskraftfahrer benannt werden (Details siehe [3]). Dem wissenschaftlichen Ansatz folgend kann Privat- und Berufsfahrern, die im Vorfeld keine bewusstseinseinschränkenden Symptome hatten, das Fahren bereits nach 6 Tagen erlaubt werden. Waren die Patienten im Vorfeld symptomatisch, so können Privatfahrer ebenfalls 6 Tage nach HSM-Therapie ein Fahrzeug führen während Berufsfahrer 3 Monate aussetzen sollten [3].

Wichtig zu wissen ist, dass die justiziable Reihenfolge der Prioritäten folgendermaßen lautet:
1. Fahrerlaubnisverordnung
2. Begutachtungsrichtlinien
3. Positionspapier DGK

Die eingeschränkte Fahrtauglichkeit ist Bestandteil der Patientenaufklärung und muss dementsprechend dokumentiert sein.

Literatur

[1] Schächtinger V, Nef H, Achenbach S, et al. Leitlinie zum Einrichten und Betreiben von Herzkatheterlaboren und Hybridoperationssälen / Hybridlaboren. Kardiologe. 2015;9:89–123.
[2] Deutsche Gesellschaft für Kardiologie – Herz- und Kreislaufforschung e.V. ESC Pocket Guidelines. Schrittmacher- und kardiale Resynchronisationstherapie, Version 2013. Börm Bruckmeier Verlag, Grünwald (Kurzfassung von [3]).
[3] Brignole M, Auricchio A, Baron-Esquivias G, et al. ESC Guidelines on cardiac pacing and cardiac resynchronization therapy. European Heart Journal. 2013;34:2281–2329.
[4] Israel CW, Bänsch D, Breithardt O, et al. Kommentar zu den neuen ESC-Leitlinien zur Schrittmacher- und kardialen Resynchronisationstherapie. Kardiologe. 2015;9:35–45.
[5] Klein HH, Krämer A, Pieske BM, et al. Pocket-Positionspapier: Fahreignung bei kardiovaskulären Erkrankungen. Kardiologe. 2010;4:441–473.

2 Präoperative Vorbereitungen Herzschrittmacher

Christopher Gestrich und Fritz Mellert

Bei der Implantation bzw. dem Wechsel von kardialen Rhythmusimplantaten, wie Ein- und Zweikammer-Herzschrittmachern handelt es sich um einen chirurgischen Eingriff, welcher regelhaft einer adäquaten präoperativen Vorbereitung bedarf. Selbst wenn die Eingriffe gerne als „klein" und „einfach" bezeichnet werden, ist die Vorbereitung essentiell und auf jeden Patienten individuell abzustimmen. In langjähriger klinischer Praxis hat sich folgende Vorgehensweise bewährt:

2.1 Präoperative Diagnostik

Nach Abschluss der rhythmologischen Diagnostik und Indikationsstellung sind zur Vermeidung von Komplikationen und zur Reduktion des Operationsrisikos folgende präoperativen Untersuchungen empfehlenswert:

2.1.1 Anamnese und körperliche Untersuchung

Hierbei richtet sich neben der standardisierten Anamnese und der orientierenden körperlichen Untersuchung besonderes Augenmerk auf mögliche Kontraindikationen und auf Hinweise möglicher intraoperativer Hindernisse. Hierzu zählen Infektionen im Bereich des Operationsfelds, generalisierte Entzündungszeichen, anatomische Komplikationen wie z. B. Calaviculafrakturen, Zustand nach langfristiger Versorgung mit zentralen Venenkathetern oder kutane Venenzeichnung bei abgelaufener Venenthrombose.

Zudem ist bei Patienten vor Aggregatwechsel, Aufrüstung oder Revision auf Symptome einer Sondenendokarditis (Schüttelfrost, Embolien, rezidivierende Pneumonien), einer Tascheninfektion, einer drohenden Perforation, einer Aggregatdislokation, einer bewegungsabhängigen Einschränkung durch das Aggregat sowie klinische Anzeichen einer Sonden-induzierten Trikuspidalklappeninsuffizienz und eines Schrittmachersyndroms zu achten. Bei Patienten mit bereits implantiertem Herzschrittmacher ist eine präoperative Schrittmacherkontrolle obligat. In dieser sind für den Eingriff bedeutsame Daten wie beispielsweise der Anteil des ventrikulären Stimulationsanteils ersichtlich.

Im Rahmen der Medikamentenanamnese spielt die Antikoagulation eine wesentliche Rolle. Grundsätzlich gilt es, die Risiken einer perioperativ pausierten Antikoagulationsbehandlung wie z. B. Stentthrombose oder Thrombembolie mit denen einer ggf. gesteigerten intraoperativen Blutungsneigung abzuwägen. Man kann davon ausgehen, dass eine antithrombozytäre Monotherapie (z. B. Acetylsalicylsäure) nicht

https://doi.org/10.1515/9783110431964-002

mit einer erhöhten Rate von Blutungskomplikationen verbunden ist [1] und deshalb bedenkenlos fortgeführt werden kann. Ist z. B. aufgrund eines akuten Koronarsyndroms (ACS) oder einer frischen Koronarstentimplantation eine duale Thrombozytenaggregationshemmung (zusätzlich P2Y12-Antagonisten wie z. B. Clopidogrel) notwendig, sollte der Schrittmachereingriff, –wenn möglich – bis zur Wiederaufnahme der Monotherapie verschoben werden [1]. Ist dies nicht möglich, lautet die derzeitige Empfehlung, die Gabe des P2Y12-Antagonisten 5 Tage präoperativ zu pausieren, nach erfolgtem Eingriff aber unmittelbar wieder aufzunehmen [1].

Eine besondere Gruppe stellen die Patienten dar, die aufgrund verschiedener Begleiterkrankungen mittels Vitamin-K-Antagonisten (Coumadinderivate) antikoagulativ behandelt werden. In den meisten Zentren ging man lange Zeit davon aus, dass diese Therapie vor der Device-Operation beendet und die notwendige Antikoagulation mit Heparin (Derivaten) sichergestellt werden muss (sog. *Bridging*). In jüngerer Vergangenheit fand ein Paradigmenwechsel statt, da eine Vielzahl von Studien den Vorteil der perioperativ fortgeführten Coumadintherapie gegenüber dem *Bridging* belegen [2]. So wurde die vorzeitige Beendigung der kontrolliert-randomisierten Untersuchung von Birnie [3] empfohlen, da es in der *Bridging*-Gruppe sehr viel häufiger zu signifikanten Device-Taschenblutungen kam, als bei Patienten ohne Aussetzen der Coumadintherapie (16,0 % versus 3,5 %). Größere chirurgische Komplikationen und thrombembolische Ereignisse traten in beiden Gruppen gleich selten auf, so dass beide Optionen als gleich sicher gelten dürfen.

Folgerichtig empfehlen die Autoren des aktuellen Konsensuspapiers [1] zu diesem Thema die Fortsetzung der Vitamin-K-Antagonistentherapie bei Patienten mit höherem thrombembolischem Risiko wie
–   Patienten mit Vorhofflimmern abhängig vom individuellen Schlaganfallrisiko (z. B. CHA2DS 2-VASc score ≥ 3, geplante Kardioversion)
–   Patienten mit implantierten künstlichen Herzklappenprothesen (z. B. Kunstklappenprothese in Mitralposition, Kugelkäfigprothese in Aortenposition oder mechanische Zweiflügel-Aortenklappenprothesen mit Vorhofflimmern)
–   Patienten mit schwerer Thrombophilie oder kürzlich stattgehabter venöser Thrombose.

Des Weiteren wird eine INR unter dem oberen Grenzwert der patientenindividuellen therapeutischen Breite für die entsprechende Klappenprothese empfohlen.

In der klinischen Praxis wird daher bei elektiver Schrittmacherimplantation und einer Therapie mit Coumadinderivaten in der Regel ein INR-Wert ≤ 2,3 angestrebt und auf ein Heparin-*Bridging* verzichtet werden [3]. Bei einer implantierten mechanischen Herzklappe und daraus resultierender Indikation für eine Antikoagulation ist ein INR-Wert um 2,5 tolerabel. Patienten mit niedrigem Thrombembolierisiko können unter pausierter antikoagulativer Therapie ohne *Bridging* mit unfraktioniertem Heparin, bzw. niedermolekularem Heparin, besser jedoch unter durchgehender Therapie mit Coumadinderivaten operiert werden.

Eine möglicherweise dennoch notwendige Therapie mit intravenösem Heparin sollte 4 Stunden präoperativ pausiert werden, die Therapie mit niedermolekularen Heparinen 12 Stunden präoperativ.

Bezüglich der Fortführung einer Therapie mit neuen oralen Antikoagulantien (NOACs) kann aufgrund fehlender Datenlage aktuell noch keine eindeutige Empfehlung gegeben werden. Hier sollten die Ergebnisse von z. B. BRUISE CONTROL 2, einer Studie, die die Gabe von Dabigatran während Device-Eingriffen untersucht, abgewartet werden. Derzeit besteht die Empfehlung zu einer präoperativen Unterbrechung, deren Zeitraum abhängig von den verwendeten NOAC und der Nierenfunktion bis zu 2 Tage betragen kann [1].

Die orale Antikoagulation ist erst nach Wundinspektion, frühestens am Abend der Operation fortzuführen, im Falle von NOACs ≥ 24–48 h nach dem chirurgischen Eingriff [1]. Die Gabe von Heparin i. v. kann ebenfalls nach Wundinspektion, frühestens aber 6 Stunden postoperativ erfolgen, niedermolekulare Heparine frühestens 12 Stunden postoperativ.

2.1.2 Aktuelles EKG

Im EKG sind mögliche neu aufgetretene Pathologien auszuschließen und ggf. die Indikation zur Schrittmacherimplantation zu überprüfen. Sollte beispielsweise aktuell Vorhofflimmern bei vorbeschriebenem Sinusrhythmus bestehen, kann eine intraoperative Kardioversion erwogen und auch die Wahl des Schrittmachersystems angepasst werden. Ebenso muss bei Anzeichen einer Ischämie eine mögliche Ischämie-induzierte Rhythmusstörung ggf. mittels Koronarangiographie ausgeschlossen werden. Bei Herzinsuffizienz und Nachweis eines Linksschenkelblocks ist eine kardiale Resynchronisationstherapie (CRT) in Erwägung zu ziehen.

2.1.3 Röntgenbild des Thorax in zwei Ebenen

Das Röntgenbild dient zum einen dem Ausschluss knöcherner Verletzungen, die dem Operationsablauf hinderlich sein könnten wie z. B. Calviculafrakturen, Gelenkprothesen und Osteosynthesematerial und hilft zum anderen bei der Auswahl der Implantationsseite.

Des Weiteren sollte die Herzkonfiguration beachtet werden um etwa die Sondenlänge der Herzgröße anzupassen. Sollte bereits ein System implantiert sein, kann das Röntgenbild Aufschluss über die Aggregatlage, den Aggregathersteller, mögliche stillgelegte Sonden, Sondenlage, Sondentypen und mögliche Defekte (Sondenbruch etc.) geben (Abb. 2.1).

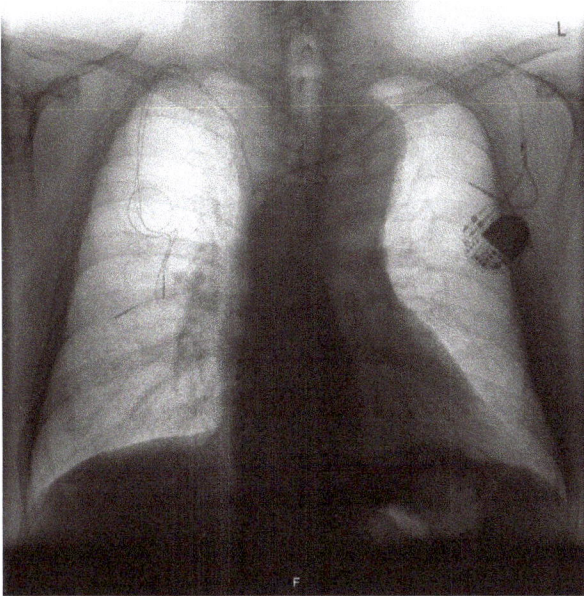

Abb. 2.1: Röntgen-Thorax-Aufnahme zur Darstellung möglicherweise nicht oder unzureichend dokumentierter Elektrodenanteile (stillgelegtes System von rechts pektoral, nicht konnektierter Elektrodenanteil links).

Ebenso dient es zum Ausschluss einer pulmonalen Infektion und zum Ausschluss einer Linksherzdekompensation (Stauung, Ergüsse) und weiterer pulmonaler Pathologien. Zudem ist ein präoperatives Bild die „Referenz" für postoperative Aufnahmen.

Liegt klinisch kein Hinweis auf einen Infekt vor, können Voraufnahmen akzeptiert werden, die nicht älter als 6 Monate sind.

2.1.4 Transthorakale Echokardiographie (TTE) und Transösophageale Echokardiographie (TEE)

Die TTE dient der Errechnung der Pumpfunktion, dem Ausschluss eines Herzklappenleidens sowie dem Ausschluss ventrikulärer Thromben und ist vor einer Schrittmacherimplantation unabdingbar. Zudem sollten mögliche anatomische Besonderheiten, welche Komplikationen nach sich ziehen können, ausgeschlossen werden. Hierzu gehören Ventrikel- und Vorhofseptumdefekte und Anzeichen für eine linkspersistierende obere Hohlvene. Eine TTE sollte zum Zeitpunkt der Operation nicht älter als 4 Wochen sein.

Eine transösophageale Echokardiographie ist notwendig zur differenzierten Untersuchung bei Vorhofflimmern, zur Ergänzung und genaueren Eingrenzung bei in der TTE diagnostizierten Pathologien oder bei einer geplanten intraoperativen elektrischen Kardioversion zum Ausschluss von intrakardialen Thromben. Bei letzterer Indikation ist die Untersuchung unmittelbar am Vortag der Operation obligat, um das Zeitfenster zur Kardioversion möglichst gering zu halten.

Da rechtsventrikuläre Elektroden gegebenenfalls eine Trikuspidalklappeninsuffizienz auslösen oder verstärken können, ist die möglichst präzise Angabe über die Kompetenz der Trikuspidalklappe vor Sondeninsertion wichtig, um gegebenenfalls durch alternative Elektroden (linksventrikulär transvenös oder epikardial) eine bestehende Trikuspidalklappeninsuffizienz nicht zu aggravieren.

2.1.5 Laborchemische Untersuchung

Die laborchemische Untersuchung beinhaltet folgende Parameter:
– Elektrolyte (Kalium, Natrium, Magnesium, Calcium). Insbesondere bei geplanter elektrischer Kardioversion und zur Vermeidung intraoperativer Herzrhythmusstörungen ist hochnormaler Kaliumspiegel empfehlenswert.
– Retentionsparameter (Kreatinin, Harnstoff): Wenn auch Kontrastmittelgaben intraoperativ meist nur selten und wenn überhaupt eher in geringen Dosen notwendig sind, ist gegebenenfalls eine Optimierung der Retentionsparameter sinnvoll, zudem dient ein Ausgangswert zur weiteren Beurteilung.
– Troponin: Präoperativ erhöhte Troponinspiegel sprechen für eine akute Myokardischämie, in deren Rahmen eine definitive Schrittmachertherapie in der Regel kontraindiziert ist. Auch hier dient ein Ausgangswert gegebenenfalls als Initialwert einer Verlaufskontrolle.
– Blutbild und C-reaktives Protein, gegebenenfalls PCT: Screening für eine akute Infektion. Erhöhte Infektionsparameter stellen die hauptsächliche Indikation für ein Postponieren von Herzschrittmacheroperationen dar. Wichtig ist eine Verlaufskontrolle zur Beurteilung der Dynamik sowie der Ausschluss weiterer Faktoren, die eine Erhöhung der Infektionsparameter bedingen. Das Blutbild ermöglicht die Diagnose einer Anämie und Thrombozytopenie/-ämie, die präoperativ gegebenenfalls eine Behandlung erfordern.
– Gerinnung: INR und PTT zur Verminderung der intra- und postoperativen Blutungskomplikation. Hierbei ist ein INR-Wert > 3 als Kontraindikation einer Operation anzusehen.

2.1.6 Angiographische Darstellung der venösen Zugangswege

Bei Neuanlage eines Schrittmachersystems ist eine sog. Cavographie oder Phlebographie meist nicht notwendig. Sollten sich jedoch in der Anamnese oder bei der körperlichen Untersuchung Hinweise für eine mögliche Thrombose im Bereich der V. subclavia zeigen, kann diese zur Planung hilfreich sein. Hinweise können eine vermehrte Venenzeichnung im Bereich der Schulterpartie im Sinne der Kollateralenbildung, sowie Z. n. Radiatio oder Anlage von zentralen Venenkathetern über die V. subclavia in der Vorgeschichte sein.

Bei geplanten Aufrüstungen oder Sondenrevisionen ist eine Darstellung der Venen sinnvoll, da bereits präoperativ die Evaluation alternativer Zugangswege (z. B. V. jugularis, Wechsel der Implantationsseite, epimyokardiale Sondenanlage) möglich ist.

Ein weiteres Verfahren zur Darstellung der größeren Venen ist die Dopplersonographie, die in Abhängigkeit von den anatomischen Gegebenheiten jedoch mit erheblichen Einschränkungen der Aussagekraft einhergeht. Bei schwierigen oder unklaren Venenverhältnissen kann durch eine venöse Phlebographie nach Punktion und Kontrastmittelgabe in eine implantationsseitige Armvene prä- oder intraoperativ die Venendarstellung erfolgen [4].

2.2 Krankenhausverweildauer, Auswahl der Anästhesie und Patientenaufklärung

In den Vorgesprächen ist mit dem Patienten der Ablauf des Klinikaufenthalts zu besprechen. Eine ambulante Implantation ist prinzipiell möglich, die Möglichkeit der adäquaten postoperativen Überwachung muss jedoch gewährleistet sein, um früh postoperative Komplikationen (z. B. Pneumothorax) erkennen und behandeln zu können. Bei Patienten mit einem höheren Risikoprofil (z. B. ASA 3, orale Antikoagulation etc.) ist eine stationäre Aufnahme und längere postoperative Überwachung (ca. 24 Stunden) sinnvoll. Ebenso ist die Auswahl der Anästhesie auf den Patienten abzustimmen.

Die elektive Neuimplantation eines Schrittmachersystems ist im Regelfall unter Lokalanästhesie möglich. Indikationen für eine Narkose bestehen bei unruhigen Patienten, Revisionseingriffen (mit Ausnahme „reiner" Aggregatwechsel) und Risikopatienten (z. B. pulmonale Vorerkrankungen, Angstpatienten etc.). Auch die Befindlichkeit des Operateurs darf berücksichtigt werden, sollte aber nicht im Vordergrund stehen.

Die Aufklärung des Patienten erfolgt 7 Tage bis 24 Stunden präoperativ und beinhaltet folgende Punkte:
- Art des geplanten Schrittmachersystems (VVI / DDD – SM / ICD / CRT)
- Seite der Implantation des Aggregats
- Mögliche Komplikationen (Herz- und Gefäßverletzung; Perikardtamponade mit möglicherweise notwendiger Perikardpunktion, Anlage einer Perikarddrainage oder Thorakotomie; Arrhythmien und Herzstillstand mit Kardioversion, Defibrillation und Reanimation; Pneumothorax mit Anlage einer Thoraxdrainage; Schädigung der Nerven; Nachblutung (mit ggf. Wundrevision und Hämatomausräumung); Gabe von Fremdblut; Infektionen (Sondenendokarditis, Wundinfektion, Wundheilungsstörungen, Infektion des Aggregats und der Schrittmachertasche); Sondendislokation (mit ggf. Revision); Venenthrombosen und Embolien)

Weitere Angaben hierzu (fehlende Patienteneinwilligung, Fahrtauglichkeit) finden sich im Kap. 1. Gegebenenfalls ist entsprechend der Narkoseform (Anästhesiologisches Stand by, Analgosedierung, Intubationsnarkose eine anästhesiologische Aufklärung notwendig.

2.3 Präoperative Vorbereitung des Patienten

Zur präoperativen Vorbereitung des Patienten müssen chirurgisch-hygienische Grundregeln beachtet werden. Neben allgemeiner Körperpflege ist gegebenenfalls die Rasur des Operationsgebietes am Vortag notwendig; das Areal reicht beidseits von den Calviculae bis ca. 10 cm inframamillär. Neben Haaren sind etwaige Klebe- und Pflasterreste ohne massives Reiben oder Hautverletzungen zu entfernen.

Ein funktionierender periphervenöser Zugang zur Gabe von Medikamenten und Flüssigkeit ist für die Beherrschung einer möglichen Notfallsituation essentiell. Bei Patienten nach längerem Krankenhausaufenthalt ist ein Blick auf die Insertionsstelle zum Ausschluss einer Thrombophlebitis unerlässlich. Gegebenenfalls ist bei klinischen Zeichen ohne Erhöhung der Infektionswerte ein Zuwarten bis zum Ausheilen des lokalen Infektes empfehlenswert.

Obwohl die Schrittmacherimplantation als Eingriff in einer „nicht kontaminierten Körperregion" per se keine Antibiotikatherapie erfordert, besteht allgemeiner Konsens darüber, dass die Implantatchirurgie eine Antibiotikaprophylaxe rechtfertigt [5],[6],[7].

Die obligate Antibiotikaprophylaxe sollte 30 Minuten präoperativ, sowie ggf. nochmalig am Abend des Operationstags erfolgen. Bewährt hat sich eine Antibiotikatherapie mit 1,5 g Cefuroxim i. v. oder bei Unverträglichkeit mit 600 mg Clindamycin i. v.

Eine sorgfältige präoperative Vorbereitung führt zu einer Verringerung vermeidbarer Komplikationen und damit zu einer erhöhten Patientensicherheit, weswegen sie obligater Bestandteil jedes Schrittmachereingriffes ist [8].

Literatur

[1]   Sticherling C, Marin F, Birnie D, et al. Antithrombotic management in patients undergoing electrophysiological procedures: a European Heart Rhythm Association (EHRA) position document endorsed by the ESC Working Group Thrombosis, Heart Rhythm Society (HRS), and Asia Pacific Heart Rhythm Society (APHRS). Europace. 2015;17:1197–1214.
[2]   Yang X, Wang Z, Zhang Y, Yin X, Hou Y. The safety and efficacy of antithrombotic therapy in patients undergoing cardiac rhythm device implantation: a meta-analysis. Europace. 2015;17:1076–1084.
[3]   Birnie DH, Healey JS, Wells GA, et al. Pacemaker or defibrillator surgery without interruption of anticoagulation. N Engl J Med. 2013;368:2084–2093.
[4]   Fröhlig G, Carlsson J, Jung J, Koglek W, Lemke B. Herzschrittmacher-und Defibrillator-Therapie: Indikation-Programmierung-Nachsorge. Stuttgart, Germany, Thieme, 2013.

[5] Da Costa A, Kirkorian G, Cucherat M, et al. Antibiotic prophylaxis for permanent pacemaker implantation: a meta-analysis. Circulation. 1998;97:1796–1801.

[6] Bertaglia E, Zerbo F, Zardo S, et al. Antibiotic prophylaxis with a single dose of cefazolin during pacemaker implantation: incidence of long-term infective complications. Pacing Clin Electrophysiol. 2006;29:29–33.

[7] Darouiche R, Mosier M, Voigt J. Antibiotics and antiseptics to prevent infection in cardiac rhythm management device implantation surgery. Pacing Clin Electrophysiol. 2012;35:1348–1360.

[8] Hemmer W, Rybak K, Markewitz A, et al. Empfehlungen zur Strukturierung der Herzschrittmacher-und Defibrillatortherapie. Der Kardiologe. 2009;2:108–120.

3 Stimulationsformen

Anja Dorszewski und Wolfgang Schöls

3.1 Systemauswahl

3.1.1 Einkammerschrittmacher (SSI; AAI, VVI)

Das Einkammerschrittmachersystem (SSI = singuläre Stimulation, singuläre Wahrnehmung, inhibiert durch Eigenaktion) hat nur eine Elektrode entweder im Vorhof (AAI) oder in der Kammer (VVI). Damit kann dieses System eben nur in dieser jeweiligen Kammer stimulieren, überwachen, d. h. bei Eigenaktionen wahrnehmen und entsprechend inhibiert werden.

Die Indikationen für ein Einkammerschrittmachersystem sind dementsprechend abhängig vom Implantationsort der Elektrode.

3.1.2 AAI-Schrittmacher

Dieses System (Abb. 3.1) besitzt eine rechtsatriale Elektrode; es stimuliert und nimmt Eigenaktionen nur auf der Vorhofebene wahr. Somit ist die intrinsische Überleitung und Erregungsausbreitung im Ventrikel nicht tangiert. Daher sind AAI-Systeme lediglich bei bradykarden Rhythmusstörungen auf atrialer Ebene indiziert. Dies allerdings nur unter der Voraussetzung, dass die Erregungsausbreitung auf AV-Knoten- und ventrikulärer Ebene nicht betroffen ist und eine regelrechte Überleitungszeit (Wenckebachpunkt ≤ 120/min., normales HV-Intervall ≥ 55 ms) besteht. Der isolierte Vorhofschrittmacher ermöglicht eine intrinsische und somit physiologische Erregungsausbreitung über den AV-Knoten. Eine stimulationsbedingte artifizielle Asynchronie der Kammer, die bei Zweikammersystemen auftreten kann, wird damit vermieden.

AAI-Schrittmacherindikationen
- Sinusbradykardie
- Sinusarrest
- Sinuatrialer Block II° und III°
- Bradykardie-Tachykardie-Syndrom

Bei Patienten mit AAI-Schrittmachersystemen besteht prinzipiell das Risiko, im weiteren Verlauf auch einen AV-Block zu entwickeln, der gegebenenfalls eine Systemaufrüstung auf ein Zweikammersystem erzwingt. Es gibt einige medikamentöse Provokationstests, die gegebenenfalls die primäre Zweikammer Versorgung eines Patienten mit AAI-Indikation favorisieren; jedoch ist auch unabhängig dieser Tests mit einer

https://doi.org/10.1515/9783110431964-003

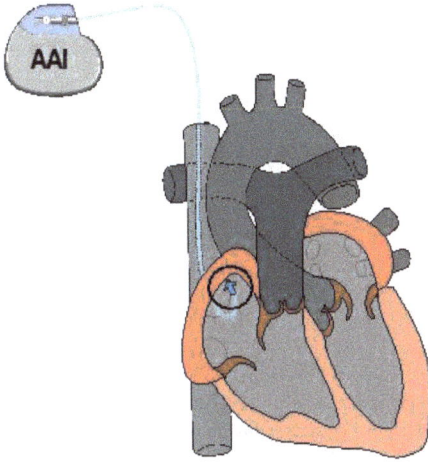

Abb. 3.1: Schematische Darstellung eines Vorhof-Schrittmachersystems (AAI). (With the kind permission of ©BIOTRONIK).

jährlichen Inzidenz einer höhergradigen AV-Blockierung von Patienten mit Sinusknotenerkrankung zwischen 0,5 und 16 % zu rechnen, weswegen heute die Zahl der AAI-Systeme eher gering ist [1].

3.1.3 VVI-Schrittmacher

Hierbei findet die Stimulation und die Wahrnehmung lediglich in der rechten Kammer statt (Abb. 3.2). Reaktion oder Einfluss auf Vorhofaktionen bestehen folglich nicht, somit ist eine AV-sequentielle Stimulation ausgeschlossen. Bei Patienten im Sinusrhythmus und retrograder Leitung über den AV-Knoten kann es bei VVI-Stimulation zur retrograden atrialen Erregungsausbreitung kommen, im Sinne einer Vorhofpfropfung, beziehungsweise einem Schrittmacher-Syndrom. Dies wird von den Patienten häufig als unangenehm empfunden. Somit ist der VVI-Schrittmacher nur für Patienten mit fehlendem normalen Vorhofrhythmus und folglich auch ohne AV-sequentielle intrinsische Erregungsausbreitung indiziert und wenn eine Schrittmachertherapie mit Vorhofstimulation und Wiederherstellung der AV-sequentiellen Erregungsausbreitung sehr unwahrscheinlich erscheint.

VVI-Schrittmacherindikationen
– Bradyarrhythmia absoluta bei permanentem Vorhofflimmern
– AV-Block III° bei permanentem Vorhofflimmern

Grundsätzlich besteht also nur bei Vorhofflimmern als atrialem Grundrhythmus die Indikation zum VVI-Schrittmacher. In einzelnen individuellen Ausnahmefällen kann durch eine entsprechende Begründung die Indikation zum VVI-Schrittmachersystem

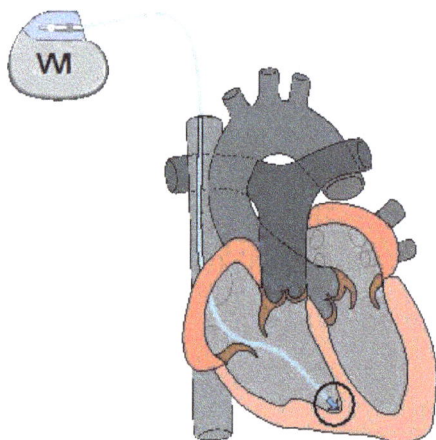

Abb. 3.2: Schematische Darstellung eines ventrikulären Schrittmachersystems (VVI). (With the kind permission of ©BIOTRONIK).

jedoch erweitert werden; dies beispielsweise bei Patienten mit massiv eingeschränkter Lebenserwartung und inaktivierender Grunderkrankung.

3.1.4 AAI-R oder VVI-R-Schrittmacher

Einkammerschrittmacher mit Frequenzadaptation (R). Diese Schrittmacherfunktion ist bei Patienten mit chronotroper Inkompetenz indiziert. Eine Austestung sollte mittels Ergometrie erfolgen. Zeigt sich hierbei ein ungenügender Frequenzanstieg unter Belastung (max. HF < 100–110/min.) sollte die Frequenzadaptation (siehe Kap. 3.2 Frequenzadaptive Stimulation) aktiviert und programmiert werden.

3.1.5 VDD-Schrittmacher

Bei diesem Schrittmachersystem wird der Ventrikel gegebenenfalls stimuliert, atrial ist jedoch keine Stimulation möglich (Abb. 3.3). Es erfolgt sowohl die atriale wie ventrikuläre Detektion, getriggert wie inhibiert. Das Schrittmachersystem besitzt eine Elektrode im Ventrikel, die auch im Vorhof detektiert, jedoch nicht stimuliert. Bei Sinusknotenerkrankungen ist dieses System aufgrund der fehlenden Stimulationsmöglichkeit des Atriums nicht indiziert. Ein Nachteil des Systems besteht in dem „flottierenden" Vorhofanteil, da keine feste Konnektion zum Vorhof besteht. Dies führt in bis zu knapp 20 % der Patienten im Verlauf zu einem Sensingverlust, damit zu einer Funktionseinschränkung der AV-sequentiellen Stimulation. Zwar betrifft dies vorwiegend Patienten, die größer oder gleich 72 Jahre alt sind, die bereits bei Implantation ein atriales Sensing kleiner 3,0 mV aufwiesen und die im Verlauf Vorhof-

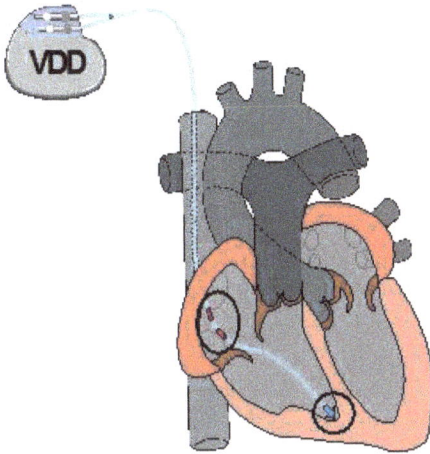

Abb. 3.3: Schematische Darstellung eines Vorhof-getriggerten Zweikammersystems (VDD). (With the kind permission of ©BIOTRONIK).

flimmern entwickeln [2]; dennoch wird heute aufgrund der beschriebenen Nachteile nur selten ein VDD-System implantiert.

VDD-Schrittmacherindikationen
–   Höhergradige AV-Blockierungen – AV-Block II und III ohne Sinusknotendysfunktion und mit chronotroper Kompetenz.

3.1.6 Zweikammerschrittmacher (DDD, DDI, DDT)

Der Zweikammerschrittmacher ermöglicht eine AV-sequentielle Stimulation und ist somit nahe der physiologischen kardialen Erregungsausbreitung (Abb. 3.4). Es werden zwei Elektroden implantiert, die eine im rechten Vorhof und die andere im rechten Ventrikel. Es erfolgt in beiden Kammern die Stimulation wie die Wahrnehmung von Eigenaktionen.

Das dritte „D" steht für Inhibierung (I) und Triggerung (T), somit kann der Schrittmacher durch Eigenaktionen inhibiert werden wie auch folgen, um hierdurch die AV-sequentielle Stimulation zu gewährleisten.

Inhibierung (I): Sowohl im Vorhof, als auch auf Ventrikelebene wird der Schrittmacher durch Eigenaktionen oberhalb der programmierten Grundfrequenz inhibiert. Es erfolgt keine AV-sequentielle Stimulation oberhalb der programmierten Grundfrequenz, sodass eine intrinsische Überleitung bei höheren Frequenzen gewährleistet ist und bei atrialen Tachykardien und Vorhofflimmern keine Schrittmacher-vermittelte Tachykardie entsteht. Dieser Modus ist der am meisten programmierte *Mode Switch Modus* meist mit R-Funktion (DDI-R) (siehe Kap.3.2 Frequenzadaptive Stimulation).

Triggerung (T): Die Triggerung gewährleistet die AV-sequentielle Stimulation, d. h. bei atrialen Eigenaktionen wie bei stimuliertem Vorhofrhythmus erfolgt nach der

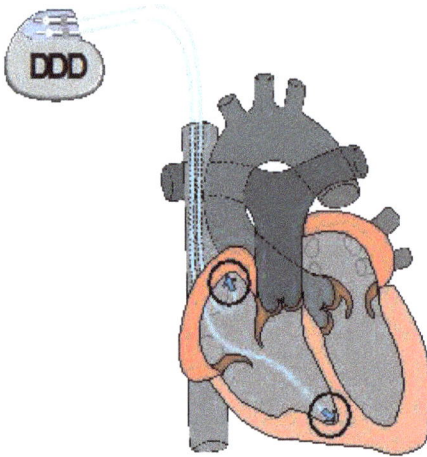

Abb. 3.4: Abbildung eines Zweikammerschritt-machersystems (DDD). (With the kind permission of ©BIOTRONIK).

programmierten AV-Verzögerung die Ventrikelstimulation. Der Schrittmacher „folgt" somit dem Vorhofrhythmus. Dies kommt der physiologischen Erregungsausbreitung nahe. Prinzipiell wäre damit das Auftreten Schrittmacher-vermittelter Kammertachy-kardien, z. B. bei atrialen Tachykardien oder Vorhofflimmern möglich; eine atrial getriggerte ventrikuläre Stimulation erfolgt jedoch maximal bis zur programmierten oberen Grenzfrequenz des Zweikammerschrittmachersystems, die in der Regel 120–130/min beträgt (siehe Kap. 3.3).

DDD-Schrittmacherindikationen:
– Sinusbradykardie
– Sinusknotenarrest
– Sinuatrialer Block II° und III°
– Bradykardie-Tachykardie-Syndrom mit AV-Überleitungsstörungen, AV-Block I°, Wenckebachpunkt < 120/min. und intraventrikulären Leitungsstörungen
– AV-Block II Mobitz Typ II
– AV-Block III
– Intraventrikuläre Leitungsstörungen

3.1.7 DDD-R-/DDI-R-Schrittmacher

Zweikammerschrittmacher mit Frequenzadaptation (R). Diese Schrittmacherfunk-tion ist bei Patienten mit chronotroper Inkompetenz indiziert. Eine Austestung sollte mittels Ergometrie erfolgen. Zeigt sich hierbei ein ungenügender Frequenzanstieg un-ter Belastung (max. HF < 100–110/min.) sollte die Frequenzadaptation aktiviert und programmiert werden (siehe Kap.3.2 Frequenzadaptive Stimulation).

3.2 Frequenzadaptive Stimulation

Durch die Frequenzadaptation wird die Grundfrequenz in Abhängigkeit der körperlichen Aktivität sensorgesteuert angehoben. Diese Funktion ist wichtig für Patienten, die ihre Herzfrequenz nicht mehr an ihre körperliche Aktivität anpassen können und somit chronotrop inkompetent sind.

Daher sollte die frequenzadaptive Stimulation möglichst der physiologischen Reaktion des gesunden Sinusknotens gleichen, d. h. 1. schneller Anstieg bzw. Abfall der Frequenz am Anfang bzw. am Ende einer Belastung, 2. proportionale Erhöhung der Frequenz entsprechend zur Belastungsintensität, 3. unterschiedliche Erkennung der verschiedenen Belastungsformen wie körperlich, mental oder vegetativ. Eine hohe Spezifität der Signalerkennung des Sensors ist hierfür entscheidend.

Die Sensoren erfassen die körperliche Aktivität, entweder die physikalische oder die mentale, über unterschiedliche Messverfahren. Hierüber erfolgt dann die Anpassung der Stimulationsfrequenz an die Belastung.

Folgende Sensoren haben sich in den verfügbaren Schrittmachersystemen mit sogenannten konventionellen Elektroden ohne spezielle zusätzliche Messsysteme oder Elektroden, z. B. zur Druck- oder Sauerstoffsättigungsmessung, durchgesetzt: der Aktivitätssensor (Akzelerometer, Piezosensor), der Atemminutenvolumensensor und der Kontraktilitätssensor.

3.2.1 Aktivitätssensoren

Diese stellen die weit verbreitetsten frequenzadaptiven Schrittmachersysteme dar. Durch diese Sensoren wird ein schneller Anstieg und Abfall der Grundfrequenz zu Beginn bzw. am Ende einer Belastung gewährleistet. Es werden nur Belastungen erfasst, die mit körperlicher Beschleunigung und / oder Erschütterung einhergehen, also nur physikalische Aktivität.

Zu Erfassung der körperlichen Aktivität haben sich 2 Messverfahren durchgesetzt, einerseits der Akzelerometer zur Messung von Beschleunigungen und andererseits der Piezosensor zur Messung von Erschütterungen.

3.2.2 Akzelerometer (Beschleunigung)

Es werden Körperbewegungen in anterior-posterioren Richtungen wahrgenommen. Nach Weiterverarbeitung mit Filterung und Gleichrichtung werden die Signale nach Frequenz und Amplitude hinsichtlich der Belastungsintensität ausgewertet. Die Bedeutung des Akzelerometers gegenüber weiteren Sensoren wurde in einer Studie von Garrique et al. [3] belegt.

3.2.3 Piezosensor (Vibration)

Dieser misst Körpervibrationen als Belastungsintensität und setzt diese elektrischen Signale nach Filterung und Erfüllen von Schwellenwerten in frequenzadaptive Stimulation um. Ist der Piezosensor am Schrittmachergehäuse angebracht, kann es durch äußerlichen Druck (Bauchlage, Programmierkopfauflage) bei entsprechend niedrigem Schwellenwert zu inadäquaten Frequenzanstiegen kommen [4].

Beide Sensoren sprechen nur sehr eingeschränkt auf körperlicher Aktivität mit relativ ruhigem Oberkörper (Fahrradfahren, Treppensteigen) wegen der geringer Vibrationen bzw. Beschleunigungen in anterior-posteriorer Richtung an. Das führt unter Umständen zu einem zu geringen bzw. fehlenden Frequenzanstieg im Rahmen solcher körperlichen Belastungen.

3.2.4 Atemminutenvolumen

Hier erfolgt die Auswertung des Atemminutenvolumens nach Amplitude und Nulldurchgängen des gemessenen Signals. Es werden niederamplitudige Stromimpulse im μA-Bereich meist zwischen Schrittmacheraggregat und Ring einer bipolaren Elektrode (Vorhof oder Ventrikel) abgegeben. Die Messung erfolgt üblicherweise zwischen Schrittmachergehäuse und der Spitze einer bipolaren Elektrode. Bei bestimmten Zweikammerschrittmachersystemen ist die Messanordnung auch über unipolare Vorhof- oder Ventrikelelektroden durchführbar und ermöglicht somit auch den Einsatz dieses Sensors nach Aggregatwechsel von Systemen mit unipolaren Elektroden.

Es werden fortlaufend Mittelwerte über mehrere Atemzüge ermittelt, um hierdurch z. B. das Ansprechen mit inadäquaten Frequenzanstiegen auf einzelne tiefe Atemzüge zu verhindern. Entsprechend bietet ein Atemminutenvolumensensor je nach Algorithmus eine mittelschnelle bis langsame Ansprechzeit auf körperliche Aktivität, die nicht zwangsläufig zu einem Ansprechen von Bewegungs-, bzw. Vibrationssensoren führt (z. B. Fahrradfahren). Auch andere Faktoren, die mit einer beschleunigten Atemfrequenz einhergehen, wie beispielsweise psychischer Stress, führen zu einer Frequenzerhöhung [5].

Daher erfolgt gerne eine Sensorkombination mit Aktivitätssensoren, um eine physiologische Ansprechzeit der Frequenzadaptation auf unterschiedliche Lebenssituationen zu ermöglichen. Je nach Schwellenwerten und Algorithmen kann das Signal bei kräftigen Armbewegungen (sportliche Aktivitäten) relativ störanfällig sein und hierbei zu inadäquaten Frequenzanstiegen führen.

3.2.5 Kontraktilität – Closed Loop Stimulation (CLS)

Die Änderung des Volumens bedingt durch die Kontraktionen des Herzmuskels werden über lokale Impedanzänderungen zwischen der Spitze der bipolaren Ventrikelelektrode und dem Schrittmacheraggregat gemessen. Diese Impedanzänderungen und die hieraus ermittelten Impedanzkurven verhalten sich proportional zur Aktivität (körperlich wie mental). Änderungen der Frequenzadaptation ergeben sich aus der Ermittlung der Differenz mehrerer gemessener Parameter zwischen aktuellen und Referenzimpedanzkurven. Die Messungen erfolgen jeden 2. Zyklus und werden je nach zeitlichem Ablauf unterschiedlich gefiltert und entsprechend in die Frequenzadaptation umgesetzt. Dieser Sensor bietet eine schnelle Ansprechzeit und eine lastproportionale Frequenzadaptation [6].

3.2.6 Peak Endocardial Akzeleration (PEA)

Für diesen Sensor ist eine spezielle Schrittmacherelektrode (rechts atriale oder ventrikuläre Elektrode) mit eingebauten Piezosensor erforderlich. Über diesen Piezosensor erfolgt die Messung von Beschleunigungssignalen während der isovolumetrischen Kontraktion vor allem des linken Ventrikels [7]. Dieser Sensor wird in den aktuell verfügbaren Schrittmachersystemen nicht zur Frequenzadaptation genutzt, jedoch aber in speziellen kardialen Resynchronisationssystemen (CRT) zur Optimierung der Hämodynamik (AV- und VV-Intervalle).

3.2.7 QT-Sensor (stimulierte QT-Zeit / QT)

Die QT-Zeit dient hier als Belastungsindikator. Sie wird zwischen Kammerstimulus und Ende der T-Welle des stimulierten Kammerkomplexes gemessen. Somit erfordert dieser Sensor Schrittmachersysteme mit ventrikulärer Stimulation.

In den aktuell verfügbaren Schrittmachersystemen wird dieser Sensor nicht mehr verwendet.

3.2.8 Sensorkombinationen

Die Kombination zweier Sensoren dient dazu die Vorteile beider Sensorsysteme zu nutzen und die Nachteile zu minimieren.

Sensorkombinationen:
– Atemminutenvolumen und Aktivität
– QT und Aktivität

Als Aktivitätssensor dient in den verfügbaren Systemen der Akzelerometer, der entsprechend dem Sinusknoten zu Belastungsbeginn einen schnellen Frequenzanstieg und zum Belastungsende einen raschen Abfall bietet. Der Atemminutenvolumensensor hingegen einen lediglich mittelschnelle bis langsame Ansprechzeit, dafür eine belastungsentsprechende Zunahme der Frequenz bis zum maximalen Frequenzlimit. Vergleichbares gilt für den QT-Sensor, jedoch ist hier eine ventrikuläre Stimulation erforderlich.

Daher ist die Kombination von Atemminutenvolumensensor mit Akzelerometer sinnvoll, um einen schnellen Anstieg bzw. Abfall der Frequenz zu Beginn bzw. Ende der Belastung und eine belastungsentsprechende Frequenzadaptation zu erzielen. Diese Sensorkombination ist jedoch nicht bei allen aktuellen Schrittmachersystemen verfügbar.

3.3 Zeitsteuerung von Herzschrittmachern

Entscheiden für das Grundverständnis der Zeitsteuerung und Berechnung von Zeitintervallen, Refraktärzeiten, etc. ist die Umrechnung von Frequenz in Intervalle und umgekehrt. Hierfür gelten folgende Formeln:

$$\text{Frequenz (min}^{-1}) = 60.000/\text{Intervall (ms)}$$

$$\text{Intervall (ms)} = 60.000/\text{Frequenz (min}^{-1})$$

Grundintervall (Grundfrequenz) ist die programmierte untere Grenzfrequenz, mit der der Schrittmacher stimuliert, wenn die Eigenfrequenz diesen Wert unterschreitet.

Stimulationsintervall bezeichnet das Intervall zwischen zwei Stimulationen in der gleichen Kammer. Dies kann dem Grundintervall entsprechen, einem getriggerten Intervall oder einem durch Algorithmen des Schrittmachers berechnetem Intervall, z. B. Frequenzadaptation, Frequenzglättung oder *Mode-Switch*, usw.

Auslöseintervall startet mit einer wahrgenommenen intrinsischen Aktion und jede weitere detektierte intrinsische Aktion startet dieses Auslöseintervall erneut.

AV-Intervalle (PV/AV) stellen das Zeitintervall des Zweikammerschrittmachers, das nach wahrgenommener (PV) bzw. stimulierter (AV) Vorhofaktion bei fehlender intrinsischer Überleitung zur Ventrikelstimulation führt. Bei der Programmierung des PV- und AV-Intervalls sollte die verlängerte atriale Leitungszeit nach stimulierter Vorhofaktion berücksichtigt werden.

- *AV-Intervall nach intrinsischer Vorhofaktion (PV/PVI)* entspricht dem Zeitintervall zwischen wahrgenommener Vorhofaktion und Ventrikelstimulation.
- *AV-Intervall nach simulierter Vorhofaktion (AV/AVI)* entspricht dem Zeitintervall zwischen stimulierten Vorhof und Ventrikel.

AV-Korrektur beinhaltet die Korrektur des AV-Intervalls mit wahrgenommenem Vorhof gegenüber dem AV-Intervall mit stimulierter Vorhofaktion. Beim AV-Intervall mit stimuliertem Vorhof erfolgt erst ab Stimulation die Erregungsausbreitung intra- und interatrial, währenddessen bei AV-Intervall mit wahrgenommenem Vorhof bereits Vorhofanteile erregt sind. Daher muss das AV-Intervall mit wahrgenommener Vorhofaktion kürzer programmiert werden, das stimulierte entsprechend länger, um eine entsprechende atriale Erregungsausbreitung zu gewährleisten.

Obere Grenzfrequenz stellt die maximale Frequenz dar, mit der ein Zweikammerschrittmacher den Ventrikel vorhofgesteuert stimuliert. Somit werden bei einem Zweikammerschrittmacher alle Vorhofaktionen, die zwischen Grundfrequenz und oberer Grenzfrequenz liegen, 1:1 getriggert. Intrinsische Vorhofaktionen oberhalb der oberen Grenzfrequenz werden entweder verzögert getriggert (Wenckebach-Verhalten) oder im 2:1 bzw. n:1-Blockverhalten je nach Vorhoftachykardie und programmierten Parametern, wie obere Grenzfrequenz und Refraktärzeiten, insbes. PVARP.

Maximale Sensorfrequenz ist die maximal programmierte Frequenz, mit der ein Schrittmacher sensorgesteuert also entsprechend der programmierten Frequenzadaptation, maximal stimuliert.

Frequenzhysterese verlängert das Auslöseintervall um einen bestimmten programmierten Wert (in % oder min^{-1}), damit dem Eigenrhythmus Vorrang gewährt wird.

Blanking (Ausblendzeiten): Während dieser Zeiten ist der Schrittmacher praktisch blind geschaltet. Während dieser Zeiten wird auf intrinsische oder andere Signale nicht reagiert. Sie starten mit wahrgenommenen wie stimulierten Vorhof- und Ventrikelaktionen.

Hierdurch sollen v. a. Stimulationsimpulse, die ca. um das 1000fache größer als intrakardiale Signale liegen und deren Nachpotenziale ausgeblendet werden. Bei Fehlen einer solchen Ausblendzeit würden Störsignale wie zum Beispiel Far-Field-Signale und Crosstalk erkannt werden und zu Fehlwahrnehmungen, damit zu Störungen der Schrittmacherfunktion führen.

Ausblendzeiten im selben Kanal: Atriales Blanking, ventrikuläres Blanking, absolute atriale und ventrikuläre Refraktärzeit oder Refraktärperiode. Stimulationen starten im selben Kanal eine Ausblendzeit, atrialer Stimulus im atrialen Kanal und ventrikulärer Stimulus im ventrikulären. Ausblendzeiten nach wahrgenommenen Signalen sollen eben die Wahrnehmung desselben unterbinden.

Ausblendzeiten im anderen Kanal: Entsprechend nur bei Zweikammerschrittmacher vorliegend.

Postatriales ventrikuläres Blanking (PAVB): Nach einer atrialen Stimulation setzt ein ventrikuläres Blanking ein, das postatriale ventrikuläre Blanking, um eine Wahrnehmung des atrialen Stimulus im Ventrikelkanal zu verhindern, z. B. AV-Crosstalk.

AV-Crosstalk: Wahrnehmung des atrialen Impulses auf dem Ventrikelkanal mit konsekutiver unerwünschter Inhibierung der Ventrikelstimulation.

Ventrikuläre Sicherheitsstimulation: Erfolgt eine ventrikuläre Wahrnehmung innerhalb des sog. „Safety Windows", erfolgt am Ende dieses „Safety Windows" (meist ein fest programmiertes Intervall von 95–120 ms nach atrialem Ereignis – firmenspezifisch) eine ventrikuläre Stimulation, um eine Inhibierung der ventrikulären Stimulation durch eine Fehlinterpretation einer atrialen Stimulation oder Depolarisation zu verhindern.

Postventrikuläres atriales Blanking (PVAB): Nach ventrikulärer Stimulation oder meist ventrikulärer Depolarisation setzt eine atriale Ausblendzeit ein, um z. B. ein R-Wellen-Far-Field-Sensing (Fehldetektion einer Ventrikeldepolarisation als vermeintliches Vorhofsignal – „VA-Crosstalk") zu unterdrücken. Da ein Ventrikelsignal je nach Höhe des Signals eine längere Laufzeit hat, um von der Vorhofelektrode detektiert zu werden, und hierbei die Lage der Ventrikel- wie Vorhofelektrode eine Rolle spielen kann, muss diese Ausblendzeit dann entsprechend der Laufzeit dieses ventrikulären Signals länger programmiert werden. Diese Programmierung kann die Detektion von atrialen Arrhythmien und die *Mode-Switch*-Funktion verändern. Längere PVAB bedeutet weniger Far-Field-Sensing der Vorhofelektrode, jedoch eingeschränktere Wahrnehmung von atrialen Arrhythmien und dadurch ggf. verzögerter *Mode-Switch.*

Refraktärperioden: Ereignisse, die in solche Refraktärperioden fallen, werden vom Schrittmacher zwar erkannt, haben aber keinen Einfluss auf die Zeitsteuerung. Diese Refraktärperioden werden sowohl auf atrialer wie ventrikulärer Ebene eingesetzt, und dienen u. a. zur Detektion von atrialen Arrhythmien.
– *Atriale Refraktärperiode (ARP)* wird durch eine atriales Ereignis gestartet und dient bei Schrittmachern im AAI(R)-Modus u. a. zum Verhindern von R-Wellen-Far-Field-Sensing, was zum Abfall der Stimulationsfrequenz führen kann, wenn das Far-Field-Sensing der ventrikulären Depolarisation fälschlicherweise detektiert und als P-Welle interpretiert wird und somit eine neues Auslöseintervall startet.
– *Ventrikuläre Refraktärperiode (VRP)* wird nach ventrikulären Depolarisationen ausgelöst und soll vor Störsignalen und T-Wellen-Oversensing (Fehlerkennung der T-Welle als ventrikuläres Ereignis) schützen.
– *Postventrikuläre atriale Refraktärperiode (PVARP*, Abb. 3.5*):* Diese PVARP wird nach jedem ventrikulären Ereignis im atrialen Kanal des Zweikammerschrittmachers gestartet. Detektierte Ereignisse in dieser Periode beeinflussen nicht die Zeitsteuerung des Schrittmachers, werden aber verarbeitet und führen ggf. zur Modusumschaltung des Zweikammerschrittmachers, wie z. B. bei atrialen Tachyarrhythmien. Je nach Schrittmacher und auch Schrittmacherhersteller gibt es fest programmierbare und / oder dynamisch programmierbare PVARP. Des Weiteren dient die PVARP wie auch ihre automatische Verlängerung zur Verhinderung des Auftretens von Schrittmacher- induzierten wie vermittelten Tachykardien (PMT).

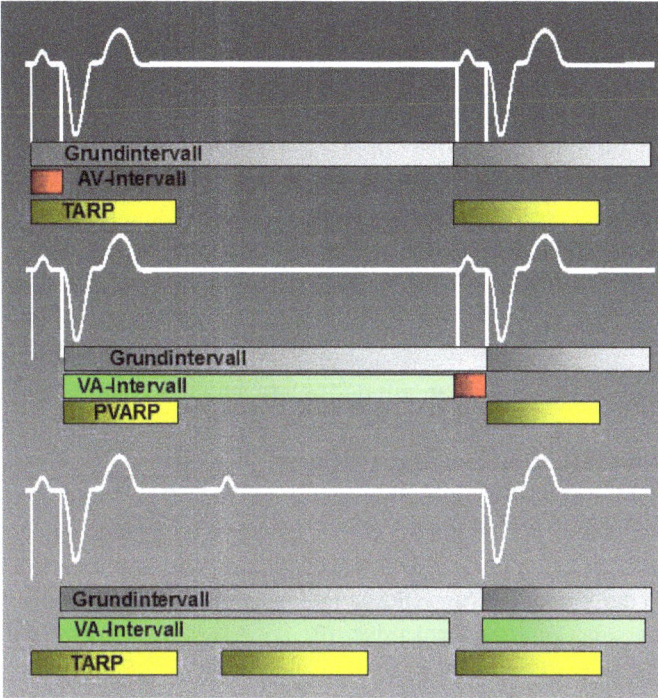

Abb. 3.5: Darstellung der total atrialen und post ventrikulären Refraktärperiode. (With the kind permission of ©BIOTRONIK).

- *Totale atriale Refraktärperiode (TARP,* Abb. 3.5*):* Die TARP ergibt sich aus dem PV-/AV-Intervall und der PVARP. P-Wellen, die in die TARP fallen und nicht intrinsisch übergeleitet werden, führen zu einer ventrikulären Triggerung und somit Stimulation des Ventrikels. Fallen P-Wellen innerhalb die TARP, führen diese folglich nicht zur ventrikulären Triggerung. Die TARP bestimmt die maximale P-Wellen getriggerte Stimulationsfrequenz des Zweikammerschrittmachers.
- *WARAD (window of atrial rate acceleration)* ist eine firmenspezifische atriale Refraktärperiode, die nach einem atrialen Ereignis startet, sich immer der aktuellen Vorhoffrequenz anpasst und nicht programmierbar ist.

3.3.1 Steuerungsgrundlagen

Betriebsarten

AAI-Modus: Atriale Stimulation und Detektion, inhibiert durch atriale Eigenaktionen, d. h. in diesem Modus arbeitet der Schrittmacher nur bei Bedarf. Treten keine Eigenaktionen nach Ablaufen des Auslöseintervalls auf, erfolgt die Vorhofstimulation.

AAT-Modus: Atriale Stimulation und Detektion, Triggerung durch atriale Eigenaktionen, d. h. jedes detektierte atriale Ereignis löst die Triggerung des Schrittmachers in die P-Welle aus. Ist die Eigenfrequenz langsamer als die programmierte Interventionsfrequenz, dann stimuliert der Schrittmacher mit dem Stimulationsintervall. Ansonsten ist der Stimulus, wenn er in die P-Welle fällt, nicht effektiv, da er in die Refraktärzeit des Vorhofmyokards fällt.

AOO-Modus: Atriale Stimulation, keine atriale Detektion, festfrequent. Der Schrittmacher stimuliert festfrequent mit dem programmierten Stimulationsintervall unabhängig von Eigenaktionen des Vorhofes. Festfrequente atriale Stimulation kann Vorhofflimmern/-flattern induzieren.

VVI-Modus: Ventrikuläre Stimulation und Detektion, inhibiert durch ventrikuläre Eigenaktionen, d. h. der Schrittmacher arbeitet nur bei Bedarf. Der Schrittmacher stimuliert ventrikulär, wenn innerhalb des Auslöseintervalls (= Stimulationsintervall) keine Eigenaktionen detektiert werden mit der programmierten Stimulationsfrequenz.

VVT-Modus: Ventrikuläre Stimulation und Detektion, getriggert durch Eigenaktionen. Jedes detektierte ventrikuläre Ereignis triggert einen Schrittmacherimpuls. Ist die Eigenfrequenz unterhalb der programmierten Stimulationsfrequenz, erfolgt eine effektive Schrittmacherstimulation mit dem entsprechend programmierten Stimulationsintervall. Fällt der Impuls in einen QRS-Komplex, ist der Impuls ineffektiv, da er in die Refraktärphase des Ventrikelmyokards trifft.

*VOO-Modus***:** Ventrikuläre Stimulation, keine ventrikuläre Stimulation, festfrequent. Der Schrittmacher stimuliert festfrequent mit dem programmierten Stimulationsintervall unabhängig von Eigenaktionen de Ventrikels. Festfrequente ventrikuläre Stimulation kann, wenn der Stimulus in die vulnerable Phase der T-Welle fällt, ggf. ventrikuläre Tachyarrhythmien auslösen.

Schrittmachersysndrom: Bei ventrikulärer Stimulation ohne atriale Synchronisation kann die atriale Kontraktion gegen die geschlossenen Tricuspidal-/Mitralklappe erfolgen und bedingt damit den Rückfluss des Blutes in das venöse System. Dies kann sich ggf. in sichtbaren venösen Pulsationen zeigen („cannon waves") und zu Kreislaufregulationsstörungen des Schrittmacherpatienten mit Schwindel, Kollaps, Abfall des Blutdrucks u. ä. führen.

DDI-Modus: Atriale wie ventrikuläre Stimulation und Detektion, inhibiert durch Eigenaktionen, also keine Triggerung. Jedes detektierte oder stimulierte Ereignis im Ventrikel startet ein Auslöseintervall sowohl im Vorhof wie im Ventrikel. Detektierte atriale Ereignisse werden im Gegensatz zum DDT / DDD-Modus nicht getriggert, lösen also kein PV-Intervall aus.

DDD-Modus: Atriale und ventrikuläre Stimulation wie Detektion, inhibierter wie getriggerter Modus. Bei Detektion von Vorhof- oder Ventrikelsignalen oberhalb der Stimulationsfrequenz erfolgt keine Stimulation. Ein detektiertes Vorhofsignal startet ein PV-Intervall; erfolgt innerhalb des PV-Intervalls keine ventrikuläre Eigenaktion, folgt die ventrikuläre Stimulation. Wird jedoch eine ventrikuläre Aktion detektiert, wird die ventrikuläre Stimulation inhibiert. Allen detektierten atrialen Aktionen folgen nach Ablauf des PV-/AV-Intervalls Ventrikelstimulationen bis zur programmierten oberen Grenzfrequenz bei entsprechend fehlenden ventrikulären Eigenaktionen.

Schrittmacher vermittelte oder induzierte Tachykardien (PMT / ELT): unerwünschte Triggerung atrialer Signale durch ventrikuläre Stimulation bis zur programmierten oberen Grenzfrequenz bei atrialen Tachyarrhythmien bzw. Schrittmacher-Reentry-Tachykardien (*pacemaker mediated tachycardia – PMT, endless loop tachycardia – ELT*).

DOO: Atriale und ventrikuläre Stimulation, keine atriale oder ventrikuläre Detektion, festfrequent. Der Schrittmacher stimuliert festfrequent mit programmierten AV- und Stimulationsintervall unabhängig von atrialen oder ventrikulären Eigenaktionen.

VDD-Modus: Ventrikuläre Stimulation – keine atriale Stimulation, atriale und ventrikuläre Detektion, getriggert wie inhibiert. Modus indiziert bei höhergradigen AV-Blockierungen ohne Sinusknotendysfunktion und bei chronotroper Kompetenz. Das Schrittmachersystem besitzt eine Elektrode im Ventrikel, die auch im Vorhof detektiert, jedoch nicht stimuliert. Bei Sinusknotenerkrankungen ist dieses System nicht induziert.

VAT-Modus: Auf eigene, somit detektierte Vorhofaktionen, folgen getriggert mit programmierten PV-Intervall Ventrikelstimulationen.

Frequenzadaptiver Modus (R): Ist der Betriebsmodus um das R als 4. Buchstaben ergänzt, d. h. z. B. AAIR, VVIR oder DDDR, ist die Frequenzadaptation – der Sensor – aktiviert. Die Programmierung der Frequenzadaptation ermöglicht eine dem Aktivitätsniveau des Patienten angepasste Stimulationsfrequenz im Rahmen der programmierten Stimulationsparameter.

Steuerungsarten

AAI-Schrittmacher: Nach atrialer Stimulation startet das Stimulationsintervall, die atriale Refraktärperiode und eine festeingestellte (nicht programmierbare) atriale Ausblendzeit. Nach atrialer Detektion wird ein Auslöseintervall gestartet. Das Auslöseintervall kann dann unter Umständen, je nach programmierter Frequenzhysterese, länger sein als das Stimulationsintervall.

VVI-Schrittmacher: Nach ventrikulärer Stimulation startet das Stimulationsintervall, die ventrikuläre Refraktärperiode und je nach Hersteller eine ventrikuläre Ausblendzeit. Nach ventrikulärer Detektion wird ein Auslöseintervall gestartet. Das Auslöseintervall kann dann je nach programmierter Frequenzhysterese länger sein als das Stimulationsintervall.

DDD-Schrittmacher: Hier sind die entsprechenden Auslöse- und Stimulationsintervalle und die Steuerung der Zeitintervalle unter Umständen herstellerabhängig variabel. Das Auslöse-/Stimulationsintervall kann mit einem atrialen Ereignis *(atriale Steuerung)* oder mit einem ventrikulären Ereignis *(ventrikuläre Steuerung)* beginnen. Bei ventrikulärer Steuerung startet zusätzlich mit dem ventrikulären Ereignis ein VA-Intervall. Wird innerhalb des VA-Intervalls ein atriales Signal detektiert, das außerhalb der atrialen Refraktärzeiten liegt, triggert dieses atriale Signal ein PV-Intervall. Nach Ablauf diese PV-Intervalls erfolgt die Ventrikelstimulation, wenn keine ventrikuläre Detektion vor Ablauf des PV-Intervalls vorliegt.

AV-Crosstalk und Ventrikuläre Sicherheitsstimulation: Das postatriale ventrikuläre Blanking (PVAB) wird nach einem ventrikulären Stimulus gestartet, um hierdurch eine Fehldetektion des atrialen Stimulus oder dessen atrialen Depolarisationen den ventrikulären Kanal (AV-Crosstalk) und eine fälschlicherweise bedingte Inhibierung der Ventrikelstimulation zu verhindern. Solch ein AV-Crosstalk kommt nur nach einer atrialen Stimulation vor und kann nicht durch eine intrinsische P-Welle bedingt sein. Das Signal der P-Welle reicht für solch eine Fehldetektion nicht aus.

Die ventrikuläre Sicherheitsstimulation soll eine fehlende ventrikuläre Stimulation z. B. bedingt durch AV-Crosstalk vermeiden. Das ventrikuläre Sicherheitsfenster („Safety Window") startet nach einem atrialen Stimulus, zusätzlich zum postatrialen ventrikulären Blanking und dem regulären AV-Intervall, und tritt frühestens erst am Ende der PVAB in Kraft. Wird nach Ablauf der PVAB, aber innerhalb des ventrikulären Sicherheitsfensters ein Signal bedingt durch AV-Crosstalk, Signale extrakardialer Genese, oder ventrikuläre Depolarisation, z. B. ventrikuläre Extrasystolie oder durch langsame intrinsische Überleitung bedingt, wahrgenommen, erfolgt zum Ende des Sicherheitsintervalls (je nach Modell und Hersteller des Schrittmachers 95–120 ms) eine ventrikuläre Sicherheitsstimulation.

3.3.2 Grenzfrequenzverhalten

Obere Grenzfrequenz und Wenckebach-/n:1-Block-Verhalten
Die Limitierung der oberen Grenzfrequenz / ventrikulären Maximalfrequenz durch entsprechende Programmierung des Zweikammerschrittmachers im VDD-/DDD-Modus legt fest, bis zu welcher Vorhoffrequenz maximal noch 1:1 die Ventrikelstimulation folgen soll. Die obere Grenzfrequenz wird aber unabhängig von ihrer eigentlichen Programmierung durch die programmierten PV / AV-Intervalle plus PVARP (= TARP) systembedingt festgelegt.

Folglich kann die Programmierung der o. a. Parameter ein Wenckebach- oder n:1-Blockverhalten bedingen. Ist das Vorhofintervall kürzer als die TARP bzw. kürzer als das Intervall der oberen Grenzfrequenz (Vorhoffrequenz also grösser als obere Grenzfrequenz), dann tritt ein Wenckebach-/n:1-Blockverhalten auf, da mindestens eines der atrialen Ereignisse in die PVARP / TARP fällt und somit der Schrittmacher dieses zwar detektiert, aber hierauf nicht folgen kann (n:1-Blockverhalten). Der Schrittmacher muss dann solange mit der Triggerung nach Ablauf des PV-Intervalls warten bis das Intervall der oberen Grenzfrequenz erreicht ist bzw. die PVARP / TARP zu Ende ist.

Tachykardie-Erkennung schrittmacherbedingter Tachykardien

Hierunter fallen alle Tachykardien, die entweder vom Schrittmacher ausgelöst oder unterhalten werden. Hierzu gehören 1. Schrittmacher-Reentry-Tachykardien und 2. Tracking von atrialen Tachyarrhythmien oder atrialem Far-Field-Sensing oder Tracking von Myopotenzialen bei AV-Überleitungsstörungen bis an die obere Grenzfrequenz bei VDD-/DDD-Schrittmachern ohne *Mode-Switch* bzw. ohne PMT-Algorithmus.

PMT-Schutzalgorithmen

Als einer der basalen sogenannten PMT-Schutzalgorithmen kann man die Programmierung der PVARP bezeichnen, indem man diese etwas länger als die längste gemessene retrograde Leitungszeit von den Ventrikeln zu den Vorhöfen (VP-Intervall: Ventrikelsignal/-stimulus bis zum retrograden P) programmiert. Jedoch kann die Programmierung einer langen PVARP eine Limitierung der maximal programmierbaren oberen Grenzfrequenz mit sich ziehen. Folgende PMT-Schutzalgorithmen stehen zur Verfügung:

PVARP-Verlängerung nach VES:
Einmalige Verlängerung nach VES mit dem Ziel, dass eine retrograde P-Welle dadurch in die PVARP fällt und dann nicht mehr zur Triggerung der Ventrikelstimulation herangezogen wird, sodass keine PMT entsteht.

PVARP-Verlängerung nach
- SVES
- Magnetentfernung
- Modusumprogrammierung
- Nach Reizschwellentest
- Am Ende von *Mode-Switch*-Episoden bei Rückkehr zum DDD-Modus

VES-synchrone atriale Stimulation
- Hierdurch erfolgt beim Auftreten einer VES simultan eine atriale Stimulation, dadurch ist das Vorhofmyokard refraktär für die retrograde Leitung.
- Automatische Verkürzung des AV-Intervalls
- Verkürzung des PV-Intervalls bei rezidivierendem Auftreten von PMTs, um damit das Vorhofmyokard für retrograde Leitungen refraktär zu halten.

Weiterer PMT-Schutzalgorithmus
- Variabel herstellerspezifisch verfügbar.
- Einmalige Verlängerung der PVARP nach einer festgelegten Anzahl von Zyklen von Ventrikelstimulationen mit der oberen Grenzfrequenz. Dann fällt eine retrograde P-Welle in die PVARP und führt dann nicht mehr zur Triggerung der Ventrikelstimulation. Der Reentrykreis der PMT ist unterbrochen.
- Die intrinsische atriale Aktion wird einmalig ventrikulär nicht getriggert, somit Unterbrechen des Reentryzyklus der PMT.

- Nach Ausschluss einer Sinustachykardie durch Vergleich der ventrikuloatrialen Leitungszeiten. Blieben diese über eine definierte Anzahl von Zyklen bei einer Tachykardie konstant, erfolgt eine Verkürzung oder Verlängerung des PV-Intervalls (firmenspezifischer Algorithmus). Bleibt die ventrikuloatriale Leitungszeit unverändert, liegt eine PMT vor, ansonsten besteht eine Sinustachykardie. Die PMT terminiert durch die Verlängerung der PVARP oder durch einmaliges Aussetzen des ventrikulären Trackings.

Mode-Switch (Fallback, Atriale Tachy-Reaktion)

Ziel des *Mode-Switches* ist es, dass atriale Tachyarrhythmien von VDD- oder DDD-Schrittmachersystemen nicht bis zur oberen Grenzfrequenz getriggert werden. *Mode-Switch*-Algorithmen führen einen Moduswechsel, z. B. in den VDI(R)- oder DDI(R)-Modus durch, um die ventrikuläre Stimulationsfrequenz einzugrenzen. Während der Phase des *Mode-Switches* erfolgt in Ruhe die Stimulation mit der Grundfrequenz oder der ggf. programmierbaren Fallbackfrequenz, bzw. unter Belastung je nach Aktivitätsniveau mit der Sensorfrequenz.

Kriterien der verschieden *Mode-Switch*-Algorithmen sind firmenspezifisch variabel und beinhalten u. a.:

- Atriales Frequenzkriterium, Interventionsfrequenz, AT-/AF-Frequenz, u. a.
- Zählerkriterium (X aus Y Kriterium)
- Sudden Onset- /Vorzeitigkeitskriterium

3.4 Hämodynamik der Schrittmacherstimulation

Ziel der Schrittmachertherapie ist die Wiederherstellung bzw. der Erhalt einer physiologischen Reizleitung, um hierdurch die Hämodynamik und dadurch mittelbar auch die Prognose zu verbessern. Die reine Kammerstimulation ist zwar lebenserhaltend, aber im Falle eines bestehenden Vorhofrhythmus durch hämodynamische Effekte der Mehrkammerversorgung unterlegen. Die Auswirkungen führen gegebenenfalls zu nicht tolerierbaren Symptomen, wie vorübergehendem Bewusstseinsverlust beim Schrittmachersyndrom. Daher wurden früh im Verlauf der Entwicklung der Schrittmachertherapie die Wahrnehmung und Stimulation sowohl im Vorhof wie im Ventrikel sowie Funktionsmodi wie Inhibierung und Triggerung ergänzt, um durch verbesserte Hämodynamik neben der Prognose die Symptomatik zu verbessern.

Als allgemeine Prinzipien von Systemauswahl und Programmierung gelten die Berücksichtigung der hämodynamischen Effekte und die Einbeziehung des Vorhofs in die Wahrnehmung und Stimulation solange sie aus medizinischer Sicht sinnvoll zu gewährleisten ist. Hier spielt auch die Vermeidung von unnötiger Ventrikelstimulation, v. a. bei den herkömmlichen Zweikammersystemen eine entscheidende Rolle. Natürlich muss aber die Ventrikelstimulation immer sichergestellt sein, wenn diese erforderlich ist.

3.4.1 Vorhofbeteiligende Stimulation

Bei Sinusknotenfunktionsstörungen, verzögerter atrialer Aktivierung sowie paroxysmalem / persistierendem Vorhofflimmern liegt konsekutiv auch eine gestörte atrioventrikuläre Sequenz vor. Diese Veränderungen der myokardialen Struktur und die elektromechanische Verzögerung vermindert meist auch die Flussgeschwindigkeit des linken Vorhofohres, die elektromechanische Transportfunktion der Vorhöfe und somit auch die Füllung der Kammern. Daher ergibt sich die Hypothese, dass die elektrische Korrektur der atrialen Aktivierungszeit durch die Schrittmacher geführte Stimulation nicht nur hämodynamisch günstiger, sondern auch präventiv antiarrhythmisch und ggf. hierdurch Embolie-protektiv sein könnte.

Vorteile einer vorhofbeteiligten Stimulation liegen in der deutlichen Verbesserung der Hämodynamik, allein durch die ca. 20 % zusätzliche Füllung der Ventrikel durch eine zeitlich optimierte atriale Kontraktion nach Optimierung des AV-Intervalls. Hierdurch wird konsekutiv auch die Leistungsfähigkeit verbessert, und Symptomatik bedingt durch Schwindel, reduzierte Belastbarkeit, Präsynkopen oder Synkopen reduziert bzw. eliminiert [8],[9]. Auch eine Prognoseverbesserung ist v. a. für Patienten mit eingeschränkter linksventrikulärer Funktion nachzuweisen, da durch die AV-synchrone Kontraktion weniger Vorhofflimmern auftritt als bei asynchroner Ventrikelstimulation alleine [10]. Folglich verringert sich durch diese o. a. positiven Effekte auch die neurohumorale Reaktion.

3.4.2 Schrittmachersyndrom

Das Schrittmachsyndrom kann bei Patienten mit VVI(R)-Stimulation auftreten und bedingt durch die Kontraktion der Vorhöfe (*cannon waves*) gegen geschlossene AV-Klappen eine signifikante Erhöhung der ventrikulären Füllungsdrucke auslösen, was zu einem venösen Rückfluss führt. Hierdurch kommt es dann zum Abfall des Herzzeitvolumens und des arteriellen Blutdruckes und letztendlich auch zum vermehrten Rückfluss des ventrikulären Blutes in die Vorhöfe während der Systole. Der vermehrte Rückfluss bewirkt unter Umständen eine Steigerung der Pulmonalisdrucke sowie die Stimulation neurohumoraler Reflexe. Diese Faktoren bedingen eine Erhöhung des myokardialen Sauerstoffverbrauches. Die klinischen Symptome eines Patienten mit Schrittmachersyndrom sind Atemnot, Schwindel, Palpitationen an Hals und Abdomen, Husten, Müdigkeit und Störungen des Auffassungsvermögens bis hin zu Synkopen.

3.4.3 Ventrikuläre De- und Resynchronisation

Das AV-Intervall ist ein wesentlicher Bestandteil der ventrikulären De- und Resynchronisation bei Zweikammersystem wie auch bei kardialen Resynchronisationssystemen (CRT). Neben dem eingestellten AV-Intervall, bei dem zwischen wahrgenommener und stimulierter Vorhofaktion (AV-Zeit-Korrektur; Abb. 3.6) unterschieden wird, gibt es das frequenzadaptive AV-Intervall (dynamische AV-Zeit), welches sich entsprechend mit zunehmender Herzfrequenz verkürzt (Abb. 3.6 [11])

Die AV-Zeit Korrektur (auch: AV-Verlängerung, differentielles AV-Intervall, Latenzzeitkompensation, Sense-Kompensation) berücksichtigt die Zeitverzögerung zwischen einer detektierten und einer stimulierten Vorhofaktion (Abb. 3.7). Diese Korrektur berücksichtigt den üblicherweise längeren Weg der stimulierten Vorhofaktion gegenüber der detektierten, da die implantierten Vorhofelektroden meist nicht in der Region des Sinusknoten in der posteroseptalen Region des rechten Vorhofs implantiert sind, sondern z. B. in der lateralen Wand des rechten Vorhofs, und somit der Weg der Reizleitung zur AV-Region länger ist als der einer intrinsischen Vorhofaktion.

Wann ist es also erforderlich eine AV-Delay-Optimierung durchzuführen?
1. Höhergradige AV-Blockierungen oder / und sehr langer AV-Block I
2. Myokardiale Schädigung mit Beteiligung der AV-Überleitung
3. Sogenannte Zweiknotenerkrankung (Sinusknotenerkrankung und Störung der AV-Überleitung, z. B. pathologischer Wenckebachpunkt < 120/min.)
4. Biventrikuläre Stimulation

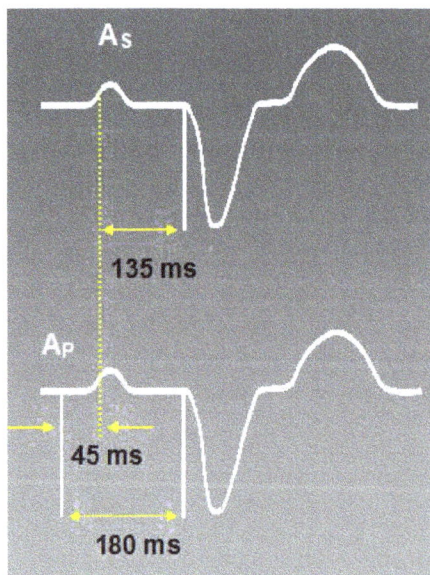

Abb. 3.6: Darstellung der atrioventrikulären (AV)-Zeit-Korrektur [11]. AS: Vorhofsensing, AP: Vorhofstimulation. (With the kind permission of ©BIOTRONIK).

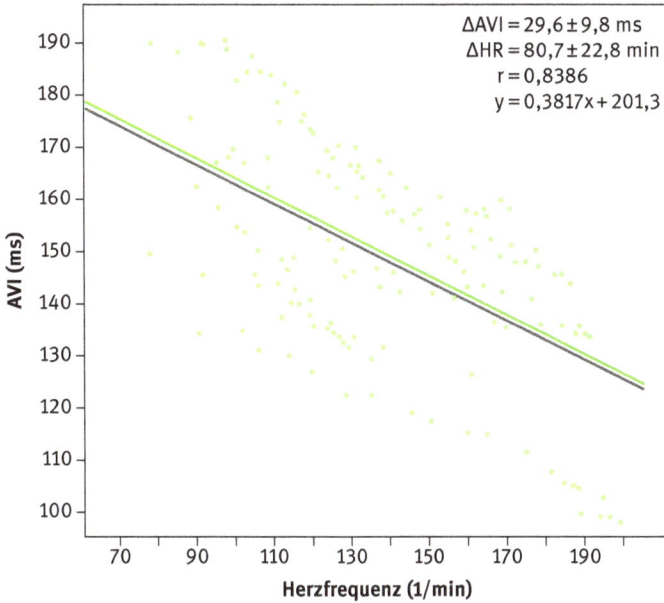

$\Delta AVI = 29,6 \pm 9,8$ ms
$\Delta HR = 80,7 \pm 22,8$ min
$r = 0,8386$
$y = 0,3817x + 201,3$

Abb. 3.7: Frequenz-beziehung der atrio-ventrikulären (AV)-Zeit [11]. AVI: AV-Intervall, HR: Herzfrequenz, r: Korrelationskoeffizient, y: Regressions-gleichung.

Keine Optimierung ist bei alleiniger Sinusknotenerkrankung erforderlich. Hier sollte im Gegenteil auf den Erhalt der intrinsischen Überleitung geachtet werden, z. B. durch Programmierung von entsprechenden Funktionsmodi wie z. B.: AAI Safe(R) (LivaNova) oder MVP (Medtronic) u. ä.

Die optimale AV-Zeit ist definiert zum Zeitpunkt des Schlusses der Mitralklappe mit Beginn der isovolumetrischen Kontraktion am Ende der Vorhofkontraktion (entspricht dem Ende der A-Welle). Durch die Optimierung der AV-Zeit soll möglichst eine Maximierung des Herzzeitvolumens durch die Optimierung der linksventrikulären Füllungszeit ohne Verzögerung der Aortenklappenöffnung erzielt werden. Daraus ergeben sich dann konsekutiv eine günstigere linksventrikuläre Kontraktionskraft (dP/dt), eine reduzierte Mitralregurgitation und eine verlängerte linksventrikuläre diastolische Füllungszeit.

Programmierung der optimierten AV-Zeit bei Patienten mit DDD-Schrittmacher:

Sick Sinus Syndrom (SSS) oder Karotissinussyndrom (CSS)

Durch Nutzung von verschiedenen Modi, wie z. B. DDI oder DDIR sowie Funktionsmodi zur Vermeidung einer rechtsventrikulären Stimulation wie z. B. AAI Safe(R), MVP oder / und AV-Hysteresen sollte die intrinsische AV-Überleitung gewahrt bleiben. Allerdings sollt ein AV-Delay von 270 ms in der Regel nicht überschritten werden, da sich dies meist hämodynamisch ungünstig auswirken (u. a. Vorhofpfropfung). Gegebenenfalls ist dies echokardiographisch zu überprüfen.

Bei vorhandener VA-Leitung und guter körperlicher Belastbarkeit mit entsprechend hoher 2:1 Block Frequenz sollte ein Kompromiss zwischen intrinsischer AV-Überleitung und Vermeidung von Schrittmacher vermittelten Tachykardien (auch PMT oder „endless loop-Tachykardien") gefunden werden. Unter Umständen ist es sinnvoll, die intrinsischen AV-Überleitung im unteren Frequenzspektrum mit längeren AV-Intervallen einzustellen und bei höheren Frequenzen kurze, ggf. frequenzadaptive AV-Intervalle zu wählen.

Nicht erforderliche häufige Stimulation des rechtsventrikulären Apex kann unerwünschte Nebenwirkungen mit sich ziehen, wie Herzinsuffizienz durch die asynchrone Stimulation, Auftreten von Vorhofflimmern und auch ultrastrukturelle myokardiale Veränderungen [12],[13],[14].

Abb. 3.8 zeigt den Anteil von ICD-Patienten mit Krankenhausaufnahme wegen Herzinsuffizienz oder Tod in Relation mit dem Anteil rechtsventrikulärer Stimulation [15]. Hierbei ist jedoch zu berücksichtigen, dass die Gruppe von Patienten mit ICD in der Regel unter einer präexistenten Herzinsuffizienz leiden.

Die „protektive" Wirkung auf Vorhofflimmern bei Vermeidung rechtsventrikulärer Stimulation wurde von Sweeney et al. [14] veröffentlicht (Abb. 3.9).

Ein zu langes AV-Delay (< 270 ms) hat sich jedoch als hämodynamisch ungünstig erwiesen [16]. Bei einem AV-Intervall < 270 ms ist das Aortenfluss-Zeit-Geschwindigkeitsintegral (AFTVI) bei AAI-Stimulation höher gegenüber der DDD-Stimulation mit Stimulation im rechten Ventrikel. Jedoch bei einem AV-Intervall > 270 ms zeigt Iliev in seiner Studie [16], dass die DDD-Stimulation mit rechtsventrikulärer Stimulation hämodynamisch günstiger ist (Abb. 3.10, Abb. 3.11).

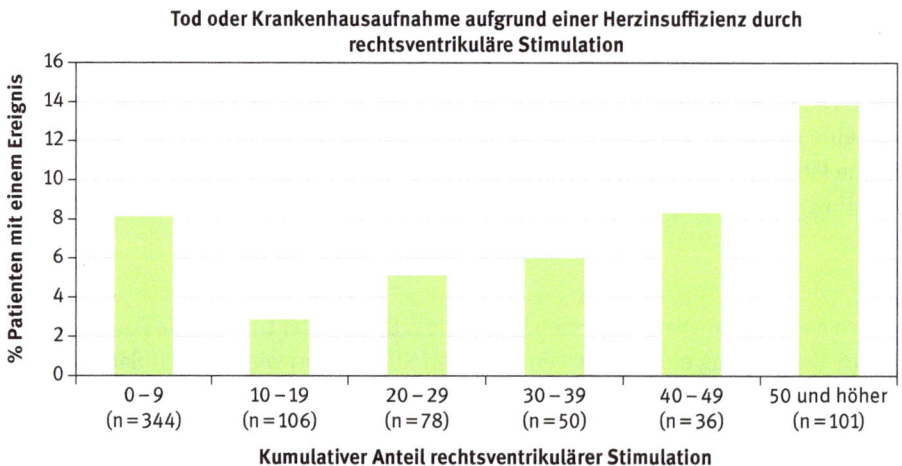

Abb. 3.8: Assoziation der rechtsventrikulären Stimulation mit schwerwiegenden Komplikationen.

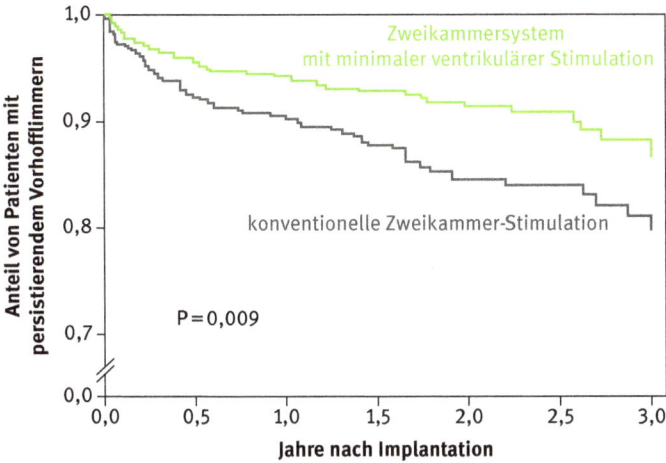

Abb. 3.9: Einfluss der rechtsventrikulären Stimulation auf die Inzidenz neu aufgetretenen Vorhofflimmerns.

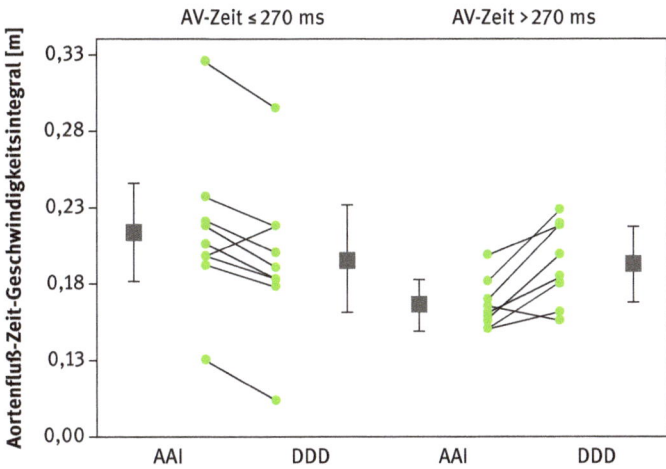

Abb. 3.10: Darstellung der klinisch sinnvollen Grenze für die Verlängerung der AV-Zeit zugunsten einer geringeren rechtsventrikulären Stimulationsrate [16]. ARI: Stimulus-R-Intervall bei AAI-Modus, AFTVI: Aortenfluss-Zeit-Geschwindigkeitsintegral.

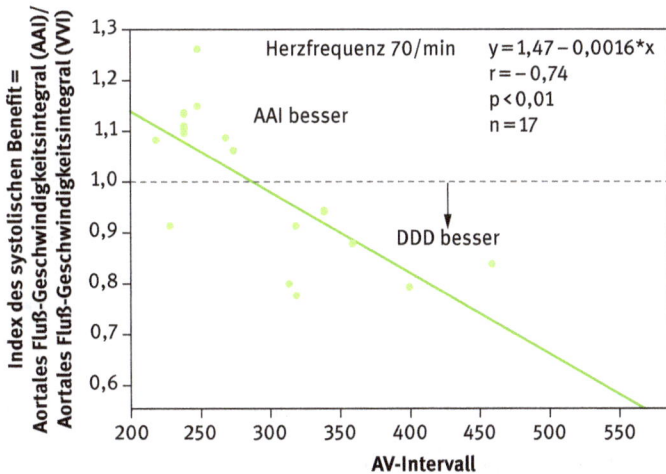

Abb. 3.11: Atrioventrikuläre (AV) Zeiteinstellung und Grenze des klinischen Benefit. AFTVI: Aortenfluss-Zeit-Geschwindigkeitsintegral, r: Korrelationskoeffizient, y: Regressionsgleichung.

Um eine intrinsische AV-Überleitung möglichst zu gewährleisten, aber eine Ventrikelstimulation zu vermeiden (Abb. 3.12) und jedoch ab bestimmten, programmierbaren AV-Intervallen eine Ventrikelstimulation zu gewährleisten, existieren unterschiedliche spezielle Modi, wie z. B. IRSplus, ähnlich AAI SafeR, MVP, Reversed Mode Switch. Diese entsprechen alle in etwa einer Funktionalität im AAI-Modus mit DDD-

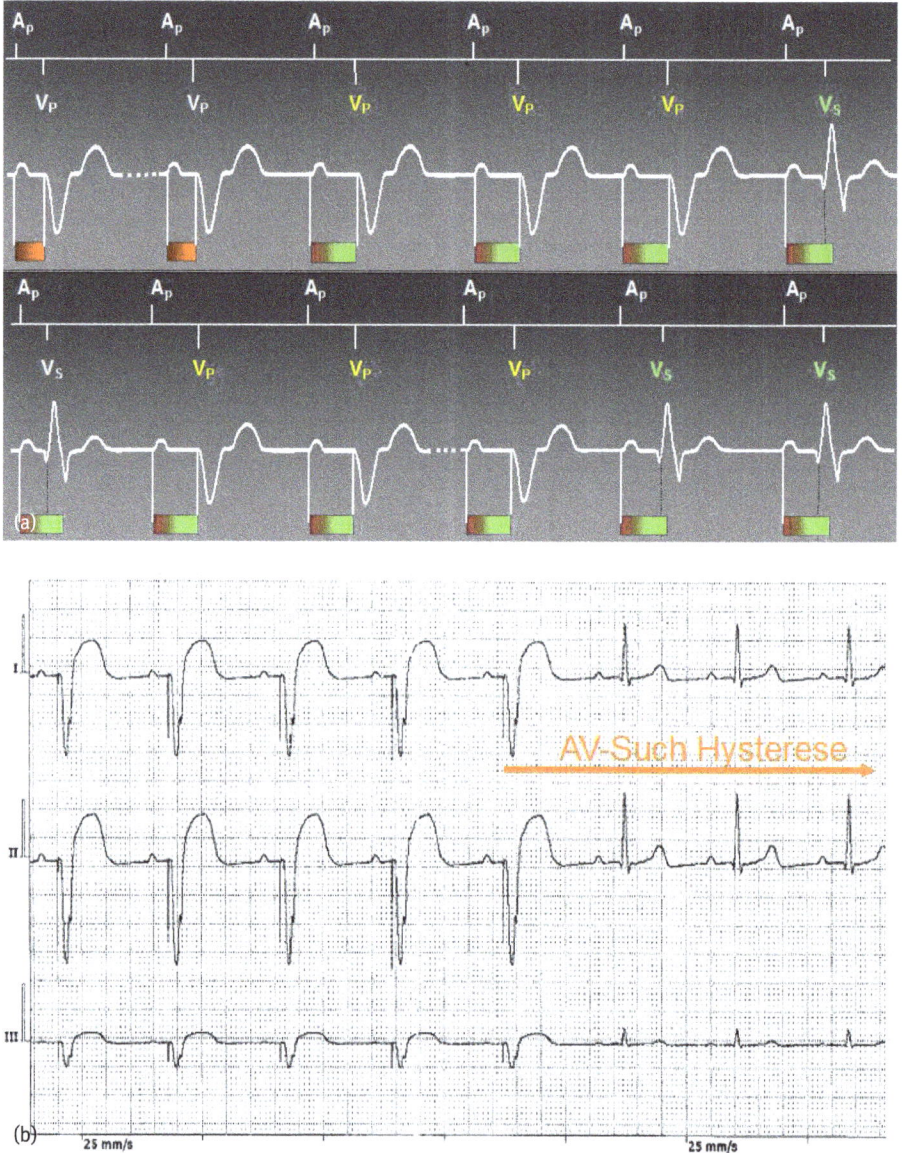

Abb. 3.12: Strategien zur Vermeidung unnötiger Stimulation. (a) Verlängerung der AV-Zeit zur Förderung der intrinsischen Überleitung, (b) Such-Hysterese. AS: atriale Wahrnehmung, VP: ventrikuläre Stimulation, VS: ventrikuläre Wahrnehmung. (With the kind permission of ©BIOTRONIK).

Stimulation ab bestimmten Verlängerungen des AV-Intervalls oder sogar Ausbleiben der intrinsischen Überleitung.

Pathologische AV-Überleitung (langer AV-Block I°, höhergradige AV-Blockierungen)

Grundsätzlich ermöglicht die Programmierung einer dynamischen, somit frequenz-abhängigen AV-Zeit eine gute Näherung an physiologische Verhältnisse.. Je 10/min. Herzfrequenzzunahme ergibt sich physiologischer Weise einer Verkürzung des AV-Intervalls von 4 ± 2 m. Alle aktuell gängigen Zweikammerschrittmachersysteme wie auch CRT-Systeme bieten die Programmierung von dynamischen AV-Intervallen mit unterschiedlichen fixen Einstellungen wie aber auch variabel individuell anpassbar in einigen Modellen. Eine Programmierung der Latenzkompensation von ca. 30–50 ms ist empfehlenswert, muss aber interindividuellen Bedürfnissen angepasst werden. Hierzu eignet sich dann am besten eine echokardiographische Verifizierung der AV-Delay-Programmierung.

Bei Patienten mit intermittierenden AV-Blockierungen ist die Programmierung von AV-Hysteresen bzw. o. a. Modi zum Erhalt der intrinsischen Überleitung wie z. B. AAI-SafeR- oder MVP-Modus empfehlenswert. Solche speziellen Modi sind aber nicht bei allen Aggregaten verfügbar.

Therapeutisch nicht erwünschte intrinsische AV-Überleitung (kardiale Resynchronisationstherapie, Patienten mit HOCM)

In diesen Fällen mit HOCM wie auch bei kardialer Resynchronisationstherapie ist aus therapeutischen Gründen eine möglichst zu 100 % bestehende Ventrikelstimulation erwünscht. Daher muss das AV-Intervall so „kurz" programmiert werden, dass eine sichere Ventrikelstimulation erfolgt und Fusionen vermieden werden. Dies unter der Voraussetzung, dass die AV-Zeit-Programmierung hämodynamisch sinnvoll ist; daher ist eine echokardiographische AV-Delay Optimierung für diese Patienten empfehlens-wert.

3.5 Spezielle Stimulationsformen

3.5.1 Frequenzanhebung bei Karotissinussyndrom

Beim Karotissinussyndrom führen Frequenz- und Blutdruckabfall zu Schwindel bis zu Synkopen. V. a. bei Karotissinussyndrom mit kardioinhibitorischer Komponente sollen durch Anheben der Stimulationsfrequenz Synkopen verhindert werden.

Registriert der Schrittmacher entsprechend den Algorithmen einen plötzlichen Frequenzabfall, erfolgt eine Stimulation mit erhöhter Frequenz für eine frei program-mierbare oder fix programmierte Dauer. Danach erfolgt abhängig von den programmierten Parametern eine langsame Rückführung der Stimulationsfrequenz auf die Grundfrequenz.

Der Closed Loop Sensor nutzt vor drohendem Frequenzabfall bei Karotissinussyndrom die üblicherweise kurz vor dem Frequenzabfall auftretende gesteigerte kardiale Kontraktilität aus. Dies registriert der Schrittmacher und hebt dann entsprechend die Frequenz an.

Vergleichbare Bezeichnungen für Frequenzanhebung sind *Frequenzabfallreaktion*, Rate Drop Response, Spontane Brad-Reaktion (SBR), DDD/AMC-Modus, DPLUS mit Frequenzbeschleunigung, Closed Loop Stimulation (CLS).

3.5.2 Algorithmen zur Vermeidung unnötiger ventrikulärer Stimulation

Dass die unnötige rechtsventrikuläre Stimulation einen negativen Effekt auf Herzinsuffizienz, Vorhofflimmern und insbesondere auch Mortalität hat, wurde in verschiedenen Studien belegt (s. o.). Dies trifft z. B. für intermittierende höhergradige AV-Blockierungen zu, oder bei Sinusknotensyndrom mit verlängerter AV-Überleitung und seltener bei verbesserter Hämodynamik unter rechtsventrikulärer Stimulation bei eigentlich erhaltender intrinsischer Überleitung mit verlängerter AV-Überleitung. Nur in diesen Bedarfsfällen soll dann eine rechtsventrikuläre Stimulation erfolgen. Hierfür sind unterschiedliche Algorithmen verfügbar:

AV-Hysterese

Das gesenste (PV) bzw. stimulierte AV-Intervall wird nach Detektion einer intrinsischen Überleitung mit ventrikulärer Spontanaktion um einen programmierten Hysteresewert verlängert. Diese Verlängerung bleibt bestehen, solange eine intrinsische Überleitung detektiert wird. Fällt die intrinsische Überleitung nach Ablauf des um den Hysteresewert verlängerten PV-/AV-Intervalls jedoch aus, erfolgt dann wieder die Ventrikelstimulation nach Ablauf des verlängerten PV-/AV-Intervalls. Der nächste Stimulationszyklus erfolgt dann wieder mit dem programmierten PV-/AV-Intervall ohne Verlängerung um den Hysteresewert. Sobald erneut eine intrinsische Überleitung detektiert wird erfolgt der o. a. Ablauf der PV-/AV-Intervallverlängerung erneut.

Repetitive AV-Hysterese

Hierbei wird über eine bestimmte programmierte Anzahl von Zyklen mit verlängertem PV-/AV-Intervall stimuliert. Tritt währenddessen die intrinsische AV-Überleitung auf bleibt die Verlängerung um den AV-Hysteresewert erhalten. Kommt es zu keiner intrinsischen Überleitung und bleibt der höhergradige AV-Block bestehen, erfolgt nach einer programmierten Zeitdauer wieder die AV-sequentielle Stimulation mit dem PV-/AV-Intervall ohne Hystereseverlängerung.

AV-Such-Hysterese

Die AV-Such-Hysterese verlängert in bestimmten Suchintervallen das PV-/AV-Intervall entweder nur einmalig oder auch wiederholt um den programmierten Hysteresewert. Detektiert der Schrittmacher eine intrinsische Überleitung bleibt die Verlängerung des PV-/AV-Intervalls erhalten, tritt keine intrinsische Überleitung auf, wird dann wieder mit dem nicht verlängerten PV-/AV-Intervall stimuliert.

Algorithmen mit Modusumschaltung zwischen AAI und DDD

Dieser Modus ermöglicht dem Schrittmacher bei bestehender intrinsischer Überleitung solange im AAI-Modus zu arbeiten bis diese ausfällt, d. h. entweder höhergradige AV-Blockierungen oder verlängerte PV-/AV-Intervalle auftreten, länger als die nach Programmierung zugelassenen. Dann erfolgt die Umschaltung in den DDD-Modus bis ein bestimmtes Zeitintervall abgelaufen ist und eine erneute Prüfung der intrinsischen Überleitung erfolgt. Wird dann wieder eine intrinsische Überleitung registriert, erfolgt wieder die Stimulation im AAI-Modus. Sollte jedoch weiterhin keine intrinsische Überleitung vorliegen, verbleibt der Schrittmacher im DDD-Modus bis zur nächsten Überprüfung.

Präventive atriale Stimulation zur Vermeidung von Vorhofarrhythmien: Diverse Zweikammerschrittmacher bieten die Möglichkeit sogenannte Präventionsalgorithmen zu programmieren, die das Auftreten von Vorhofarrhythmien, insbesondere Vorhofflimmern unterdrücken oder die Vorhofflimmerlast („AF-Burden") reduzieren sollen. Jedoch sind die Studienergebnisse für alle verfügbaren Algorithmen ernüchternd.

Overdrive-Algorithmen: Diese Algorithmen stimulieren im Vorhof oberhalb der Eigenfrequenz und heben die Stimulationsfrequenz an, sobald P-Wellen detektiert werden. Nach einem bestimmten Zeitintervall erfolgt dann wieder die langsame Rückführung auf die programmierte Grundfrequenz.

Getriggerte Stimulationsinterventionen

- *Postextrasystolische Pausensuppression:* Hierdurch werden postextrasystolische Pausen nach atrialen Extrasystolen durch ein verkürztes Auslöseintervall verhindert.
- *Frequenzbeschleunigung bei AES:* Die Stimulationsfrequenz wird im Fall von gehäuften Vorhofextrasystolen langsame *angehoben bis keine Extrasystolen mehr detektiert werden oder die maximale* Interventionsfrequenz erreicht ist. Nachfolgend erfolgt die langsame Rückführung auf die Grundfrequenz bis erneut atriale Extrasystolen auftreten und der Algorithmus erneut startet.
- *Post Mode-Switch Overdrive Pacing:* Dieser Algorithmus stimuliert über ein definiertes Zeitintervall nach spontan terminierten *Mode-Switch*-Episoden knapp oberhalb der intrinsischen Vorhoffrequenz.

Algorithmen zur Terminierung von atrialen Tachyarrhythmien: Therapie mit Terminierung des Vorhofflimmerns durch atriale Überstimulation ist nicht erfolgreich. Lediglich dann, wenn relativ organisierte Phasen von Vorhofarrhythmien/Vorhofflimmern
auftreten, könnten Überstimulationsversuche diese erfolgreich beenden. Die Erfolgs-
chance liegt bei 0 – 30 %. Die Erfolgsrate bei nicht so hochfrequenten, regelmäßigen
atrialen Tachykardien liegt bei ca. 40 – 60 %. Hier sollte jedoch auch die elektrophysiologische Intervention und Ablationstherapie alternativ erwogen werden.

3.6 Fazit

Die Stimulation ist heute eine komplexe, auf zahlreichen Einzelfaktoren beruhende
Steuerung, die nicht nur ein fundiertes Wissen über die Funktionalitäten eines Schrittmachers erfordert, die modell- und herstellerspezifisch programmiert werden muss.
Da es über die Standardfunktionen hinaus oft schwierig ist, die entsprechenden Parameter auf den unterschiedlichen Oberflächen einzustellen, sei an dieser Stelle nochmals darauf hingewiesen, dass die Programmierung von Herzschrittmachern neben
dem Fachwissen den Nachweis einer dem Medizinproduktegesetz entsprechenden
Einweisung erfordert.

Literatur

[1] Katritsis D, Camm AJ. AAI pacing mode: when is it indicated and how should it be achieved?
     Clin Cardiol. 1993;16:339–343.
[2] Huang CC, Tuan TC, Fong MC, et al. Predictors of inappropriate atrial sensing in long-term VDD
     pacing systems. Europace. 2010;12:1251–1255.
[3] Garrique S, Gentilini C, Hofgartner F, et al. OPUS G study group. Performance of a rate
     responsive accelerometer-based pacemaker versus standardized exercise and recovery. PACE.
     2002;25:883–887.
[4] Hubmann M, Weikl A, Hardt R, et al. Bewegungsenergie als Steuergröße für die Anpassung der
     Stimulationsfrequenz. Biomed Tech (Berlin). 1989;34:191-196.
[5] Mond H, Strathmore N, Kertes P, et al. Rate responsive pacing using a munite ventilation
     sensor. PACE. 1988;11:1866–1874.
[6] Proietti R, Manzoni G, Di Biase L, et al. Closed loop stimulation is effective in improving heart
     rate and blood pressure response to mental stress: report of a single-chamber pacemaker
     study in patients with chronotropoc incompetent atrial fibrillation. PACE. 2014;37:1421.
[7] Bongiorni MG, Soldati E, Arena G, et al. Is local Myocardial contractility related to endocardial
     acceleration signals detected by a transvenous pacing lead? PACE. 1996;19:1682–1688.
[8] Moro E, Caprioglio F, Berton G, et al. DDD versus VVIR versus VVI mode in patients with
     indication to dual-chamber stimulation: a prospective, randomized, controlled, single-blind
     study. Ital Heart. 2005;6:728–733.
[9] Sulke N, Chambers J, Dritsas A, et al. A randomized double-blind crossover comparison of four
     rate-responsive pacing modes. J Am Coll Cardiol. 1991;17:696–706.

[10] Santini M, Alexidou G, Ansalone G, et al. Relation of prognosis in sick sinus syndrome to age, conduction defects and modes of permanent cardiac pacing. Am J Cardiol. 1990;11:729–735.

[11] Daubert C, Ritter P, Mabo P, et al. Physiological relationship between AV interval and heart rate in healthy subjects: applications to dual chamber pacing. PACE. 1986;9:1032–1039.

[12] Nielsen J Kristensen L, Andersen HR, et al. A randomized comparison of atrial and dual-chamber pacing in 177 consecutive patients with sick sinus syndrome. J Am Coll Cardiol. 2003;42:614–622.

[13] Frölig G, Schwaab B, Kindermann M. Selective Site Pacing: The right ventricular approach. PACE. 2004;27:855–861.

[14] Sweeney MO, Hellkamp AS, Ellenbogen KA, et al. Mode Selection Trial Investigators. Adverse effect of ventricular pacing on heart failure and atrial fibrillation among patients with normal baseline QRS duration in a clinical trial of pacemaker therapy for sinus node dysfunction. Circulation. 2003;107:2932–2937.

[15] Olshansky B, Day JD, Lerew DR, et al. Eliminating right ventricular pacing may not be best for patients requiring implantable cardioverter-defibrillators. Heart Rhythm. 2007;4(7):886–891.

[16] Iliev II, Yamachika S, Muta K, et al. Preserving normal ventricular activation versus atrioventricular delay optimization during pacing: the role of intrinsic atrioventricular conduction and pacing rate. PACE. 2000;23:74–83.

4 Implantation Herzschrittmacher

Brigitte Osswald

4.1 Transvenöse konventionelle Herzschrittmacherimplantation

4.1.1 Lokalanästhesie

Die Infiltration der Lokalanästhesie kann bei sorgfältiger und ausreichender Infiltration der erste und letzte Operationsschritt sein, der für den Patienten mit Schmerzen verbunden ist. Eine flächenhafte Infiltration der Haut, der Subcutis und der ventralen Faszie erfordet je nach Ausprägung des subkutanen Fettgewebes ein oder mehrere Applikationen von 10–30 ml Lokalanästhetikum. Mehrfache Punktionen bergen auch nach Hautdesinfektion das Risiko einer Keimverschleppung, weswegen eine Punktion knapp lateral der gedachten Inzision in der Regel ausreicht, um mit einer konventionellen Kanüle an sämtliche zu infiltrierenden Kompartimente zu gelangen. Reicht das Volumen des Lokalanästhetikums nicht aus, kann zur Vermeidung einer zweiten Punktion die Nadel belassen und lediglich die Spritze aufgefüllt werden.

Bei den heutigen Aggregatgrößen reicht zum Hautschnitt und zur Präparation der Schichten in der Regel die einmalige Applikation von 10–20 ml des Lokalanästhetikums von einer Punktionsstelle aus, um vollständige Schmerzfreiheit zu erlangen. Die Gabe von Lokalanästhesie vor dem sterilen Abdecken ist zwar für eine weitgehende Schmerzfreiheit unmittelbar nach Beenden der Abdeckung günstig. Jedoch ist auch bei Applikation der Lokalanästhesie unter streng sterilen Kautelen unmittelbar nach Abdecken des Patienten durch die dann noch notwendigen Maßnahmen (Aufsetzen der sterilen Lampengriffe, Elektrokauter-Anschluss, Abgabe des Messkabels und Überzug der Röntgeneinheit) meist genug Zeit verstrichen, um eine vollständige Schmerzfreiheit bei Hautschnitt zu erreichen.

4.1.2 Schnittführung

In der Praxis gibt es sehr unterschiedliche Schnittführungen, die für die Implantation eines Herzschrittmachers genutzt werden. Weit überwiegend hat sich die subclaviculäre Schnittführung links oder rechts pektoral durchgesetzt. Die Rationale, auf welcher Seite der Herzschrittmacher inseriert wird, erschließt sich meist aus der „gängigen Praxis" und weniger beispielsweise anhand der Überlegung, dass nach einer eventuellen Explantation auf der linken Seite der Weg von rechts etwas kürzer und damit formal geeigneter ist. Selbst die Prämisse, die dominante Seite möglichst zu schonen, besitzt klinisch nur selten Relevanz. Nur wenige Patienten wünschen von sich aus eine links- oder rechtsseitige Implantation aufgrund von Hobbies (Jäger, Sportschützen etc.). Bei Patienten mit Tumoren im Thoraxbereich (auch anamnes-

https://doi.org/10.1515/9783110431964-004

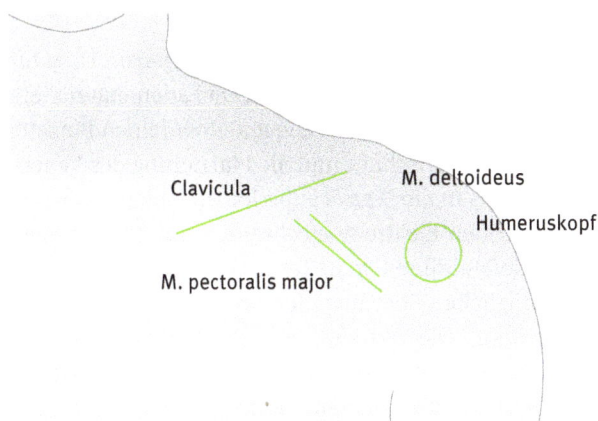

Clavicula

M. deltoideus

Humeruskopf

M. pectoralis major

Abb. 4.1: Palpable Strukturen bei pektoraler Implantation.

tisch) ist nach Möglichkeit der Herzschrittmacher so zu implantieren, dass ggf. eine Radiatio ohne Feldeinschränkung möglich ist, bzw. die Anlage eines Port-Systems kontralateral uneingeschränkt möglich ist.

Die exakte Schnittführung ergibt sich aus den selbst bei adipösen Patienten palpablen Strukturen von Humeruskopf und Clavikel (Abb. 4.1). Bei vielen Patienten lässt sich die Mohrenheim'sche Grube, bzw. der laterale Rand des M. pectoralis major und der mediale Rand des M. deltoideus tasten. Dieser Bereich stellt idealerweise die laterale Begrenzung des Schnittes dar. Die Schnittlänge nach medial ergibt sich aus dem minimalen Durchmesser des zu implantierenden Aggregates, der auch heute noch stark variiert. Eine Berücksichtigung der Hautspaltenlinien ist für ein gutes kosmetisches Ergebnis vorteilhaft.

4.1.3 Präparation der Schichten

Für eine gute Wundheilung ist eine vom Schnitt aus streng senkrechte Präparation bis auf die Faszie des M. pectoralis major essentiell. Jedes „Abscheren" der Haut von der subkutanen Fettschicht vermindert die natürliche Barriere, die nach Implantation zwischen Implantat und Wunde besteht. Von der Faszie aus erfolgt zunächst die Präparation nach lateral, um die V. cephalica zu präparieren. Als Leitstrukturen dienen die Ränder des M. pectoralis major und des M. deltoideus, zwischen denen zumeist eine Fett-bedeckte Faszie verläuft. Nach Durchtrennen der Faszie wird die V. cephalica sichtbar. Oftmals ist das Lokalanästhetikum nicht bis in diesen Bereich appliziert worden. Daher empfiehlt sich vor Anschlingen des Gefäßes die nochmalige gezielte Gabe einiger Milliliter in den Faszienbereich der Muskeln und um das Gefäßnervenbündel herum.

4.1.3.1 Verwendung der V. cephalica

Die sorgfältige Präparation der V. cephalica ermöglicht nach Anschlingen und Ligatur nach distal sowie Anschlingen nach proximal mit resorbierbarem Fadenmaterial ein vorsichtiges Herausluxieren der Vene. Das Fassen der Vene mit einer feinen Pinzette erlaubt einen kleinen Fischmaul-förmigen Einschnitt und die Platzierung des Venenhakens. Lässt sich die Elektrode nicht bis in die V. cava superior vorschieben oder ist die Platzierung einer zweiten, bzw. dritten Elektrode erschwert, sind Platzierungen von Seldinger- oder hochflexiblen Gefäßdrähten (z. B. Terumo®) über die eröffnete V. cephalica oft erfolgreich und ermöglichen über Insertion von Schleusen das Vorschieben und Platzieren der Elektrode(n). Die Verwendung der V. cephalica ist nicht nur durch die Vermeidung Punktions-bedingter Komplikationen günstig [1]. Neben Frühkomplikationen wie Pneumothorax, Hämopneumothorax, akzidenteller Arterienpunktion sind Blutungen, Traumata des Nervenplexus und das *subclavian crush* Phänomen mit sukzessiver Zerstörung der Elektrode vermeidbar; zudem erleichtert der Zugang über die V. cephalica das Vorgehen im Rahmen eventueller Revisionseingriffe [2]. Ein weiterer Grund für die Favorisierung der V. cephalica als Primärzugang ist die Tatsache, dass Dysfunktionen von Elektroden häufiger nach Punktionen auftreten [3]. Trotz der eindeutigen Vorteile ist die Rate der Verwendung der V. cephalica für die Sondeninsertion in Deutschland laut Deutschem Herzschrittmacherregister seit Jahren ungebrochen rückläufig [4].

4.1.3.2 Verwendung der V. subclavia

Die Punktion der V. subclavia erfolgt nach Seldinger [5]. Nach Punktion der V. subclavia wird ein Draht bis in die V. cava superior, bzw. den rechten Vorhof vorgeschoben, die Nadel entfernt und eine Schleuse über den liegenden Draht eingebracht. Einige Kollegen präferieren mehrfache Punktionen bei mehr als einer Elektrode. Alternativ kann über die eingelegte Schleuse zunächst ein weiterer, bzw. die Anzahl der Drähte entsprechend der zu platzierenden Elektroden inseriert werden, was weitere Punktionen und damit Punktionskomplikationen sowie weit mediale Zugangswege vermeidet. Um die oft schmerzhafte Punktion etwas zu lindern, ist es empfehlenswert, in der Punktionsspritze mit 2–3 ml Lokalanästhetikum die Punktion unter steter Aspiration durchzuführen und in die tieferen Schichten vor dem Rückzug bei nicht erfolgreicher Punktion ein kleines Lokalanästhetika-Depot zu setzen. Selbst bei schwieriger Punktion ist dies für den Patienten in der Folge leichter tolerabel.

Günstig ist eine möglichst weit laterale Punktion der V. subclavia, um bei möglichen Folgeeingriffen Veränderungen der Vene durch vorangegangene Punktion(en) lateral der weiteren Punktionsstelle zu begrenzen. Mediale Punktionen begünstigen die Ausbildung eines *subclavian crush* Syndroms.

Das Belassen der Schleuse während der Platzierung wird nach persönlicher Umfrage sehr unterschiedlich gehandhabt. Einige entfernen die Schleuse primär, um Isolationsverletzungen der Elektroden bei Vor- und Zurückschieben der Elektrodenkörper an den oft scharfkantigen Schleusen zu vermeiden. Vor allem bei mehreren Elektroden ist ein gegenseitiges Verschieben der Elektroden ohne Schleuse vor allem bei Neuplatzierung nach Verschlechterung der Elektrodenparameter im Verlauf oftmals erschwert.

4.1.4 Elektrodenaufbau

Um ein besseres Verständnis für die leicht differierende Handhabung der aktuellen auf dem Markt befindlichen Herzschrittmacherelektroden zu erhalten, ist es hilfreich, den groben Aufbau einer Elektrode zu kennen:

4.1.4.1 Elektrodenspitze

Die Elektrodenspitze stellt die Verbindung zwischen dem Herzen und dem Schrittmacher her und kann daher als „Achillesferse" bezeichnet werden. Je besser die Konnektion zwischen Myokard und Elektrode, um so stabiler ist die Funktionsweise des gesamten Systems.

Grob unterscheidet man passive und aktive Fixationsmechanismen. Die passive Fixation besteht aus einem „Anker", der sich bei rechtsventrikulärer Position zwischen den Trabekeln festsetzt (Abb. 4.2). Anker bzw. *Tines* werden teilweise auch für die Stabilisierung transvenöser linksventrikulärer Elektroden verwendet. Gelegentlich findet man auch heute noch J-förmig konfigurierte Vorhofelektroden, an deren Spitze sich ein „Anker" befindet.

Die aktive Fixation ist heute am weitesten verbreitet und erlaubt im Gegensatz zu den passiven Mechanismen eine freie Platzierung der Elektroden in Bereichen ohne Trabekelwerk (z. B. Septum). Eine kleine, korkenzieherartige Schraube befindet sich an der Elektrodenspitze und kann durch Drehen vom Konnektor aus vor- und zurückbewegt werden (Abb. 4.3). Sogenannte „starre Schrauben" Sind heute nur in wenig gebräuchlichen Elektrodenmodellen vorhanden; hier ist ein Retrahieren der Schraube nicht möglich und zur Elektrodenfixation erforderlich, den gesamten Elektrodenkörper zu drehen.

Frühere Elektrodengenerationen wiesen häufig eine Reizschwellenerhöhung um den dritten postoperativen Monat auf. Teilweise waren diese reversibel und konnten mit der die Elektrodenspitze umgebenden Fibrose in Bezug gesetzt werden. Daher

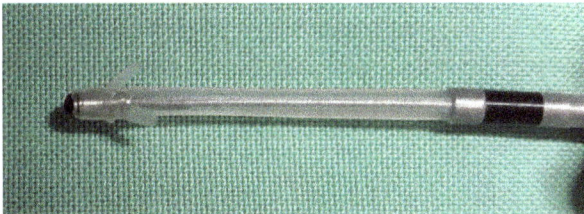

Abb. 4.2: Darstellung einer Ankerelektrode.

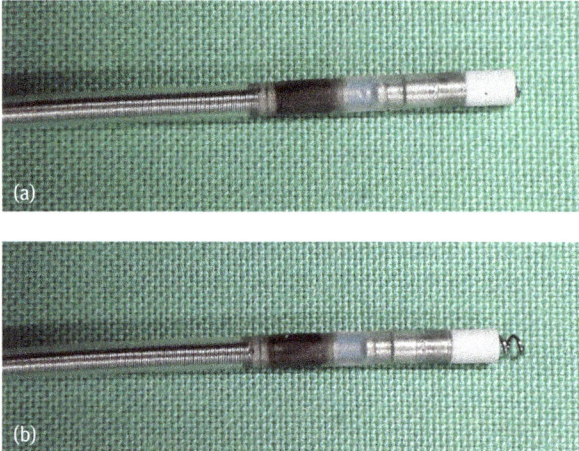

Abb. 4.3: Darstellung einer retrahierten (a) und ausgeschraubten (b) Schraubelektrode (aktive Fixation).

befindet sich an beinahe allen modernen Elektroden ein Steroid-Depot im Bereich der Spitze, das über mehrere Monate geringe Dosen Steroid eluiert und die Fibrosierung für einen gewissen Zeitraum eindämmt. Dies bewirkt eine deutliche Verbesserung der elektrischen Eigenschaften von Elektroden mit Steroid gegenüber nicht-steroidhaltigen Elektroden [6].

4.1.4.2 Konduktor
Unipolare Elektroden

Die einfachste, auch älteste Form einer Elektrode ist die Verwendung eines Leiters, der von einer Isolationsschicht umgeben ist. Die simple Form eines Kabels bietet zwar eine erhebliche Zugfestigkeit, jedoch auch den Nachteil einer geringfügigen Flexibilität, weswegen auch aktuelle unipolare Elektroden aus zwei Gründen radiale Leiter besitzen:

1. Es entsteht ein Innenlumen, über das ein Mandrin zur besseren Elektrodensteuerung während der Platzierung geführt werden kann.
2. Die Flexibilität der Elektrode ist erheblich höher, was die Perforationsgefahr minimiert

Bipolare Elektroden

Bipolare Elektroden erfordern die Integration zweier unterschiedlich geführter Leiter. Moderne Elektroden weisen zumeist eine koaxiale Struktur auf, in der ein Innenleiter, der zur Elektrodenspitze führt, von einer Isolationsschicht umgeben ist. Um diese Isolation herum befindet sich der Leiter, der zum Ring führt. Oberhalb dieses Leiters liegt die äußere Isolation (Abb. 4.4). Da der innere Leiter somit zwiebelschalenartig von zwei Isolationsschichten und dem äußeren Leiter umgeben ist, kann er bei Isolationsverletzungen bzw. Bruch des äußeren Leiters gegebenenfalls zur Überbrückung

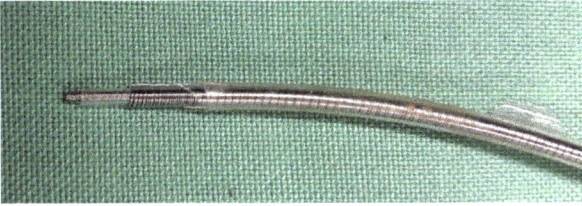

bis zu einer definitiven Versorgung mit einer neuen Elektrode unipolar verwendet werden. Gelegentlich ist auch bei einer bipolaren Elektrode aufgrund der besseren elektrischen Messwerte die unipolare Konfiguration für einige Patienten günstiger.

Seltener findet sich bei bipolaren Elektroden ein koradialer Aufbau, bei dem zwei isolierte Leiter mit gleichem Radius gewickelt nur von einer äußeren Isolation umgeben sind.

4.1.4.3 Konnektorstift

Der Konnektorstift bezeichnet den Teil der Elektrode, der mit dem Konnektor des Gerätes verbunden wird. Im Zuge der rasanten Entwicklung neuer Materialien wurden unterschiedlich Konnektorstifte auf den Markt gebracht. Ein Auszug aus einem Referenzbuch der Firma Boston Scientific, der die Vielfalt konventioneller Konnektorstifte darstellt, ist in Kap. 5 Abb. 5.3 dargestellt [7]. Da die Konnektorstifte und der Konnektor aufeinander abgestimmt sein müssen, ist die Dokumentation des Elektrodentyps essentiell. Dies ist insbesondere für Aggregatwechsel von Bedeutung, da entsprechende Adapter oder Geräte mit „passendem" Konnektor nicht an jedem Standort vorgehalten werden.

Für CRT-Geräte sind derzeit drei unterschiedliche Konnektoren verfügbar: Unipolar IS-1, Bipolar IS-1 und IS-4. Die vierpoligen Elektroden funktionieren in der Regel nur in Kombination mit bipolaren oder unipolaren IS-1-Elektroden. Für die Kombination „alter" 5/6 mm oder LP 3,2 mm, sowie speziell für CRT entwickelte LV-1-Konnektoren gibt es Adapter, so dass prinzipiell auch die Weiterverwendung dieser Elektroden mit modernen Aggregaten möglich ist.

4.1.5 Elektrodenpositionierung

Während der Positionierung ist es empfehlenswert darauf zu achten, dass die Elektroden jeweils in der Vene ohne Schlaufenbildung (z. B. kontralaterale V. jugularis) und ohne größere Interaktion zu benachbarten Elektroden bewegt werden können. Wenn dies nicht gelingt, hilft gegebenenfalls die Verwendung langer Schleusen über die V. cephalica oder über die V. subclavia.

4.1.5.1 Rechtsventrikuläre Elektrode

Während der Insertion der rechtsventrikulären Elektrode lässt sich bereits eine Vielzahl möglicher Komplikationen vermeiden. Nach Erreichen des Vorhofes wird die Elektrode im Vorhof möglichst an der lateralen Wand angestellt, dann die Elektrode weit vorgeschoben, so dass die Trikuspidalklappe mit einer Schlaufe (Abb. 4.5a) überwunden wird. Zieht man den Mandrin (= Stylet) ein Stück zurück, bildet sich eine bis in die A. pulmonalis reichende kleinere Schleife; gelegentlich stellt sich die Elektrodenspitze bereits in die A. pulmonalis hinein auf (Abb. 4.5b). Nach erneuten Nachschieben des Stylet kann die Elektrode über den Hauptstamm hinweg in die linke oder rechte A. pulmonalis ohne Widerstand bewegt werden. Nach vollständigem Vorschieben des Mandrin bis zur Sondenspitze erfolgt der langsame Rückzug der Elek-

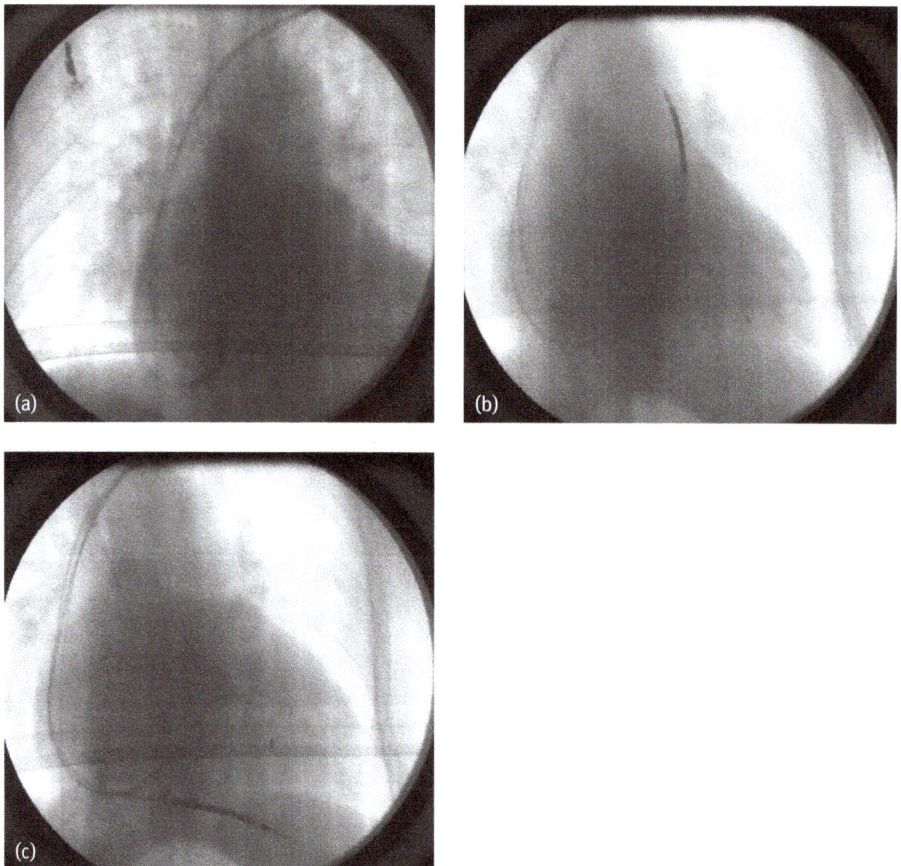

Abb. 4.5: Platzieren der RV-Elektrode. (a) Schleifenbildung im Bereich der Trikuspidalklappe während der Platzierung der rechtsventrikulären Elektrode zur Vermeidung von Fehlpositionierungen, (b) Darstellung der Elektrode während der Platzierung im Bereich der A. pulmonalis, (c) Erreichen der Position im Bereich des rechtsventrikulären Apex.

trode, bis sich die Spitze aus dem Ausflusstrakt löst und quasi nach distal „fällt". Quasi reflexartig ist man versucht, die Elektrode nun rasch in den Apex vorzutreiben. Im Sinne der Verhinderung einer Perforation ist das langsame und vorsichtige Vorschieben der Elektrode bis zum Erreichen des Apex (Abb. 4.5c) sicherer.

Die Schlaufenbildung über die Trikuspidalklappe hinweg verhindern häufige Probleme wie:

- linksventrikuläre Elektrodenplatzierung über ein offenes Foramen ovale
- Platzierung im Bereich des Koronarsinus
- Perforation von Annulus oder Segelstrukturen der Trikuspidalklappe

Günstig ist ein 90°-Winkel des Elektrodenkörpers zwischen V. cava superior / Vorhof und diaphragmalen Anteilen von Vorhof und Ventrikel, wobei die Elektrode im Bereich der Trikuspidalklappe in der Regel leicht angehoben ist (Abb. 4.6). Im Zweifel kann die Elektrodenlage in 30° LAO oder 30° RAO kontrolliert werden.

Mit einer Inzidenz von 1:1.200 besteht eine persistierende linke obere Hohlvene, über die eine rechtsventrikuläre Elektrodenimplantation prinzipiell möglich ist; in der Regel ist aber die Verwendung von Elektroden mit Überlänge (mindestens 85 cm) notwendig, um die Elektrode über den erweiterten Koronarsinus über den inferioren Anteil des rechten Atriums in den Ventrikel platzieren zu können.

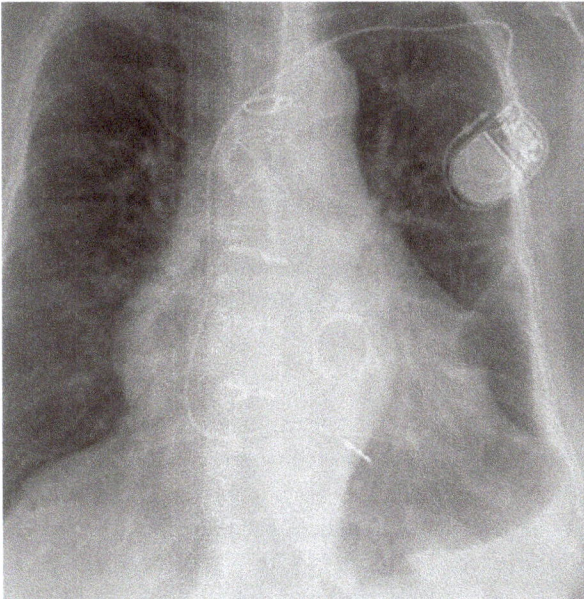

Abb. 4.6: Typischer Sondenverlauf einer rechtsventrikulären Elektrode.

4.1.5.2 Rechtsatriale Elektrode

In den meisten Elektrodenverpackungen primär gerader Elektroden befindet sich bereits mindestens ein geeigneter, vorgebogener J-Mandrin, der die Insertion der Elektrode erleichtert. Alternativ gibt es vereinzelt „J-Elektroden" auf dem Markt, deren Konstruktion bereits eine entsprechende Konfiguration aufweist; bei diesem Elektrodentyp ist allerdings die Platzierung durch den passiven Fixationsmechanismus auf das Vorhofohr begrenzt. Einige Hersteller bieten unterschiedlich Stärken, bzw. verschiedene Ausprägungen des „J"-Mandrins an, was bei schwierigen anatomischen Verhältnissen Vorteile bieten kann. Jedoch gelingt gegebenenfalls auch mit den konventionellen geraden Mandrins nach entsprechender Biegung die Bildung eines „J", das für die Gegebenheiten der meisten anatomischen Verhältnisse ausreicht. Vielfach wird das Vorhofohr für die Platzierung verwendet, da die Dislokationsrate hier geringer und die Werte vielfach gut sind. Es gibt in der Literatur Hinweise, dass eine tiefe septale Position hämodynamische Vorteile bietet [8,9]. Wegen der leichteren Platzierbarkeit erfolgt üblicherweise eher eine Implantation im Bereich des Vorhofohres, der freien lateralen Wand oder des Vorhofdaches. Bereits bei der Messung ist empfehlenswert, auf *far field sensing* (Wahrnehmung von elektrischen Impulsen aus dem Ventrikel) und *crosstalk* (Nachpotenziale des Vorhofimpulses) zu achten, um die Gefahr einer dadurch bedingten Geräte-Malfunktion zu minimieren [8].

Das Einschrauben der Elektrode erfolgt nach leichtem Anziehen des Mandrins in der gewünschten Position, um ein möglichst rechtwinkliges Ansetzen des Fixationsmechanismus zu erreichen. Nach vollständigem Ausschrauben erfolgt ein Test durch leichtes Anziehen, anschließend Bilden einer größeren als geplanten Schleife mit einliegendem Mandrin, danach langsamen Herausziehen des Mandrins. Hält die Elektrode in der Position auch unter diesen Provokationsmanövern fest, ist von einer geringen Dislokationsgefahr auszugehen.

Cave: Bei Patienten nach Herztransplantation kann bei entsprechender chirurgischer Technik mit noch vorhandener atrialer Manschette ein Rest des „alten" Empfängerherzens elektrisch aktiv sein. Insofern ist gerade bei diesen Patienten auf eine exakte Positionierung in den Vorhofanteilen des Spenderherzens zu achten.

4.1.5.3 Linksventrikuläre Elektrode

Üblicher Zugang der linksventrikulären Elektrode ist der Koronarsinus, über den die Venen im lateralen Bereich des linken Ventrikels erreichbar sind. Zwar gibt es Fallberichte über die bewusste transseptale Platzierung konventioneller Elektroden in den linken Ventrikel, jedoch ist hierbei zu beachten, dass auch die nicht intendierte Platzierung von Elektroden in die linksseitigen Herzhöhlen thromboembolische Komplikationen bedingen kann [9]. Das exakte Vorgehen der linksventrikulären Elektrodenplatzierung ist im Kap. 11 ausführlich beschrieben.

4.1.6 Messwerte

Die intraoperativ erhobenen Messwerte bestimmen in der Regel den gesamten weiteren Verlauf der Therapie. Oftmals sind die initial gemessenen Werte die besten, die der Patient jemals haben wird. Da es eher selten ist, dass sich die Werte nach der Operation im Verlauf verbessern, ist im Zweifelsfall durch Umplatzierungen bis zum Erhalt ausreichender Werte den individuellen, nicht vorhersehbaren Gegebenheiten Rechnung zu tragen. Es gibt einige Erkrankungen (Amyloidose, große Narben nach Herzinfarkt etc.), die bereits erahnen lassen, dass das Auffinden einer geeigneten Stelle mit guten Messwerten schwierig ist, jedoch gibt es gelegentlich auch bei Patienten ohne entsprechende Anamnese manchmal nur kleine Bereiche in eher unüblicher Position mit ausreichenden elektrischen Eigenschaften. Die entsprechende Geduld des Operateurs kann dem Patienten manche Revision ersparen. Bezüglich Wahrnehmung und Reizschwelle gibt es unabhängig von der Elektrodenbauart „Normwerte", von denen nur in begründeten Ausnahmefällen abzuweichen ist; sie sind Bestandteil der aktuellen Qualitätskriterien der bundesweiten Qualitätssicherung. Die Impedanzen der Elektroden hängen von der Bauart ab, wobei die meisten aktuellen transvenösen Elektroden auf Werte in einem Bereich zwischen 500 und 1.200 Ohm ausgelegt sind.

Da sich die Elektrodenwerte nach der Platzierung auch ohne sichtbare Dislokation erheblich verändern können, empfiehlt sich, das Messkabel und das externe Messgerät angeschlossen zu lassen, repetitiv die Messungen zu wiederholen bis der Anschluss der Elektroden an das Gerät erfolgt. Das vor allem bei Elektroden mit aktiver Fixation entstehende „Verletzungspotenzial" (siehe 4.1.6.2) baut sich meist innerhalb weniger Minuten ab, so dass eine Prognose über den Verbleib eines ausreichenden Signals möglich ist.

4.1.6.1 Messkabel

Da es derzeit mehr als 3 unterschiedliche Geräte zur intraoperativen Bestimmung der Elektrodenmesswerte gibt, die unterschiedliche Anschlusskabel erfordern, gibt es unterschiedliche Möglichkeiten, ohne Einschränkung der Herstellerauswahl für jeden Patienten intraoperative Werte ohne Verwendung des Implantates als Messinstrument zu ermitteln. Es gibt im Wesentlichen zwei Gruppen von Messkabeln: Resterilisierbare und Einmalprodukte.

Der Vorteil der resterilisierbaren Kabel besteht in einer Konnektion der Kabel, die in der Regel ohne weiteren Adapter an das Messgerät möglich ist. Zudem entstehen einmalig Kosten für ein Kabel, das ca. 250 Sterilisationsprozessen unterzogen werden kann. Nachteilig sind mögliche Blut-/Gewebereste im Bereich der Krokodilklemmen sowie nach längerer Lagerung oder mehrfachen Sterilisationen die Dysfunktion des Kabels, was z. B. bei Schrittmacher-abhängigen Patienten zu einer längeren Asystolie bis zur Rekonnektion an das alte Aggregat führen kann. Der Vertrieb der Kabel erfolgt über die Hersteller der jeweiligen Messgeräte, so dass die Kompatibilität gewährleistet wird. Die Kosten für die Kabel sind in der Regel nicht gering, anhand der durchschnittlichen Verwendbarkeit aber kostengünstiger als die zweite Alternative:

Das Einmalprodukt, das nach Abschluss der Operation verworfen wird. Auch hierfür sind unterschiedliche Stecker über sogenannte Stammkabel konnektierbar, so dass mit zwei Stammkabeln praktisch jedes Abfragegerät bedient werden kann. Ein deutlicher Vorteil ist das geringe Gewicht des Kabels, das akzidentellen Zug an der frisch implantierten Elektrode vermeidet. Die Einmalkabel sind in unterschiedlichen Längen verfügbar, was eine deutlich bessere räumliche Trennung zwischen Operationsgebiet und Messeinheit als mit den meisten verfügbaren resterilisierbaren Kabeln erlaubt. Die Kosten für die Einmalkabel sind gemessen an den sonstigen Sachkosten relativ gering.

4.1.6.2 Messwertbestimmung, Filter

Intraoperativ sind in der Regel über die Programmiergeräte der Herstelle entsprechende Messkabel anzuschließen. Vor allem bei Benutzung resterilisierbarer Kabel sollten stets die doppelte bis dreifache Menge von Messkabeln pro Anzahl der Eingriffe vorgehalten werden, da sie schlicht einer Alterung unterliegen und defekt sein können. Einige Hersteller geben an, dass z. B. nach 100 Resterilisationen die Kabel auszutauschen sind, was in der Praxis schwer überprüfbar ist.

Wahrnehmung

Die Interpretation der Messwerte hat sich seit Beginn der Schrittmachertherapie etwas gewandelt. Einfachere Sensoren erforderten für eine sichere Wahrnehmung eine möglichst hohe Anstiegssteilheit des Signals. Die sogenannte *slew rate* wird heute kaum noch angegeben, obwohl einige Messgeräte diese als Information vorhalten. Sie bildet den Anstieg einer Amplitude in Volt pro Sekunde [V/sec] ab; ideal sind möglichst hohe Werte, da ein steiler Anstieg durch das Gerät besser wahrgenommen werden kann.

Sofern eine Eigenaktion vorliegt, ist die Amplitude eine wesentliche Größe, anhand derer zu entscheiden ist, ob die Position belassen werden kann. Sie wird in Millivolt [mV] angegeben. Da die Amplitude sowohl von Herzschrittmachern, als auch von den intraoperativen Messeinheiten gefiltert wird, kann es zu Differenzen zwischen Werten kommen, die über das Messgerät bzw. den Herzschrittmacher gemessen werden. Die meisten Geräte bestimmen die Strecke der Amplitude bis zu ihrem Maximum, beginnend von der isoelektrischen Linie. Das maximale Signal besteht aus der Summe des maximal positiven und maximal negativen Amplitudenausschlags. Gelegentlich wird dieses bestimmt, so dass bei späterer Verwendung von Filtern, die ausschließlich die Strecke bis zur isoelektrischen Linie bestimmen, gegebenenfalls deutlich kleinere Amplituden bestehen. Insofern ist es wichtig, bereits intraoperativ nach Anschluss der Elektroden insbesondere die Wahrnehmung zu überprüfen, um Revisionen zu vermeiden.

Bei akut platzierten Elektroden kommt es sowohl bei passiven, noch häufiger und ausgeprägter bei aktiven Fixationsmechanismen zur Ausbildung eines sogenannten „Verletzungspotenzials". Besteht eine breite „Schulter" nach der initialen Signal-spitze, ist die Wahrscheinlichkeit hoch, dass sich das initial gemessene Signal im Lauf der Zeit – auch innerhalb weniger Minuten – verändert. Insofern ist ratsam, das Messkabel angeschlossen zu lassen und das Signal während der weiteren Präpara-tionsschritte (Taschenbildung) etc. zu beobachten. Bei raschem Abfall des Signals ist nicht davon auszugehen, dass die Ausgangswerte jemals wieder erzielt werden. Fällt das Signal im Vorhof unter 1,2 mV und im Ventrikel auf unter 5 mV ab, ist die umgehende Neuplatzierung ratsam. Beispiele für intrakardiale Signale, die über die Messgeräte erfasst werden, sind in Abb. 4.7 aufgeführt: a) Abfall des ursprünglichen Signals (> 10 mV) mit großem Verletzungspotenzial im Laufe von 8 Minuten auf sub-optimale Werte (< 5 mV) b) Initial gute Werte (Cave Eichung: 2 mV/mm! > 20 mV) bei geringem Verletzungspotenzial, dass über die Zeit stabil bleibt. Oftmals ist aber auch ein „Wachsen" des Signals nach initial moderaten Werten zu beobachten, so dass ein zu frühes Umplatzieren ebenfalls nicht indiziert ist; um einen verlässlichen Trend zu erhalten, sind mindestens 2–3 Minuten notwendig, bis eine eindeutigen Richtung nach Abbau des initialen Verletzungspotenzials erkennbar wird.

Das Belassen der Messkabel an den Elektroden bis zur Konnektion an das Gerät ist auch zur Vermeidung von Fehlkonnektionen (Atriale Elektrode – ventrikulärer Konnektor und vice versa) hilfreich. Da ein Umprogrammieren der Kanäle nicht mög-lich ist, muss bei einer postoperativ festgestellten Fehlkonnektion gegebenenfalls eine erneute Operation erfolgen.

Stimulation
Für die Stimulation sind die Impedanz und die Reizschwelle zu erheben:

Impedanz Der Übergang von der Elektrodenoberfläche zum Endo-, bzw. Myokard er-fordert die Überwindung eines Widerstandes. Ist der Stromfluss hoch und findet über ein relativ kleines Areal statt, ist die Impedanz hoch, besteht ein breitflächiger Ab-fluss mit entsprechend geringerer Impedanz. Die heutigen Elektroden besitzen Norm-werte zwischen ca. 400 Ω und 1.000 Ω. Bei älteren Systemen gibt es gelegentlich noch sogenannte „Hochohm-Elektroden", bei denen Impedanzen zwischen 1.000 Ω und 2.500 Ω als normal zu bezeichnen sind. Ältere, langfristig implantierte Elektroden tendieren zu niedrigeren Impedanzen; dies gilt auch für epikardial implantierte Elek-troden.

Hohe Impedanzen bedeuten einen geringeren Stromfluss mit hoher Energie, wes-wegen bei höheren Impedanzen Batterien eine längere Laufzeit aufweisen. Da die Impedanz erheblichen Einfluss auf die Lebensdauer der Batterie besitzt, genügt bei der Implantation, entsprechend der gewählten Elektrode, Werte innerhalb des spe-zifischen Normbereichs einzuhalten.

0 Min.

V EGM 1 mV/mm

2 Min.

V EGM 1 mV/mm

4 Min.

V EGM 1 mV/mm

6 Min.

V EGM 1 mV/mm

8 Min.

V EGM 1 mV/mm

(a)

0 Min.

/ EGM 2 mV/mm

8 Min.

V EGM 2 mV/mm

(b)

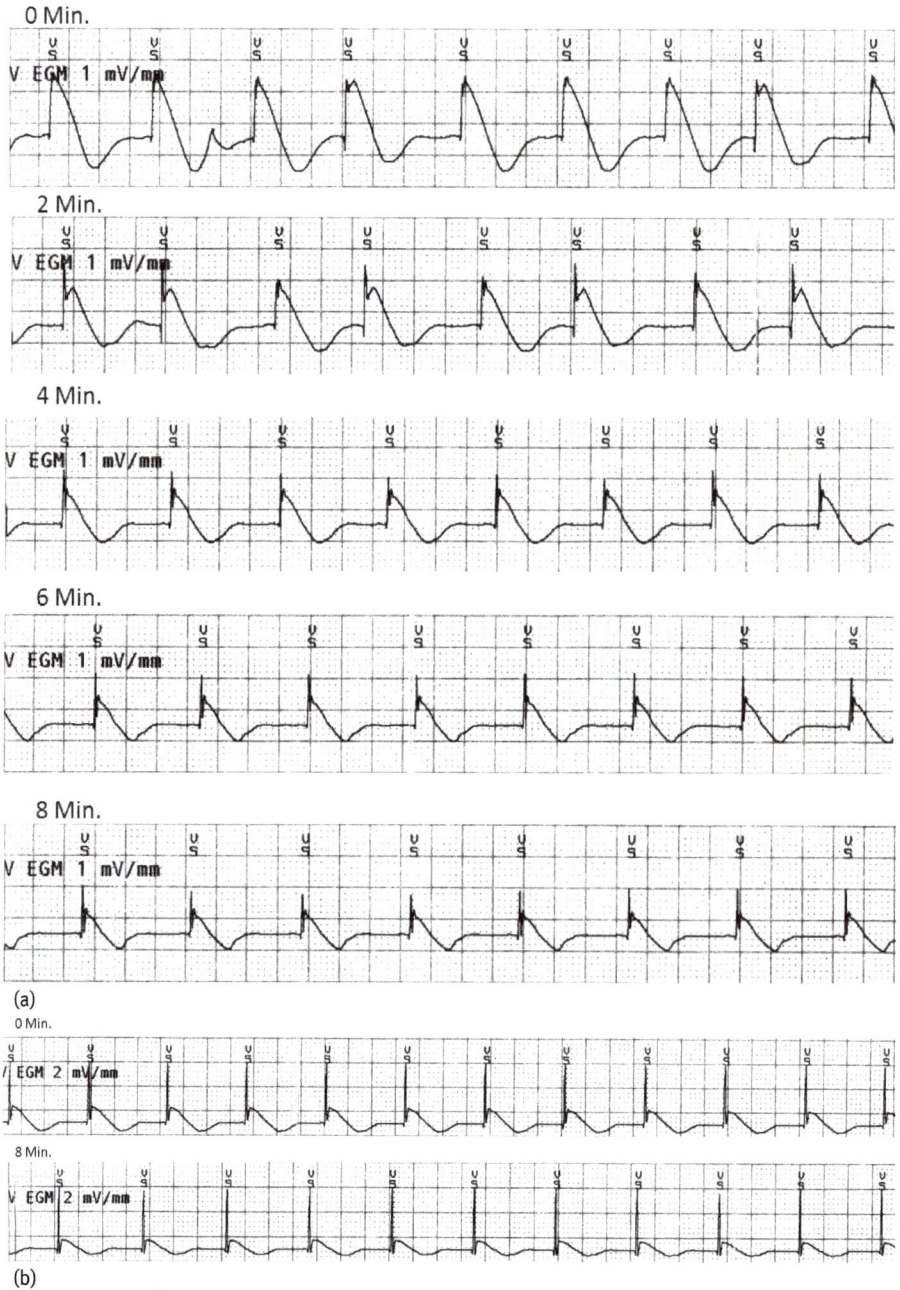

Abb. 4.7: (a) Verletzungspotenzial und dessen Abbau nach Platzierung einer Schraubelektrode – kleiner werdendes Signal, (b) Verletzungspotenzial und dessen Verlauf nach Platzierung einer Schraubelektrode: großes Signal mit kleinem Verletzungspotenzial ohne wesentliche Amplituden- verkleinerung.

Reizschwelle Die Lebensdauer eines Schrittmachers ist überwiegend durch die Reiz-schwelle(n) beeinflusst. Sie bezeichnet die geringste Spannung, mit der das Myokard noch effektiv erregt wird. Da Impulsdauer und Spannung miteinander korrelieren (höhere Impulsdauer erfordert geringere Spannung und vice versa), ist die Angabe der Impulsdauer zwingend erforderlich, um Werte im Verlauf vergleichen zu können. Typische Werte für aktuelle Schrittmacherelektroden liegen bei Patienten mit normalen Myokardverhältnissen im Vorhof unter 1,5 V/0,5 ms und im Ventrikel unter 1,0 V/0,5 ms.

Eine Bestimmung der Rheobase und Chronaxie wird aufgrund moderner Algorithmen für eine automatische Reizschwellenbestimmung und -einstellung in praxi kaum noch durchgeführt. Die Parameter führen jedoch vor allem bei graphischer Aufbereitung gut vor Augen, wie eine „sichere" Programmierung des Schrittmachers erfolgen kann (Abb. 4.8).

Die Rheobase beschreibt die Erregungsschwelle bei unendlicher Impulsdauer (sprich für das Myokard vom 300 ms), die in keinem Schrittmacher programmierbar ist. Da eine Annäherung des Wertes jedoch bereits nach 2,5 ms erreicht ist (ebenfalls nicht programmierbar), kann die Rheobase näherungsweise bei maximaler Impulsdauer über das externe Messgerät oder den Schrittmacher bestimmt werden. Für die doppelte Rheobase (= Chronaxie) reicht eine deutlich geringere Impulsdauer aus. Um eine Kurve zu erhalten, kann bei maximaler Amplitude die Impulsdauer ermittelt werden, die gerade noch effektiv ist. Prinzipiell kann eine solche Kurve durch vielfache Bestimmung von Reizschwellen mit unterschiedlicher Amplitude und Impulsdauer ermittelt werden. Da die Messungen in der Praxis längere Zeit in Anspruch nehmen würde, beschränkt sich die Messung heutzutage auf die Reizschwelle bei 0,5 ms oder

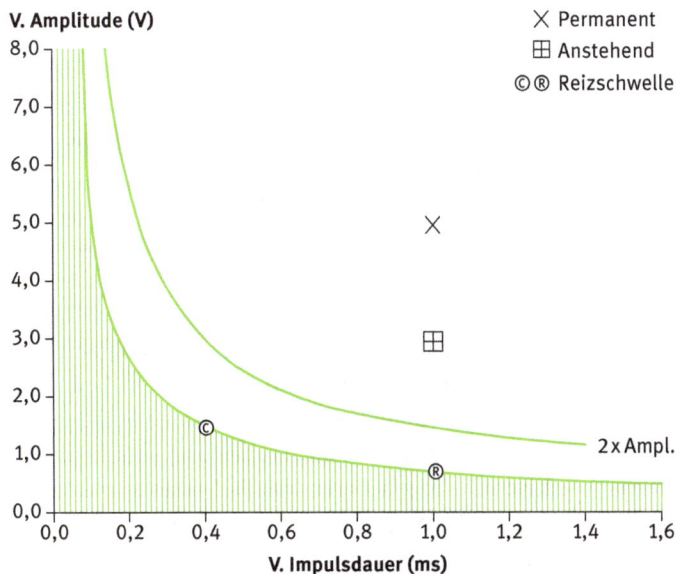

Abb. 4.8: Darstellung von Chronaxie und Rheobase.

Tab. 4.1: Normwerte von Vorhof- und Ventrikelelektroden.

	Vorhof	Ventrikel
Wahrnehmung [mV]	> 1,5	> 5
Impedanz [Ohm]	500–1000*	500–1000*
Reizschwelle [V/ms]	≤ 1,5/0,5	≤ 1,0/0,5

* ggf. sondenspezifisch different, z.B.: Hochohmelektroden

0,4 ms. Der Unterschied klingt wenig relevant, jedoch reicht eine Erhöhung der Impulsdauer um 0,1 ms gelegentlich aus, um die notwendige Spannung um 20 % zu reduzieren (Abb. 4.8). Eine tabellarische Auflistung der Normwerte findet sich in Tab. 4.1.

4.1.6.3 Vektoren

Um eine einwandfreie Platzierung der Elektroden in den jeweiligen Kompartimenten zu überprüfen, ist empfehlenswert, ein 3- oder 5-poliges Standard-EKG anzuschließen und bei Stimulation auf die Vektoren zu achten. Ein sogenannter funktioneller Linksschenkelblock tritt bei rechtsventrikulärer Stimulation auf, da der Impuls vom rechten auf den linken Ventrikel übergreift. Analog besteht ein funktioneller Rechtsschenkelblock bei anatomisch linksseitiger Stimulation.

4.1.7 Elektrodenfixation

Sämtliche auf dem Markt befindliche Elektroden besitzen entweder eine bereits an der Elektrode anhaftende, leicht verschiebliche Zusatzhülse mit Einkerbungen (*Sleeve*) oder es befindet sich in der zugehörigen Verpackung ein steriler Sleeve, der nach Platzierung um den Elektrodenkörper angelegt wird. Jegliche Fixation der Elektrode außerhalb dieser speziell dafür ausgelegten Sleeves bedeutet eine Isolationsverletzung und vermindert die Elektrodenhaltbarkeit.

4.1.8 Herzschrittmachergerät

Im Bereich der Herzschrittmachertherapie hat eine Evolution von nicht-programmierbaren, starren, recht großen und schweren Impulsgebern hin zu kleinen Einheiten mit erheblich ausgeweiteter Funktionalität stattgefunden. Die derzeitige Gerätegröße ist im Wesentlichen durch den Batterieanteil bestimmt. Früher war entscheidend, die beschriftete „Vorderseite" nach ventral zu platzieren, da die Geräte teilweise beschichtet waren und eine Pectoralis-Stimulation damit weitgehend vermieden wurde. Dies gilt für die heutigen Geräte nicht mehr, insofern orientiert sich die Richtung nach der Implantationsseite. Um Auswirkungen von Armbewegungen auf den Konnektor-block und die Elektroden gering zu halten, empfiehlt sich unabhängig vom System, bzw. der Anzahl der Elektroden die Orientierung des Aggregates so auszurichten, dass die aus dem Konnektorblock herausgehenden Elektroden nach medial zu liegen kommen (Abb. 4.9).

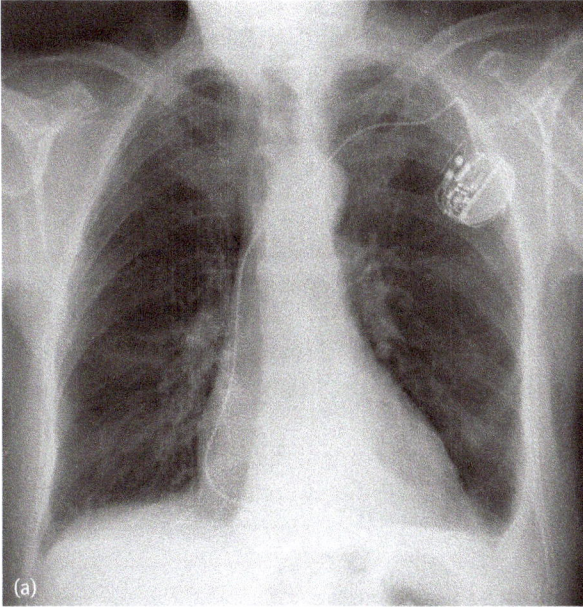

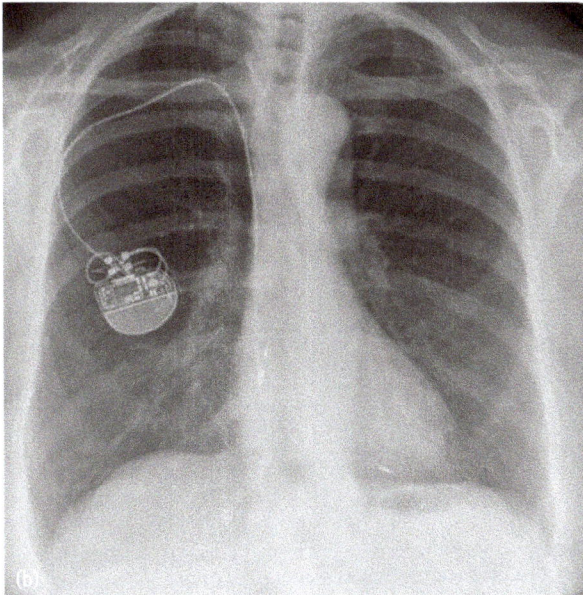

Abb. 4.9: Seitenabhängige Ausrichtung des Konnektors – die Elektroden weisen jeweils nach medial, sowohl bei linksseitiger (a), als auch bei rechtsseitiger (b) Implantation.

4.1.8.1 Bestandteile des Herzschrittmachers

Ein Herzschrittmacher besteht neben dem Konnektor aus zwei Kompartimenten, die in der Röntgendurchsicht erkennbar sind:

1. Batterie, weit überwiegend auf der Basis von Lithium-Verbindungen, die je nach Beanspruchung eine Laufzeit von 8–10 Jahren erreicht. Neuere Aggregate, bzw. Geräte mit speziell größerer Batterie (Zusatz „EL" oder *long life* oder „XT") können laut Hersteller Laufzeiten von bis zu ca. 14 Jahren erreichen.

2. Platine, die die Steuerung und Funktionalität des Herzschrittmachers bestimmt (Schaltkreis). Eine Antenne ermöglicht entweder die konventionelle Datenübertragung über die Telemetrie-Einheit, in manchen Fabrikaten auch eine ferntelemetrische Überwachung (Home-Monitoring siehe Kap. 6).

In nahezu allen Aggregaten befindet sich eine Röntgenkennung, die selbst bei fehlendem Ausweis die Identifikation des Aggregates erlaubt (Abb. 4.10).

Die weit überwiegende Zahl von Herzschrittmachergeräten beginnt die Therapie nach Aktivierung über den Telemetriekopf oder nach Konnektion der Elektroden. Selten gibt es noch Geräte, die zunächst den unipolaren Stimulationsmodus ausführen. Es ist daher vor allem bei Schrittmacher-abhängigen Patienten essentiell, die Polarität ab Werk zu kennen und entsprechend das Gerät bei Anschluss der Elektroden mit einem Teil in das Wundgebiet zu halten, so dass der Stromkreis unmittelbar nach Elektrodenkonnektion geschlossen wird und das Gerät unmittelbar seine Funktion aufnimmt.

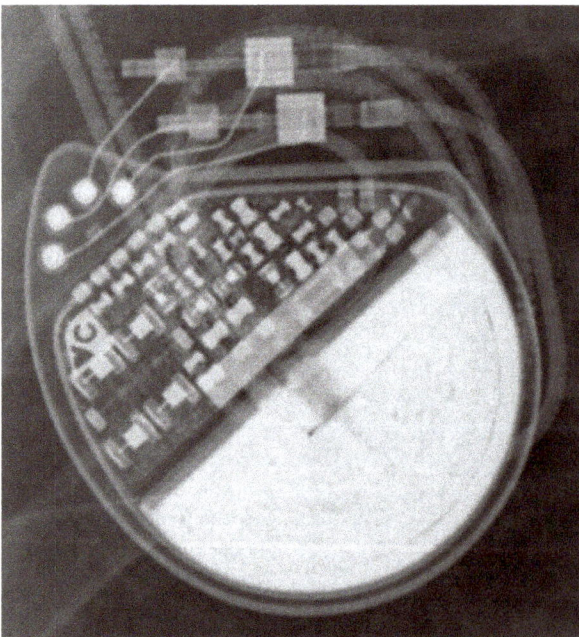

Abb. 4.10: Röntgenkennung von Herzschrittmachern zur Bestimmung der implantierten Gerätefamilie.

4.1.8.2 Präparation der Gerätetasche
Subfasziale Taschenpräparation
Heutige konventionelle Herzschrittmacherbatterien weisen ein Gewicht von ca. 30 g auf und lassen sich subfaszial so implantieren, dass das Gerät, wenn überhaupt nur als kleine Erhebung imponiert. Gerne wird die subfasziale Implantation mit dem Begriff „subkutan" umschrieben. Eine rein „subkutane" Implantation präfaszial begünstigt die kutane Perforation von Aggregat und Elektroden und führt nicht selten durch die in der Subcutis befindlichen sensiblen Nerven zu dauerhaften Beschwerden, weswegen eine tatsächlich subkutane Implantation zu vermeiden ist. Die subfasziale Implantation hat zudem den Vorteil, selbst bei massiv adipösen Patienten relativ gut erreichbar zu sein. Die Faszie selbst führt, wenn überhaupt, dann nur sehr kleine Gefäße, so dass Blutungskomplikationen aufgrund einer subfaszialen Gerätetasche selten sind.

Submuskuläre Taschenpräparation
Bei kachektischen Patienten, Patienten mit ausgedünntem M. pectoralis major oder Patienten mit Sportarten, bei denen der Schultergürtel beansprucht wird (Golf, Basketball, Volleyball etc.) ist eine primäre submuskuläre Implantation indiziert. Der M. pectoralis major besteht aus mehreren Muskelbündeln, die sich meist stumpf voneinander bis auf das dorsale Faszienblatt lösen lassen. Vor Platzierung des Aggregates ist die Durchtrennung des dorsalen Faszienblattes notwendig, da es ansonsten leicht zu einer intramuskulären Gerätelage kommt; diese bedingt vor allem bei Bewegung, teilweise selbst in Ruhe erhebliche Schmerzen.

4.1.8.3 Implantation des Gerätes und der Elektrodenreste
Die Elektrodenlängen sind so ausgelegt, dass je nach Patienten- und Herzgröße 1–2 Schleifen pro Elektrode dorsal des Aggregates zu liegen kommen. Um möglichst geringe Spannung auf den Elektrodenresten zu erhalten, empfiehlt sich das von Medtronic in seinen Anweisungen visualisierte Vorgehen zu wählen (Abb. 4.11). Die Elektrodenreste liegen hierbei jeweils dorsal des Aggregates, um bei einem Aggregatwechsel nicht unmittelbar auf die Elektroden zu treffen. Die Ausrichtung des Aggregates ist idealerweise so gewählt, dass unabhängig von der Implantationsseite der Elektrodenaustritt aus dem Konnektor medial liegt. Die Fixation des Aggregates im Bereich der Faszie verhindert, dass das Aggregat bei Bewegung disloziert. Um Perforationen zu vermeiden, empfiehlt sich eine mediale, ca. 2–4 cm kaudal der Schnittführung liegende „Oberkante" des Aggregates. Damit bleibt die Beweglichkeit in Richtung Clavicula erhalten und die Gefahr einer Verlagerung nach axillär ist minimiert.

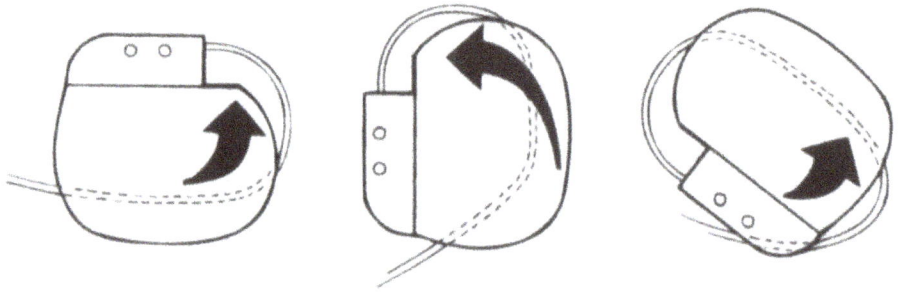

Abb. 4.11: Möglichst spannungsfreies Verwahren der Elektrodenreste dorsal des Gerätes. (Mit freundlicher Genehmigung der Medtronic GmbH).

4.1.9 Wundverschluss

Ein sorgfältiger Wundverschluss ist nicht nur die Visitenkarte des Operateurs, sondern ein probates Mittel zur Vermeidung von Komplikationen.

4.1.9.1 Tiefe Schichten

Die Implantation von Fremdmaterial erfordert, eine möglichst gute „Barriere" zwischen Implantat und Hautzugang zu schaffen und Hohlräume zu vermeiden. Das Gewebe, das pektoral zur Verfügung steht, ist im Wesentlichen die Faszie und das subkutane Fettgewebe. Bei submuskulärer Implantation ist die Adaptation der Muskelanteile mit resorbierbarem Nahtmaterial sinnvoll. Praktisch immer gelingt selbst bei subfaszialer Lage, das Aggregat vollständig mit Faszienanteilen zu decken. Ebenso ist es möglich, durch eine „U-Naht" Gewebe lateral und medial der Sleeves zu fassen und damit die oberflächlichen Anteile der Elektroden, bzw. Sleeves zu decken. Eine solche Naht dient nicht nur zur Distanzbildung zwischen Fremdmaterial und Wunde, sondern minimiert das Risiko von Nachblutungen aus dem Bereich der Elektrodeninsertion in die Vene. Wichtig ist, keine zirkulären Nähte um die Elektroden außerhalb der Sleeves anzulegen, auch keine sogenannte „Hämostasenaht" bei Sickerblutungen, da die empfindliche äußere Isolation der Elektroden auch bei resorbierbarem Material beschädigt werden kann.

4.1.9.2 Subcutis

Der sorgfältige Verschluss der Subcutis kann entweder mittels Einzelknopf-Nähten oder fortlaufender Naht mit resorbierbarem Nahtmaterial erfolgen. Bei fortlaufender Nahttechnik ist es günstig, zunächst eine Nahtreihe tief subkutan anzulegen, um nach Fixation eine zweite Nahtreihe knapp unterhalb der Cutis anzulegen. Bei Einzelknopfnähten sind ebenfalls eine Reihe tiefer und eine Reihe eher cutanwärts gerichteter Nähte geeignet, um die Ausbildung einer „Tasche", bzw. einer „Höhle" mit der Gefahr einer kutanen Perforation zu vermeiden. Zudem lässt sich mit dieser Technik eine spannungsfreie Adaptation der Hautränder erreichen, was die Gefahr einer Kelloidbildung oder Wunddehiszenz vermindert.

4.1.9.3 Cutis

Zum Hautverschluss werden von Hautklammern bis Intrakutannähten oder sterilen Adaptationspflastern viele Materialien verwendet. Wundverschlusskleber wurden vor einigen Jahren unter anderem für die Versorgung von Herzschrittmacher-Patienten angepriesen. Eine ernüchternde Studie belegt, dass die Anwendung keine Zeitersparnis bedeutete und signifikant mehr Blutungskomplikationen, Taschenhämatome, Erytheme, Schorfbildungen, Dehiszenzen, Kelloide und Explantationen wegen Infektionen bei der Verwendung des Klebers auftraten [10].

Es obliegt der persönlichen Präferenz, nicht-resorbierbare Einzelknopfnähte, nicht-resorbierbare kontinuierliche Nähte („Durchziehfaden"), oder resorbierbare kontinuierliche Hautnaht zu verwenden. Besteht primär eine gewisse Blutungsneigung, ermöglicht die Einzelknopfnaht gegebenenfalls die Entlastung einer Flüssigkeitsansammlung ohne erneute Operation, allerdings ist bis zum vollständigen Wundverschluss das Risiko einer Migration von Bakterien in die Schrittmachertasche gegeben. Interessant erscheint, dass nicht jede Bakteriämie zwangsläufig zu einer manifesten Infektion im Bereich der Tasche führt; knapp bei 40 % der Patienten lässt sich im Rahmen eines Aggregatwechsels eine Kolonisation nachweisen. Mit einer manifesten Infektion bis zu 27 Monate nach Aggregatwechsel ist lediglich bei 7 % der Patienten mit nachweisbarer Bakteriämie zu rechnen [11]. Dennoch ist die Nahtbedingte Inkaufnahme einer Kontamination nicht zu empfehlen, insofern ist einem primären Wundverschluss mit fortlaufender Naht der Vorzug zu geben.

4.1.9.4 Maßnahmen zur Vermeidung von Schrittmacherinfektionen

Abgesehen von den bereits beschriebenen Verfahren einer intravenösen Antibiose, die als gesicherte Methode zur Vermeidung von Infektionen angesehen werden kann, gibt es Applikationen von Desinfektionsmitteln, lokalen Antibiotika und die Verwendung antibiotika-beschichteter Taschen.

Irrigation von Desinfektionsmitteln

Schnörkellos beschreiben Lakkireddy et al. [12], dass die Irrigation einer Gerätetasche mit Povidon-Jodid verglichen mit einer Kochsalzspülung keinen positiven Effekt auf die Infektionsrate besitzt. Insofern gibt es keine Evidenz, die für eine entsprechende Spülung spricht.

Irrigation oder Depot von Antibiotika

Eine neuere Studie mit 327 Patienten ergab für Taschenspülungen mit antibiotikahaltigen Lösungen versus Kochsalzlösung keine Verminderung der Infektionsrate [13]. Bekannt ist jedoch das Risiko anaphylaktischer Reaktionen, insbesondere bei Verwendung von Bacitracin [14].

Antibiotika-beschichtete Taschen

Seit einigen Jahren gibt es resorbierbare „Taschen", in die Elektrodenreste und Aggregat gelegt werden. Dies erfordert die Präparation einer um ca. 5 % größeren als üblichen Tasche, da diese nicht geknickt werden können. Die Inzision verlängert sich um 5–15 % [15]. Ausgewählte Studien sprechen von einem erheblichen Vorteil bei Einsatz der Taschen vor allem für Patienten mit besonderen Infektionsrisiken (Diabetes mellitus, Re-Eingriff etc.). Die Kosten sind jedoch erheblich (sie überschreiten derzeit teilweise die Sachkosten eines Schrittmachersystems) und die größere Wundfläche sind nicht zu vernachlässigende Nachteile. Die Orientierung des Aggregates und dessen Fixation sind erschwert und die Elektrodenreste sind vor allem bei größeren Anteilen recht prominent in der Tasche.

4.1.10 Dokumentation

Die Dokumentation der Implantation ist wie für jede andere Operation verpflichtend. Da es sich um die Implantation von Medizinprodukten handelt, ist zusätzlich die Ausstellung und Aushändigung eines Ausweises erforderlich. Für stationäre Patienten greift die bundesweite Qualitätssicherung.

4.1.10.1 Operationsbericht

Spätestens nach Anfordern von Operationsberichten wird deutlich, dass es hierfür keinen Standard gibt. Ob die wichtigsten Inhalte tabellarisch oder in Langschrift festgehalten sind, ist prinzipiell egal, jedoch sind folgende Angaben auch im Hinblick auf mögliche Revisionseingriffe ausgesprochen hilfreich:

- OP-Datum
- Namen von Operateur, Assistenten und OP-Pflege (2×)
- Schnitt-Nahtzeit
- Narkose-, bzw. Betäubungsform
- Name des Anästhesisten
- Indikation
- Zugangsweg(e) für die Elektroden
- Implantiertes Material, ggf. weiteres verbliebenes Material
- Intraoperativ erhobene Messwerte
- Besonderheiten (z. B. Schwierigkeiten bei der Elektrodenplatzierung)

Nur so ist beispielsweise bei Verlust des Schrittmacherausweises oder bei Revisionen möglich, anhand der Daten die weitere Versorgung optimal zu planen.

4.1.10.2 Schrittmacherausweis und Patientenbroschüren

Jeder Gerätehersteller bietet eigene Versionen von Ausweisen an. Die darin enthaltenen Informationen sind zwar weitgehend identisch, jedoch gibt es auch hier kein allgemeingültiges Muster. Die meisten Hersteller bieten Informationsbroschüren für die Patienten an, in denen einige Punkte stehen, die nach der Implantation beachtet werden sollen. Besser als jegliche Broschüre ist jedoch die persönliche Besprechung von Verhalten bezüglich physischen Belastungen im Schultergürtel in den nächsten Wochen, die Klärung wann und wo die nächsten Kontrollen erfolgen, Reisen, insbesondere Flugreisen (Metalldetektoren, Versorgung von Schrittmacherpatienten im Land der Destination etc., Auskunft über entsprechende Kliniken über die Homepage der Hersteller), Magnetfelder etc. Im Ausweis ist auch zu vermerken, ob das Schrittmachersystem in der individuellen Konfiguration prinzipiell MRT-tauglich ist.

4.2 Epikardiale Herzschrittmacherimplantation

War zu Beginn der Schrittmachertherapie die epikardiale Schrittmacherimplantation die Methode der Wahl, gehört sie heute zur Minorität und beschränkt sich überwiegend auf Säuglinge, Kleinkinder oder Personen, bei denen die transvenöse Implantation nicht möglich ist. Zunehmend betrifft dies auch Patienten nach beidseitiger Infektion, mit vollständigem Verschluss der oberen Venen etc. Vielfach wird die epikardiale Elektrodenimplantation mit einer Thorakotomie, bzw. vollständigen Eröffnung des Sternums assoziiert.

4.2.1 Epikardiale Zugangswege

Der Zugangsweg richtet sich einerseits nach der angestrebten Systemwahl, andererseits nach den anatomischen Gegebenheiten des Patienten. Bei reiner ventrikulärer Stimulation ist es oftmals hämodynamisch günstiger, bei erforderlicher epikardialer Stimulation primär eine linksventrikuläre Elektrodenplatzierung anzustreben. Der Zugangsweg besteht dann in einer anterolateralen oder lateralen Minithorakotomie, eine weitere Alternative ist die thorakoskopische Elektrodenplatzierung. Das Aggregat kann inframammär, subkostal oder pektoral implantiert werden. Alternativ ist über einen subxiphoidalen Zugang die Anlage einer rechtsventrikulären epimyokardialen Elektrode möglich.

Bei Zweikammersystemen kann bei den meisten Patienten über eine subxiphoidale Inzision sowohl eine atriale, wie auch ventrikuläre Elektrode gelegt werden. Bei diesem Zugang ist die Platzierung des Aggregates epigastrisch retrocostal günstig.

4.2.2 Epikardiale Elektroden

Da der Markt gegenüber transvenösen Systemen relativ klein ist, gibt es nur eine begrenzte Anzahl von Herstellern, die epikardiale Elektroden anbieten. Derzeit gibt es noch keine Firma, die ein vollständig MRT-fähiges epikardiales System anbietet, da die Elektrodenkonfiguration sehr variabel ist und die aktuellen MRT-Testungen ausschließlich intravasale Elektroden mit pektoraler Gerätelage berücksichtigen.

4.2.2.1 Aufnähbare Elektroden

Rein epikardiale Elektroden stellen aufnähbare Elektroden dar, die derzeit nur von einem Hersteller auf dem Markt sind. In der unipolaren Version wird ein Elektrodenkopf seitlich mit zwei nicht-resorbierbaren Nähten epikardial fixiert. Für die bipolare Konfiguration ist die Platzierung und identische Fixation eines weiteren Elektrodenkopfes im Abstand von ca. 1,5–2 cm nötig, weswegen sich auch aufgrund der für die Annaht notwendigen Freiheitsgrade diese Elektroden am ehesten für simultane Implantationen bei Eingriffen mit Sternotomie oder thorakoskopischem Zugang eignen. Seitens der elektrischen Eigenschaften gibt es keine Studien, die gegenüber epimyokardialen Schraubelektroden einen wesentlichen Nachteil zeigen [16].

4.2.2.2 Epimyokardiale Schraubelektroden

Die meisten heute auf dem Markt befindlichen Schraubelektroden sind bipolar (aktive myokardiale Schraube versus epikardialer Ring) und besitzen ein Steroiddepot. Ihre langfristigen elektrischen Werte sind mit transvenösen Elektroden durchaus vergleichbar, wobei ihre Haltbarkeit oftmals sogar länger ist [16].

4.3 Neue Implantate und Techniken

Nicht zuletzt die zahlreichen Elektroden-bedingten Probleme (siehe Kap. 7) führen zur Überlegung alternativer Möglichkeiten der kardialen Stimulation. Hier kann nur ein Teil beleuchtet werden, der die wichtigsten und teilweise bereits in die Klinik eingeführten Systeme beinhaltet.

4.3.1 Intramyokardiale „Kapseln" mit integrierter Batterie („Leadless Pacer")

Hierbei handelt es sich um derzeit zwei unterschiedliche Typen, die bereits bei Patienten eingesetzt wurden, bzw. werden. Diesen Systemen ist gemeinsam, dass sie zurzeit ausschließlich rechtsventrikulär eingesetzt werden können und somit auf die Funktion eines VVI(R)-Systems beschränkt sind. Zudem benötigt man bei Bei über 20 French großen Schleusen transfemoral einen relativ großlumigen Zugang, der mit die häufigsten Komplikationen dieser Implantationsform bedingt. Beiden auf dem Markt befindlichen Systemen ist gemeinsam, dass es keine ausgewiesene und „sichere" Möglichkeit einer Entfernung gibt und dass derzeit die Empfehlung bei Erreichen der Laufzeit die Implantation eines weiteren Systems vorsieht. Die Kosten sind zurzeit noch um ein Vielfaches höher als jene eines konventionellen VVIR-Systems. Aufgrund der o. g. ungelösten Probleme werden diese Systeme zumeist betagten Patienten implantiert, jedoch kommen zunehmend jüngere Patienten mit eingeschränkten transvenösen Zugangswegen hinzu.

4.3.1.1 „Nanostim®"

Hierbei handelt es sich um eine 4,5 cm lange Kapsel mit starrer Schraube, die transfemoral über ein Schleusensystem in den Bereich des rechtsventrikulären Septums platziert werden soll, da bei apikaler Platzierung durch Ventrikelperforationen Todesfälle auftraten [17]. In Deutschland ist die Implantation aufgrund der Vorfälle derzeit durch das BfarM gestoppt. Zudem zeigte sich bei einigen Patienten eine mit ca. zwei Jahren deutlich kürzere als prognostizierte Batteriehaltbarkeit [18].

4.3.1.2 „Micra®"

Die 5 mm durchmessende Kapsel weist am myokardseitigen Ende 4 Nitinol-Arme auf, die initial parallel zum Kapselverlauf liegen, während der Implantation „aufgespannt" und im Trabekelwerk des rechten Ventrikels verankert werden (Abb. 4.12). Bei Nitinol handelt es sich um Material mit „Memory-Effekt", das in die Ausgangslage zurückstrebt, weswegen längerfristige Probleme z. B. im Sinne einer langsamen Durchwanderung des Myokards nicht ausgeschlossen sind. Die Platzierung erfolgt wie beim „Nanostim" über großlumige transfemorale Schleusen, so dass auch bei diesem Modell schwerwiegende platzierungsbedingte Komplikationen beschrieben sind. Zusätzlich wurde in Tierversuchen bereits nach 6 Monaten bei einem Drittel der implantierten Geräte festgestellt, dass die Fixationsarme des „Micra" das Epikard erreicht haben und somit von „außen" sichtbar waren [19]. Das System ist frei erhältlich und unterliegt damit keiner Kontrolle im Sinne eines Registers oder einer kontrollierten Studie. Es gibt zwar ein Register, in dem postoperative echokardiographische Kontrollen zum Ausschluss mechanisch induzierter Perikardergüsse jedoch nicht vorgesehen sind.

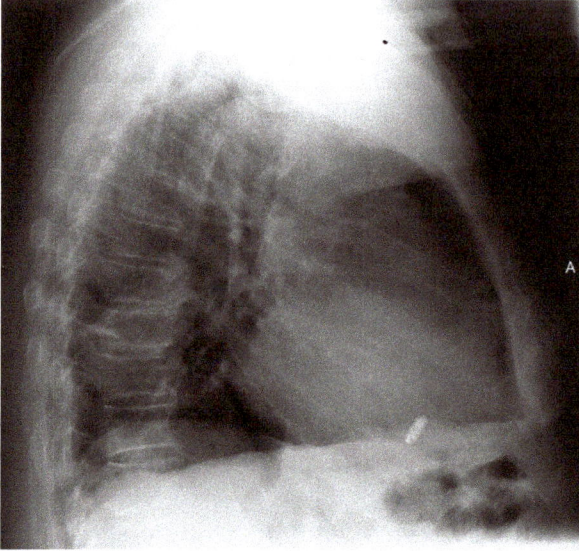

Abb. 4.12: Darstellung eines sondenlosen Schrittmachers.

4.3.2 Induktionsgesteuerte Systeme

Bereits seit über 10 Jahren sind induktionsgesteuerte Systeme in Erprobung. Selbst biventrikuläre Systeme mit Ultraschalltransmittern wurden implantiert, jedoch erweisen sie sich als deutlich störanfälliger, weswegen sie für eine breite Anwendung noch weiterer Verbesserungen bedürfen [20],[21].

4.3.3 Selbstaufladung durch Bewegung

Ähnlich einiger Quartz-Uhrwerke, die durch die Bewegungskinetik während des Tragens wiederaufgeladen werden, wurde versucht, Schrittmacher mit quasi lebenslanger Haltbarkeit durch die herzeigene Aktion zu entwickeln. Da die Impulse in der Praxis für den Energiebedarf noch nicht ausreichen, ist auch hier noch erheblicher Entwicklungsbedarf gegeben [22].

Literatur

[1]   Kirkfeldt RE, Johansen JB, Nohr EA, et al. Pneumothorax in cardiac pacing: a population-based cohort study of 28,860 Danish patients. Europace. 2012;14:1132–1138.
[2]   Parsonnet V, Roelke M. The cephalic vein cutdown versus subclavian puncture for pacemaker/ICD lead implantation. Pacing and Clinical Electrophysiol. 1999;22: 695–697.
[3]   Aizawa Y, Negishi M, Nakajima K et al. Predictive factors of lead failure in patients implanted with cardiac devices. Int J Cardiol. 2015;199:277–281.

[4]   Deutsches Herzschrittmacher-Register. pacemaker-register.de

[5]   Seldinger SI. Catheter replacement of the needle in percutaneous arteriography; a new technique. Acta radiol. 1953;39: 368–376.

[6]   Kutyfa V, Zima E, Molnar L, et al. Direct comparison of steroid and non-steroid-eluting small surface pacing leads: randomized, multicenter clinical trial. Cardiol J. 2013;20:431–438.

[7]   Boston Scientific https://www.bostonscientific.com/content/dam/bostonscientific/quality/documents/MRG_Apr2011_approved.pdf

[8]   Lewicka-Nowak E, Kutarski A, Dabrowska-Kugacka A, et al. Atrial lead location at the Bachmann's bundle region results in a low incidence of far field R-wave sensing. Europace. 2008;10:138–146.

[9]   Ohlow MA, Roos M, Lauer B, et al. Incidence, predictors and outcome of inadvertent malposition of transvenous pacing or defibrillation lead in the left heart. Europace. 2016;18:1049–1054.

[10] Spencker S, Coban N, Koch L, Schirdewan A, Müller D. Comparison of skin adhesive and absorbable intracutaneous suture for the implantation of cardiac rhythm devices. Europace. 2011;13:416–420.

[11] Chu XM, Yu H, Sun XX et al. Identification of bacteriology and risk factor analysis of asymptomatic bacterial colonization in pacemaker replacement patients. PLoS One. 2015;10:e0119232. doi: 10.1371/journal.pone.0119232. eCollection 2015.

[12] Lakkireddy D, Valasareddi S, Ryschon K, et al. The impact of povidone-iodine pocket irrigation use on pacemaker and defibrillator infections. Pacing Clin Electrophysiol. 2005;28:789–794.

[13] Lakshmanadoss U, Nuanez B, Kutinsky I, et al. Incidence of pocket infection postcardiac device implantation using antibiotic versus saline solution for pocket irrigation. Pacing Clin Electrophysiol. 2016;39:978–984.

[14] Damm S. Intraoperative anaphylaxis associated with bacitracin irrigation. Am J Health Syst Pharm. 2011;68:323–327.

[15] Hirsch DS, Bloom HL. Clinical use of antibacterial mesh envelopes in cardiovascular electronic device implantations. Med Devices (Auckl). 2015;8:71–878.

[16] Burger H, Kempfert J, van Linden A, et al. Endurance and performance of two different concepts for left ventricular stimulation with bipolar epicardial leads in long-term follow-up. Thorac Cardiovasc Surg. 2012;60:70–77.

[17] Sperzel J, Defaye P, Delnoy PP, et al. Primary safety results from the LEADLESS Observational Study. Europace 2018;20(9):1491–1497. doi: 10.1093/europace/eux359

[18] Gonzalez Villegas E, Al Razzo O, Silvestre Garcia J, et al. Leadless pacemaker extraction from a single-center perspective. Pacing Clin Electrophysiol. 2018;41(2):101–105.

[19] Chen K, Zheng X, Dai Y, et al. Multiple leadless pacemakers implanted in the right ventricle of swine. Europace. 2016;18:1748–1752.

[20] Wieneke H, Rickers S, Velleuer, J et al. Leadless pacing using induction technology: impact of pulse shape and geometric factors on pacing efficiency. Europace. 2013;15:453–459.

[21] Reddy VY, Miller MA, Neuzil P, et al. Cardiac resynchronization therapy with wireless left ventricular endocardial pacing. The SELECT-LV study. J Am Coll Cardiol. 2017;69:2119–2129.

[22] Goto H, Sugiura T, Harada Y, et al. Feasibility of using the automatic generating system for quartz watches as a leadless pacemaker power source. Med Biol Comput. 1999;37:377–380.

5 Aggregatwechsel

Marco Mierzwa

5.1 Vorbemerkungen

Der unkomplizierte Schrittmacheraggregatwechsel ohne Revision der Sonden stellt ohne Zweifel einen vom zeitlichen und chirurgischen Umfang überschaubaren Eingriff im Bereich der kardialen implantierbaren elektrischen Devices (CIED) dar. Bei der Erstellung des OP-Planes großer Abteilungen wird er deshalb leider häufig als vermeintliche „Anfängeroperation" durchaus auch Unerfahrenen auf dem Gebiet der CIED-Chirurgie zugeteilt. Grundsätzlich handelt es sich bei einem Aggregatwechsel um eine Revisionsoperation, bei der jedem klar sein sollte, dass bei Auftreten von Komplikationen, wie Beschädigungen der Sonden oder postoperativer Wundheilungsstörungen, dem Patienten aufgrund einer dann eventuell notwendigen Sondenextraktion ein deutlich größerer Schaden entstehen kann, als bei einer Primärimplantation. Außerdem kann es bereits intraoperativ bei Patienten ohne ausreichenden Eigenrhythmus zu Notfallsituationen kommen. Jeder erfahrene Schrittmacherchirurg hat in seinem Berufsleben die Erweiterung eines vermeintlich einfachen Aggregatwechsels bis hin zu einer komplexen Sondenrevision mit Sondenextraktion erlebt, die einen Unerfahrenen in dieser Situation überfordern. Prinzipiell kann deshalb ein Aggregatwechsel nicht als „Anfängeroperation" betrachtet werden. In jedem Fall sollte der Operateur, der diese erweiterten Schritte nicht durchführen kann, einen auf diesem Gebiet erfahrenen Kollegen im Hintergrund wissen, der ihn beim Management solcher Situationen unterstützt. Der in Deutschland bei den Therapien angestrebte Facharztstandard und die dadurch sicherzustellende größtmögliche Patientensicherheit setzen das voraus.

5.2 Lebensdauer der Aggregate

Erfreulicherweise haben in den letzten Jahren alle Hersteller bei der Entwicklung der Schrittmacheraggregate großen Wert auf die Batterielaufzeiten gelegt. Deshalb werden Systeme mit zu erwartenden Laufzeiten von deutlich über 10 Jahren angeboten. Trotzdem sind immer noch „Standardsysteme" auf dem Markt, deren Laufzeiten deutlich kürzer sind. Prinzipiell sollte hier, wie schon bei der Primärimplantation, die Entscheidung für ein Produkt der Prognose des Patienten entsprechen. Die vom Hersteller adjustierten Laufzeiten beziehen sich in der Regel auf Systeme mit sehr guten Reizschwellen ohne dauerhaften Stimulationsbedarf. Auch viele zusätzliche Funktionen, die sich programmieren lassen, können die Lebensdauer der Aggregate deutlich verkürzen. Prinzipiell sollte man von ärztlicher Seite zurückhaltend mit Laufzeitangaben sein, um überzogenen Erwartungen der Patienten vorzubeugen. Die

https://doi.org/10.1515/9783110431964-005

Hersteller geben regelmäßig Produkt-Performance-Reporte [1],[2] heraus, in denen die Laufzeiten der aktuell implantierten Systeme angezeigt werden. Hier zeigt sich bei den meisten, in der Vergangenheit implantierten Systemen, dass nach dem 6. Jahr bei den ersten Geräten mit dem Erreichen der Austauschkriterien zu rechnen ist.

5.3 Apparative und räumliche Voraussetzungen

Prinzipiell ist die für einen Schrittmacheraggregatwechsel notwendige Infrastruktur die gleiche wie für eine Primärimplantation [3]. Bei diesen Eingriffen handelt es sich um Implantatchirurgie, für die höchste hygienische Standards gelten. Sowohl bei der technischen als auch bei der personellen Ausstattung sind hier die gleichen Voraussetzungen nötig (Kap. 2).

5.4 Anforderungen an die Qualifikation des Operateurs

Der Operateur sollte über die Qualifikation und ausreichend Erfahrung verfügen, um selbstständig den Eingriff durchführen zu können. Theoretisch sollte das der Fall sein, wenn er die Facharztprüfung zum Herzchirurgen abgeschlossen bzw. die Subspezialisierung Kardiologie / Elektrophysiologie erreicht hat. Praktisch hat jedoch nur ein geringer Teil dieser Ärzte in ausreichender Menge entsprechende Operationen durchgeführt und nur ein noch kleinerer Anteil von ihnen wird sich im weiteren Verlauf ihres Berufslebens weitergehend auf diesem Gebiet engagieren. Um eine für Patienten und Ärzte transparente Standardisierung der Qualifikation sicherzustellen, wird von den Fachgesellschaften DGTHG und DKG eine Möglichkeit der Zertifizierung angeboten. Für die DGTHG ist dies das „Zertifikat Herzschrittmacher-, ICD- und CRT-Therapie", welches in drei Module aufgeteilt ist und bei dem jeweils ganz klare Mindestzahlen, auch für Aggregatwechsel, gefordert werden [4]. Für die DGK ist es die Zusatzqualifikation „Aktive Herzrhythmusimplantate" im Rahmen des Curriculums „Spezielle Rhythmologie" [5]. Weiterhin sollte der Operateur über die Fachkunde Strahlenschutz / Thorax verfügen, die rechtlich bei der Anwendung von Röntgenstrahlen zwingend notwendig ist. Wie in der Einleitung schon erwähnt, ist beim Aggregatwechsel auch immer mit der Notwendigkeit der Implantation einer zusätzlichen Elektrode zu rechnen. Zum Auffinden der Geräte und der Sonden bei adipösen Patienten ist eine Durchleuchtung ebenfalls hilfreich. Für Ärzte in Ausbildung, die nicht über diese Qualifikationen verfügen oder für einen entsprechenden Facharztstandard zu wenig Erfahrung haben, muss die Operationen entweder mit Assistenz bzw. unter Aufsicht eines entsprechend qualifizierten Kollegen durchgeführt werden.

5.5 Überprüfung der Indikation

Laut Leitlinien ist bei einem CIED-Aggregatwechsel die Indikation genauso zu stellen bzw. zu überprüfen, wie bei einer Primärimplantation [6],[7]. Das Prinzip „einmal Schrittmacher – immer Schrittmacher" kann unter diesen Gesichtspunkten so nicht akzeptiert werden [8],[9],[10]. Sollte die Indikation für einen Schrittmacher entfallen, ist zumindest das nicht mehr benötigte Aggregat zu entfernen, da die meisten Schrittmachersysteme kurz vor der völligen Batterieerschöpfung in einen starrfrequenten Sicherheitsstimulationsmodus wechseln, der bei „Spike auf T" lebensgefährliche Arrhythmien auslösen könnte (Abb. 5.1).

Bei jungen Patienten bzw. bei Patienten, die MRT-Diagnostik benötigen, ist hier bei individueller Risikoabwägung die Möglichkeit einer Sondenentfernung zu prüfen, da belassene Sonden häufig nicht MRT-fähig sind und eine spätere Entfernung oft deutlich schwieriger ist.

Andererseits kann im Rahmen eines Schrittmacherwechsels eine Systemumstellung notwendig werden, wie zum Beispiel ein Wechsel von DDD auf VVI bei permanentem Vorhofflimmern oder von AAI auf DDD bei intermittierendem Vorhofflimmern. Bei geplantem Aggregatwechsel sollte in den vorausgegangenen 6 Monaten, auch beim asymptomatischen Patienten, eine Echokardiographie durchgeführt worden sein. Hat sich zum Beispiel die kardiale Funktion unter der Schrittmachertherapie stark verschlechtert, muss eine Erweiterung der Therapie auf ein CRT- bzw. ein ICD-System geprüft werden. Sollte das erst kurz nach dem Aggregatwechsel auffallen, müsste der Patient einen unnötigen Zweiteingriff erhalten. Dies kann möglicherweise auch rechtliche Konsequenzen für den Implanteur haben.

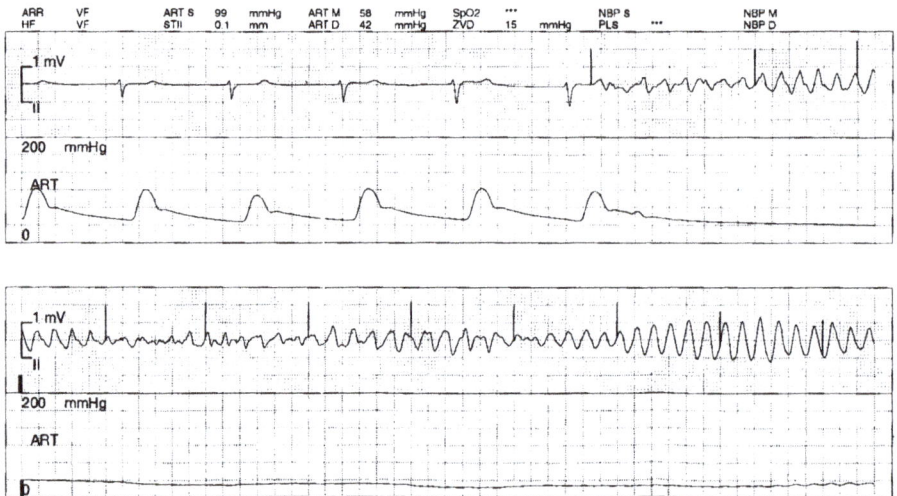

Abb. 5.1: Kammerflimmern mit entsprechender hämodynamischer Auswirkung bei einem durch Undersensing induziertem R auf T-Phänomen (Stimulation in den vulnerablen Teil des QRS-Komplexes).

5.6 Planung der Operation

Jeder, der sich schon länger mit der CIED-Chirurgie beschäftigt, hat in seiner Karriere schon mal den Satz „Da ist noch einer zum Schrittmacherwechsel gekommen, können Sie den mal schnell noch machen?" so oder in ähnlicher Form gehört. Oft wird dann der Operateur durch logistische oder auch ökonomische Vorgaben des Krankenhausbetreibers genötigt, den entsprechenden Patienten noch mal eben „dazwischenzuschieben". Die Gefahr ist dabei groß, dass wichtige Befunde des Patienten übersehen werden. Im idealen Fall ist der Operateur, der den Aggregatwechsel durchführt, auch der Arzt, der die vorausgegangene Nachsorge bei dem Patienten durchgeführt hat. In diesem Fall kennt er die Befunde des Patienten und kann die Indikation zum Aggregatwechsel selbst stellen. In der Praxis wird das jedoch eher selten der Fall sein.

Auch wenn in vielen Fällen der unkomplizierte Schrittmacheraggregatwechsel als ambulante Operation durchgeführt wird, sollte eine persönliche Aufklärung des Patienten angestrebt werden. Hier muss der Patient in jedem Fall auch auf eine mögliche Erweiterung der Operation bei intraoperativ eventuell auffallenden Sondenproblemen aufgeklärt werden. In den entsprechenden Aufklärungsbögen sollte das schriftlich festgehalten werden.

Als Minimalprogramm zur Vorbereitung eines Schrittmacherwechsels sollten neben der Anamneseerhebung und der körperlichen Untersuchung folgende Untersuchungen durchgeführt werden:
– Aktuelle Schrittmacherabfrage mit EKG, Röntgenthorax
– kleines Blutbild und Gerinnung sowie Serumelektrolyte
– ggf. Echokardiographie

Diese Untersuchungen können sämtlich prästationär erfolgen. Die Befunde sollten jedoch in jedem Fall vom Operateur gesichtet werden, bevor der Patient auf dem OP-Tisch liegt und eventuell schon unter Narkose ist. So müssen bei der präoperativen klinischen Untersuchung die lokalen Wundbefunde der Implantationsstelle eingehend kontrolliert werden. In einigen Fällen kann das Aggregat sich von der ursprünglichen Implantationsstelle entfernt haben und dem Patienten Beschwerden verursachen. Nicht selten haben die Patienten im Verlauf deutlich an Gewicht verloren und ein subkutan implantiertes Aggregat liegt sehr prominent bzw. hat schon Tendenzen zur Aggregatperforation (Abb. 5.2).

Hier sollte dann im Rahmen des Aggregatwechsels eine Verlagerung, z. B. nach subpektoral, durchgeführt werden. Auch dies muss bei der Aufklärung dokumentiert werden.

Selten werden bei Patienten, die zum „elektiven Aggregatwechsel" aufgenommen werden, erst bei der klinischen Untersuchung Taschenperforationen oder Taschenfisteln entdeckt, die bei vorausgegangenen Kontrollen übersehen wurden, da die telemetrische Schrittmacherabfrage immer „durch das Hemd hindurch" oder via Home Monitoring erfolgte. Solche Probleme können jedoch nur mit einer Systementfernung

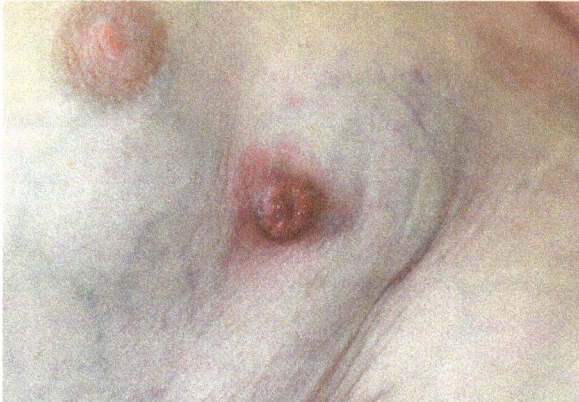

Abb. 5.2: Fistel im Bereich der Schrittmachertasche.

6 mm / B / PEC

6 mm coaxial

5 mm / A / PE

Cordis 3,2 mm
(für HSM mit VS-1A Header)

Medtronic 3,2 mm
(für HSM mit VS-1B Header)

IS-1 bipolar

IS-1 unipolar

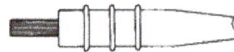
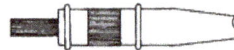

Abb. 5.3: Übersicht der gängigsten Konnektoren. (With the kind permission of ©BIOTRONIK).

mit Sondenextraktion behandelt werden. Diese Befunde dürfen nicht erst auf dem OP-Tisch auffallen, da diese Versorgung nur in spezialisierten Zentren durchgeführt werden kann und der Patient für diese Interventionen speziell vorbereitet und aufgeklärt werden muss (siehe Teil III).

Weiterhin muss der Operateur die Art der vorhandenen Elektroden kennen. Bei Schrittmachern ist seit mehreren Jahrzehnten der IS-1-Anschluss Standard. Trotzdem leben immer noch eine Reihe von Patienten, die Schrittmachersysteme mit älteren Anschlüssen tragen (3,2 mm *inline*, unipolare 5 oder 6 mm-Konnektoren, Abb. 5.3) Entsprechende Adapter sind groß und verursachen oft mechanische Probleme in der Tasche. Eine Verwendung sollte, wenn möglich, vermieden werden. Einige Schritt-

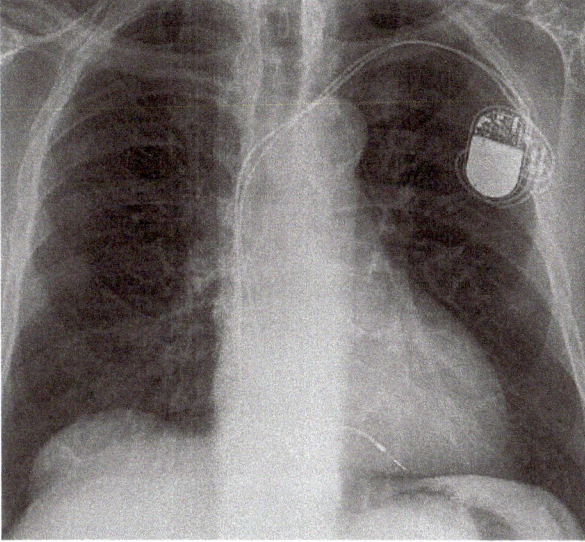

Abb. 5.4: Röntgen-Thoraxübersicht mit Nachweis einer Vorhofelektrodendislokation.

macherhersteller bieten auf Anfrage Sonderanfertigungen mit entsprechenden Anschlüssen an. Hier müssen jedoch die entsprechenden Lieferfristen beachtet werden. In manchen Fällen ist es einfacher, eine bzw. mehrere neue Elektroden zu implantieren und die alten stillzulegen. Hier muss jedoch die Durchgängigkeit der Venen und die Materiallast beachtet werden. Weiterhin muss bekannt sein, ob es sich bei den Elektroden um unipolare oder bipolare Sonden handelt und ob der Patient schrittmacherabhängig ist oder einen ausreichenden Eigenrhythmus hat. Bei bipolaren Elektroden sollte sichergestellt sein, dass die Wahrnehmung und Stimulation auch auf bipolar programmiert ist. Auf keinen Fall sollte man hier unvorbereitet sein, um einen Exitblock bei Herausluxieren des Aggregates aus der Tasche zu vermeiden.

Es versteht sich von selbst, dass ein reiner Aggregatwechsel nur geplant werden kann, wenn an der Funktion der vorhandenen Sonden anhand der vorrausgegangenen Schrittmacherkontrolle kein Zweifel besteht. Chronisch leicht erhöhte Reizschwellen können sicher akzeptiert werden, kurzfristige Reizschwellenanstiege bzw. Impedanzsprünge sind jedoch immer Gründe, eine Sondenrevision in Betracht zu ziehen. In diesem Zusammenhang sollte vor jeder CIED-Intervention auch das Thoraxröntgenbild auf eventuelle Sondendislokationen bzw. mögliche Sondenbrüche überprüft werden [11] (Abb. 5.4).

5.7 Abklärung der Infektsituation

Der elektive CIED-Aggregatwechsel ist eine sehr gut planbare Operation. Nach Erreichen des Batteriestatus *Elective Replacement indicated* (ERI) bleiben mehrere Monate Zeit, um diesen durchzuführen. Deshalb gibt es keinen Grund, einen elektiven Aggregatwechsel durchzuführen, wenn sich der Patient in einer floriden Infektionssituation befindet. Fallen also präoperativ klinische oder paraklinische Infektionszeichen auf, bleibt genügend Zeit, diese abzuklären und zu sanieren. Anders ist dies bei Patienten, bei denen aufgrund eines Gerätedefektes oder bei Erreichen des Batteriestatus *End of Life* (EOL) bzw. *End of Service* (EOS) ein dringlicher Aggregatwechsel durchgeführt werden muss. Hier ist man aus vitaler Indikation gezwungen, als Kompromiss den Eingriff unter antibiotischer Abschirmung durchzuführen und die Infektionssituation postoperativ abzuklären. Ein erhöhtes Wundinfektionsrisiko muss man in diesen Fällen in Kauf nehmen und den Patienten auch darüber aufklären.

5.8 Perioperatives Management der Antikoagulation und Thrombozytenaggregation

Für das Management der Antikoagulation im Rahmen eines Schrittmacheraggregatwechsels gelten prinzipiell die gleichen Regeln für Fortführung bzw. Pausierung der jeweiligen Medikamente wie bei einer Neuimplantation [12],[13] (siehe Kap. 2).

Für einen CIED-Aggregatwechsel sollte man beachten, dass der chirurgische Umfang der Präparation, insbesondere bei subpektoral liegenden Systemen, deutlich größer sein kann, als bei einer Neuimplantation. Oft ist eine Erweiterung der Tasche nötig, um eine sichere und spannungsfreie Lage des Aggregates zu ermöglichen.

Prinzipiell sollte ein Patient, unabhängig von den geplanten Operationen, nur die Antikoagulation und Thrombozytenaggregation erhalten, die für seine Erkrankungen notwendig sind. Und so muss auch immer patientenspezifisch entschieden werden, wie die perioperative Antikoagulation gehandhabt wird.

5.9 Durchführung der Operation

Der Aggregatwechsel wird, analog einer Neuimplantation, in Rückenlage mit angelagerten Armen durchgeführt. Der venöse Zugang befindet sich effektiverweise auf der Seite der Implantation. Bei unerwarteter Notwendigkeit einer Sondenrevision kann hier Kontrastmittel appliziert und so die Durchgängigkeit der Vena subclavia überprüft werden. Für eine routinemäßige präoperative Venendarstellung kann keine generelle Empfehlung ausgesprochen werden, da sich in den meisten Fällen daraus keine Konsequenz ergibt (Abb. 5.5).

Einige Einrichtungen favorisieren vor Beginn der Operation bei schrittmacherabhängigen Patienten routinemäßig die Anlage eines passageren Schrittmachers. Auch hier muss eine Risiko-Nutzenabwägung durchgeführt werden und es hängt sicher auch von der Routine des Operateurs ab, ob das Einschwemmen einer temporären Elektrode von Vorteil für den Verlauf der Operation ist. In jedem Fall sollte eine

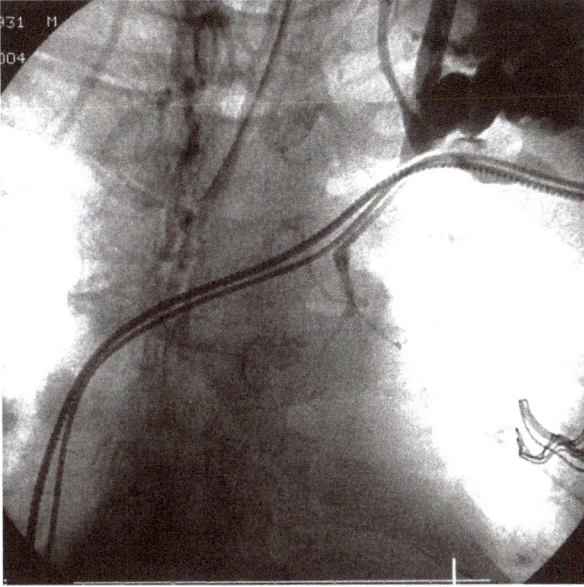

Abb. 5.5: Venographie mit Nachweis einer Okklusion im Bereich der V. subclavia links.

Möglichkeit der externen Stimulation bei allen CIED-Eingriffen vorgehalten werden (Einschwemmelektrode, transkutane Stimulation über externen Defibrillator).

Das Abwaschen bzw. Abdecken des OP-Feldes sollte, wie bei allen CIED-Operationen, mit aller Sorgfalt erfolgen, da eine Wundinfektion bei einem Aggregatwechsel für den Patienten schwerwiegende Konsequenzen hat (siehe Teil III).

Ein unkomplizierter Schrittmacheraggregatwechsel wird in der Regel in Lokalanästhesie durchgeführt. Bei subpektoraler Lage wird man eher eine Analgosedierung bzw. eine Allgemeinnarkose vorziehen, da hier eine deutlich aufwändigere Präparation erfolgen muss und durch eine lokale Infiltration oft nur eine unzureichende Schmerzfreiheit erreicht werden kann. Bei der Schnittführung muss oft ein Kompromiss zwischen Präparationsaufwand und kosmetischem Ergebnis gemacht machen. In den meisten Fällen liegt das Schrittmacherbett unter bzw. in der Nähe der alten Schnittführung. Hier ist es meist kein Problem, der alten Schnittführung zu folgen und dem Patienten keine neue Narbe zuzufügen. Eventuelle Kelloidbildungen können ausgeschnitten werden und in einigen Fällen kann das kosmetische Ergebnis sogar verbessert werden. In manchen Fällen hat sich das Aggregat von der ursprünglichen Inzisionsstelle entfernt. In diesen Fällen sollte die Präparation über die alte Narbe nicht „erzwungen" werden, um eine zu aufwändige Präparation zu vermeiden.

Die Freilegung des Aggregates sollte subtil und mit aller Vorsicht erfolgen, um die Sonden nicht zu beschädigen. Einige Medizintechnikhersteller bieten spezielle Plasmaschneidgeräte an, die eine sichere Präparation ohne Beschädigung möglich machen. Diese Geräte sind sicher hilfreich, aber sehr teuer und können nur in größeren Abteilungen mit entsprechendem OP-Volumen vorgehalten werden. Das

Freilegen der Elektroden durch scharfe Präparation mit der Schere oder wie in einigen Abteilungen üblich, mit dem Elektrokauter bei stark reduzierter Energiewahl, erfordert deutlich mehr Geschick und Erfahrung als die primäre Präparation einer Tasche. Die Elektroden sollten nur soweit wie nötig und auf keinen Fall durch stumpfen Zug mobilisiert werden. Bei Schrittmacheraggregatwechseln reicht in der Regel das Freilegen der Elektrodenanschlüsse aus. Auf keinen Fall sollte man einfach „munter drauflosschneiden", sondern immer durch Palpation überprüfen, ob man Elektroden beschädigen könnte.

Nachdem die Tasche eröffnet wurde, kann man das Aggregat aus der Tasche hervorluxieren. Sollte der Patient keinen Eigenrhythmus haben und bei dem Schrittmacher eine unipolare Stimulation programmiert sein, könnte der Operateur, dem dies nicht bekannt ist, hier eine böse Überraschung erleben, da es jetzt zur sofortigen Asystolie kommt. Beim Wiedereinlegen des Aggregates in die Tasche setzt die Stimulation wieder ein. Nach Diskonnektion und Anklemmen der Ventrikelelektrode an das Messkabel, das mit dem Gerät zum Ausmessen der Elektroden (PSA) verbunden ist, kann auch in unipolarer Konfiguration das Herz sicher stimuliert werden, während die alte Tasche zum Aufnehmen des neuen Aggregates vorbereitet wird. Die Anode des Messkabels wird dabei z. B. an den Wundspreizer geklemmt. In jedem Fall müssen die Elektroden vor Konnektion mit dem neuen Schrittmacheraggregat ausgemessen werden. Hierbei sollten die Messwerte, die bei der präoperativen Schrittmacherabfrage erhoben wurden, bestätigt werden. Zum Vermeiden von Verwechslungen der Elektroden bei Mehrkammersystemen empfiehlt es sich, die Elektroden nacheinander einzeln vom alten Aggregat zu diskonnektieren, auszumessen und an das neue Aggregat anzuschließen. Dabei ist zu beachten, dass die Aggregate einiger Hersteller primär auf unipolare Stimulation programmiert sind und nach Konnektion der Kontakt des Gehäuses zum Gewebe notwendig ist, um eine Stimulation des Herzens zu erreichen. Die Seriennummern der Elektroden sind hier nur hilfreich, wenn die Sonden weit genug freigelegt worden sind, um sie zweifelsfrei zu identifizieren. Einige ältere Elektroden tragen ohnehin keine Nummern bzw. die Schrift ist unkenntlich. Man sollte die Elektroden aber nur so weit freilegen, bis das alte Aggregat ohne Gewalt aus der Tasche herausluxiert, bzw. das neue Aggregat in die Tasche hineingebracht werden kann. Jede Manipulation an den Elektroden birgt die Gefahr der Beschädigung in sich. Eine routinemäßige komplette Freilegung der Sonden wird deshalb nicht empfohlen. Auf keinen Fall sollte man an den Sonden ziehen, um „mehr Spiel" zu haben, da es hier zu Beschädigungen der Innenleiter bis hin zum Sondenbruch kommen kann. Das neue Schrittmacheraggregat sollte gut und spannungsfrei in die alte Tasche passen. Das gelingt am besten, wenn das neue Gerät die gleiche Form wie das alte hat. Eine gewisse „Markentreue" vereinfacht den Operationsablauf hier deutlich, da die Hersteller die äußere Form, zumindest ihrer Schrittmachersysteme, im Allgemeinen beibehalten. In jedem Fall ist auch beim Aggregatwechsel anzustreben, dass am Ende das neue Gerät parallel zu den Gewebsschichten liegt und von gleichmäßig viel Gewebe bedeckt wird. Hat das neue Aggregat eine andere Form als das alte oder passt es aus anderen Gründen nicht spannungsfrei in die alte Tasche, muss die Tasche erweitert werden (in der Regel nach medial). Auf keinen Fall darf das neue Aggregat schräg zwischen den einzelnen Wundschichten liegen und die Haut über dem Aggregat zusammengenäht werden. Zum einen ist dann das kosmetische Ergebnis sehr unbefriedigend, zum anderen ist hier die Gefahr einer Wundheilungsstörung bzw. einer späteren Aggregatperforation sehr hoch. Wenn das neue Aggregat in die Tasche implantiert wird, ist darauf zu achten, dass die Elektroden nicht knicken oder zu enge Schlaufen bilden, um späteren Elektrodenbrüchen vorzubeugen. Eine Fixierung des neuen Aggregates ist notwendig, wenn das neue Gerät in der Tasche viel Spiel hat. Der Wundverschluss ist schichtweise durchzuführen, analog den anderen CIED-Operationen. Beim Hautverschluss hängt es von den lokalen Gegebenheiten ab, ob es sinnvoll ist, der intrakutanen Hautnaht eine Einzelknopftechnik vorzuziehen, insbesondere dann, wenn die Narbe nicht komplett ausgeschnitten werden konnte.

Obwohl die Evidenzlage sehr dünn ist, wird von den meisten Autoren eine perioperative Antibiose empfohlen. In der Regel erfolgt diese als *single shot* mit einem Cephalosporin der ersten oder zweiten Generation (z. B. 2 g Cephazolin als Einmalgabe vor oder während der Operation) [14],[15],[16]. Eine Entwicklung von Resistenzen durch diese *single shot*-Gaben ist nicht zu erwarten. Umstritten ist die Wirkung der Einlage eines antibiotikahaltigen Medikamententrägers in die Schrittmachertasche (z. B. Sulmycin®, Gentacoll®) oder die Insertion einer antibiotikahaltigen Hülle (Tyrex®) [17],[18]. Unter der Vorstellung, dass die Schrittmachertasche bradythrophes Gewebe ist, welches die i. V.-Antibiose nicht erreicht, kann hier das Antibiotikum direkt an den Ort des Geschehens gebracht werden. Eine wissenschaftliche Evidenz für einen Vorteil dieser Therapie ist nicht bekannt.

5.10 Postoperatives Management

Nach Anlage eines sterilen Wundverbandes besteht die unmittelbare postoperative Behandlung durch Kompression mit einem Kompressionsverband, falls erforderlich. Die Kompression mittels Sandsack wird vielerorts angewandt, sie wird wegen der eher flächigen als punktuellen Kompression, der hohen Gefahr des Abrutschens oder aktiver Entfernung durch den Patienten kontrovers diskutiert. Manchmal kann eine lokale Kühlung hilfreich sein. Bei unkompliziertem Aggregatwechsel ohne größere Erweiterung der Tasche, kann dies nach 2 Stunden beendet werden. Dann kann der Patient auch am Operationstag, unter der Prämisse der körperlichen Schonung, entlassen werden. Eine Schrittmacherkontrolle mit entsprechender Programmierung sollte in jedem Fall vor Entlassung durchgeführt werden, um die Funktionstüchtigkeit des neuen Systems sicherzustellen und zu dokumentieren. Die Wundkontrolle kann dann ambulant, eventuell auch vom Hausarzt, durchgeführt werden. Der Patient sollte entsprechende Handlungsrichtlinien mit auf den Weg bekommen.

Argumente für die stationäre Aufnahme für einen Aggregatwechsel sind z. B. die Notwendigkeit einer Narkose bei erweiterter chirurgischer Präparation, erhöhte Blutungsneigung mit Notwendigkeit einer engmaschigen Wundkontrolle, Diabetes mellitus, Niereninsuffizienz, Umstellung der Antikoagulation unter stationären Bedingungen eingeschränkter Gesamtzustand des Patienten sowie eine häusliche Situation, bei der der Patient bei Komplikationen ohne Hilfe ist. Aufgrund des steigenden Kostendrucks in unserem Gesundheitssystem werden CIED-Aggregatwechsel von den Krankenkassen zunehmend als ambulante Leistung gefordert. Sollten medizinische Gründe für einen Aggregatwechsel die stationäre Aufnahme notwendig machen, so müssen diese genau dokumentiert werden, damit bei einer eventuellen Einzelfallprüfung durch den Medizinischen Dienst der Krankenkassen (MdK) keine Abschläge bei der Vergütung drohen.

5.11 Zusammenfassung

Obwohl der Schrittmacheraggregatwechsel im Allgemeinen eine überschaubare Intervention ist, können sich in kleinen Details Schwierigkeiten verbergen, welche den Eingriff zu einer schwierigen Revisionsoperation werden lassen. Unzureichende Vorbereitung der OP und mangelnde Sorgfalt beim Operieren können für den Patienten erheblichen Schaden bedeuten. Ein Aggregatwechsel sollte deshalb nicht als „Anfängeroperation" angesehen werden. Jeder, der diese Eingriffe durchführt, muss sich der Konsequenzen, die sich aus Komplikationen ergeben würden, bewusst sein. Eine präzise Planung und Vorbereitung sind Grundvoraussetzung für die sichere und erfolgreiche Durchführung der CIED-Aggregatwechsel. Die Vermeidung von Risiken für den Patienten hat dabei oberste Priorität.

Literatur

[1] https://www.biotronik.com/de-de/healthcare-professionals/product-performance-report
[2] http://wwwp.medtronic.com/productperformance/past-reports.html
[3] Schächinger V, Nef H, Achenbach S, et al. Leitlinie zum Einrichten und Betreiben von Herzkatheterlaboren und Hybridoperationssälen/Hybridlaboren. Kardiologe. 2015;9:89–123.
[4] Markewitz A, Burger H, Osswald B, et al. GSTCVS certificate for cardiac pacemaker, ICD and CRT therapy. Herzschrittmacherther Elektrophysiol. 2013;24(2):123-124.
[5] Breithardt G, Krämer LI, Willems S. Curriculum Spezielle Rhythmologie. Kardiologe. 2012;6:219–225.
[6] Brignole M, Auricchio A, Baron-Esquivias G, et al. 2013 ESCGuidelines on cardiac pacing and cardiac resynchronization therapy. European Heart Journal. 2013;34:2281–2329.
[7] Israel CW, Bänsch D, Breithardt O, et al. Kommentar zu den neuen ESC-Leitlinien zur Schrittmacher- und kardialen Resynchronisationstherapie. Kardiologe. 2015;9:35–45.

[8]   Fröhlig G, Carlsson J, Jung J, et al. (Hrsg). Herzschrittmacher- und Defibrillatortherapie, Indika-
       tion – Programmierung – Nachsorge, 2., vollständig überarbeitete und aktualisierte Auflage,
       Stuttgart, Georg Thieme Verlag KG, 2013.
[9]   Lewalter T, Lüderitz B. Herzrhythmusstörungen, Diagnostik und Therapie, 6. Völlig neu be-
       arbeitete und erweiterte Auflage, Heidelberg, Springer Medizin Verlag, 2010.
[10]   Burger H. Implantierbare kardiale elektronische Systeme, Indikationen und Algorithmen. Z
       Herz Thorax Gefäßchir. 2014;28:249–264.
[11]   Hansky B, Stellbrink C. Kardiale implantierbare elektronische Systeme, Implantationstechnik
       und Troubleshooting. Z Herz Thorax Gefäßchir. 2016;28:21–36.
[12]   Meyer A, Kempfert J, Arsalan M, et al. Perioperativer Umgang mit modernen Antikoagulanzien
       in der Herzchirurgie, Z Herz Thorax Gefäßchir. 2014;28:409–421.
[13]   Birnie DH, Healey JS, Wells GA, et al. Pacemaker or defibrillator surgery without interruption of
       anticoagulation. N Engl J Med. 2013;368(22):2084–2093.
[14]   Mulpuru SK, Pretorius VG, Birgersdotter-Green UM. Device infections: management and
       indications for lead extraction. Circulation. 2013;128(9):1031–1038.
[15]   Tarakji KG, Wilkoff BL. Cardiac Implantable Electronic Device Infections: Facts, Current Practice,
       and the Unanswered Questions. Curr Infect Dis Rep. 2014;16:425.
[16]   Löhr H. Herzschrittmacherimplantation. Chirurg. 2001;72:203–221.
[17]   Zilberman M, Elsner JJ: Antibiotic-eluting medical devices for various applications. J Control
       Release. 2008;130(3):202–215.
[18]   Shariff N, Eby E, Adelstein E, et al. Health and Economic Outcomes Associated with Use of
       an Antimicrobial Envelope as a Standard of Care for Cardiac Implantable Electronic Device
       Implantation. J Cardiovasc Electrophysiol. 2015;26:783–789.

6 Nachsorge von Herzschrittmachern

Brigitte Osswald

Die Implantation ist der Grundstein für eine Schrittmachertherapie. Die regelmäßige Überprüfung des Systems und das Ausnutzen zur Verfügung stehender Funktionalität kann die Lebensqualität, gegebenenfalls auch die Lebensdauer des Patienten erheblich beeinflussen.

Am Anfang des Kapitels hier ein Überblick über Ergebnisse anhand von Untersuchungen postmortal explantierter Herzschrittmacher und Implantierbaren Kardioverter-Defibrillatoren [1]: 72,5 % der Geräte waren funktionsfähig, 18,8 % haben das Austauschkriterium erreicht und 6,4 % das Austauschkriterium überschritten (*end of life* [EOL] Status). Die restlichen 2,3 % wiesen einen leeren Speicher auf oder konnten nicht ausgelesen werden. Somit ist davon auszugehen, dass etwa 30 % der Patienten am Lebensende entweder nur noch eingeschränkt nachgesorgt und therapiert werden. Aus Daten der niederländischen FOLLOWPACE Study ergibt sich, dass die den Leitlinien entsprechende Häufigkeit von mindestens 2 Nachsorgen pro Jahr bei DDD-Schrittmachern und einer Nachsorge pro Jahr bei VVI-Schrittmachern nur zu 36 % (DDD), bzw. 73 % (VVI) erfolgt. Somit gelingt eine adäquate Versorgung von 1.517 Patienten auch in einem Land mit hervorragender Patientenversorgung und relativ kleiner Fläche nicht ausreichend. Zudem ist während der Implantation bei 46 % die nominale Einstellung ohne Änderung geblieben. Auch drei und sechs Monate nach der Implantation wurde bei 18,7 %, bzw. 14,1 % keine Anpassung der Parameter vorgenommen [2]. Als Interpretation bleibt entweder eine hervorragende werksseitige Einstellung, möglicherweise aber auch eine Unterschätzung der Möglichkeiten, die eine individualisierte Programmierung bietet.

6.1 Anamnese

Die Schrittmacherkontrolle beginnt nicht mit der Magnetkopfauflage oder telemetrischen Parameterabfrage, sondern mit der Nachfrage, ob die täglichen Aktivitäten unverändert durchgeführt werden können, ob es bei Belastung Einschränkungen gibt oder unangenehme Erscheinungen aufgetreten sind (Stolpern, Klopfen etc.). Die Wahrnehmung von „Muskelzucken", pulssynchronem „Stechen" in der Herzgegend oder „elektrischen Impulsen" ist ernst zu nehmen und bedarf einer intensiven Abklärung möglicher Ursachen.

(Prä)-Synkopen beim Kopfdrehen oder bestimmten Armbewegungen weisen auf ein gravierendes Sondenproblem hin.

Weiterhin ist die Frage nach dem „Stören" des Gerätes aufgrund der Geräte-, bzw. Sondenlage hilfreich, um längerfristige Probleme und damit die Einschränkung der Lebensqualität gegebenenfalls durch eine zeitnahe Revision verbessern zu können.

https://doi.org/10.1515/9783110431964-006

6.2 Körperlicher Untersuchungsbefund

Der Zeitdruck führt gerne dazu, die Übertragung der Daten ohne Blick auf die Schrittmacherloge durchzuführen. Patienten sind gelegentlich sehr indolent und fürchten die Konsequenz, wenn Entzündungen oder Fisteln im Bereich der Schrittmachertasche vorliegen. Nicht selten sind Hausärzte oder Dermatologen für den Patienten primäre Ansprechpartner bei kutanen Auffälligkeiten, was zu einer erheblichen Verzögerung der notwendigen Sanierung führt. Da das Zuwarten ohne Konsequenz gegebenenfalls letale Folgen haben kann, ist das „Übersehen" derartiger Befunde ein gravierender Fehler. Die Inspektion des Wundgebietes inklusive der gesamten Thoraxwand ist essentiell, wie beigefügte Abb. 6.1 verdeutlicht: Die Narbe erscheint vollständig reizlos, die ausgeprägte Hautrötung findet sich kaudal lateral und ist bei oberflächlicher Inspektion (Herunterziehen des Ausschnitts bis zur Schrittmachernarbe) nicht zu entdecken.

Fieber oder stattgehabte fieberhafte Infekte werden zumeist erst auf Anfrage angegeben. Bei Fieber ungeklärter Ursache ist von einer Schrittmacher-bedingten Infektion bis zum Beweis eines alternativen Fokus auszugehen. Je früher eine Schrittmacher-assoziierte Infektion durch vollständige Systemextraktion behandelt wird, umso geringer ist die Komplikationsrate und umso besser die Lebenserwartung des Patienten (siehe Teil III).

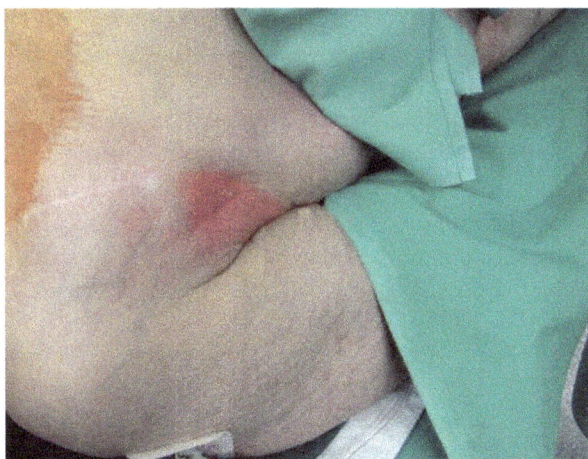

Abb. 6.1: „Reizlose Narbe", jedoch kaudal massive Rötung, die bei schlichtem Herunterschieben des Ausschnittes zur Wundkontrolle verborgen bleibt.

6.3 Geräteabfrage und -anpassung

Die Geräteabfrage bedingt den Nachweis einer Einweisung gemäß § 4 Abs. 3 und § 10 Abs. 3 der Medizinverordnung-Betreiberverordnung (MPBetreibV). Liegt eine solche Einweisung nicht vor, kann die Abfrage von eingewiesenen Medizintechnikern der jeweiligen Herstellerfirmen auf Anweisung und unter Aufsicht des verantwortlichen Arztes erfolgen. Alle Hersteller bieten eine Internetplattform, auf der von sämtlichen Geräten Handbücher und technische Spezifikationen sowie Telefonnummern bei technischen Fragen hinterlegt sind. Bei speziellen Problemen ist das Hinzuziehen eines Technikers der jeweiligen Herstellerfirma sinnvoll.

Die Nachsorge umfasst im Wesentlichen vier Schritte:

1. Beurteilen des aktuellen Herzrhythmus
2. Überprüfen des Status von Elektroden und Gerät
3. Bestimmen der klinischen Wirksamkeit des Systems
4. Gezielte Anpassung der Geräteparameter auf die aktuelle Lebenssituation des Patienten und Dokumentation des nächsten Nachsorgetermins

6.3.1 Beurteilen des aktuellen Herzrhythmus

Einige Hersteller bieten ein *Farfield-Sensing* über die implantierten Elektroden zur Kontrolle eines EKG; klassischerweise wird jedoch ein EKG-Kabel konnektiert, um die Herz-eigene Aktion sicher sehen und beispielsweise eine exakte Reizschwellenbestimmung durchführen zu können. Zur Dokumentation empfiehlt sich ein Ausdruck des aktuellen Herzrhythmus, ungeachtet dessen, ob eine Stimulation des Herzschrittmachers vorliegt. Idealerweise beinhaltet die Aufzeichnung den sogenannten „Markerkanal" (Abb. 6.2), in dem die atriale Wahrnehmung zumeist als „AS", atriale Stimulation als „AP", ventrikuläre Wahrnehmung als „VS" und ventrikuläre Stimulation als „VP" bezeichnet wird.

Bereits hieraus lässt sich gegebenenfalls erkennen, ob der Schrittmacher im Rahmen des aktuell vorliegenden Herzrhythmus und der Programmierung die herzeigene Aktion wahrnimmt und Impulse eine myokardiale Antwort zeigen. Zudem sind grobe Auffälligkeiten wie unphysiologische Reihungen ventrikulärer und atrialer Aktivität im Rahmen von Fehlwahrnehmungen oder Fehlkonnektion erkennbar (Abb. 6.3).

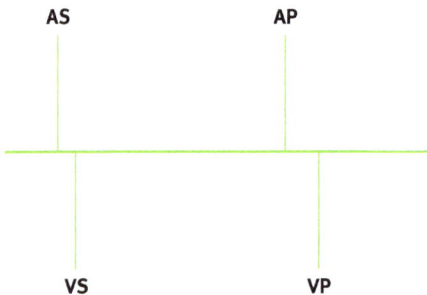

Abb. 6.2: Darstellung eines Markerkanals bei einem Zweikammergerät mit zwei Elektroden mit den entsprechenden Annotationen (AS: Atrialer *sense*, AP: Atriales *Pacing*, VS: Ventrikulärer *sense*, VP: Ventrikuläres *Pacing*).

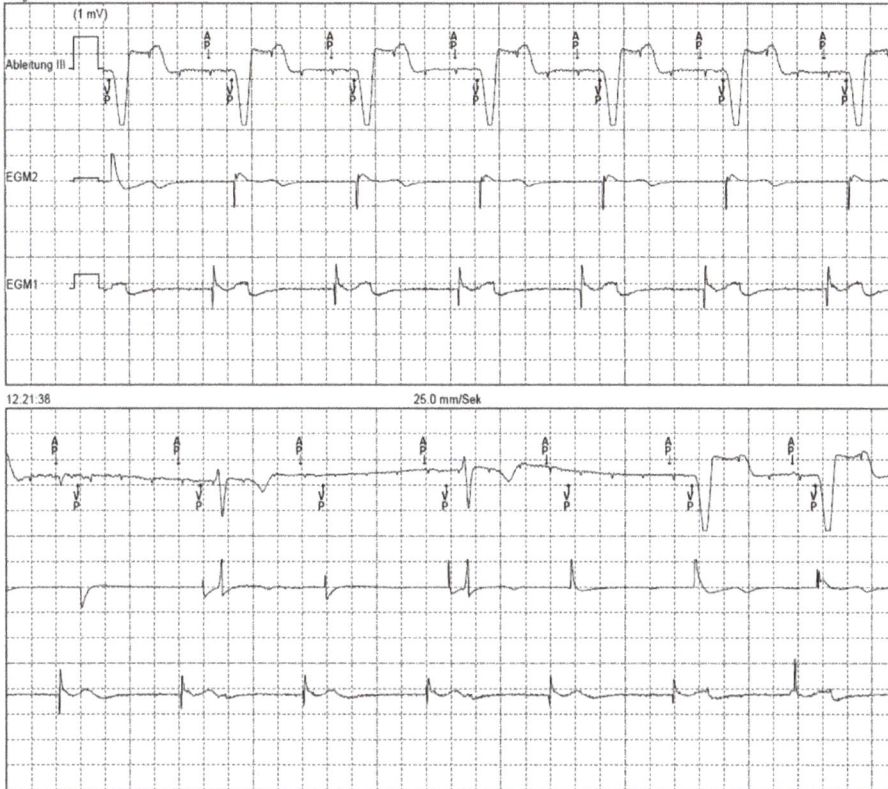

Abb. 6.3: Intermittierender Exitblock (Ausfall der ventrikulären myokardialen Impulsantwort auf die Stimulation) für fünf Impulse.

6.3.2 Überprüfen des Status von Elektroden und Gerät

6.3.2.1 Abfragekopf

Praktisch alle Gerätehersteller arbeiten heute mit einer automatischen telemetrischen Aktivierung der Geräteabfrage nach Auflage des Programmierkopfes, so dass die an unterschiedlichen Bildschirmstellen platzierten Abfragebuttons heute nur noch bei älteren Modellen gezielt aktiviert werden müssen. St. Jude und Boston Scientific arbeiten in der Regel mit Kellen ohne Magnet, einige ältere St. Jude-Modelle erfordern für die Abfrage die Insertion eines Magneten in das Zentrum der Kelle (im Zubehörumfang des Abfragegerätes). Liva Nova, Biotronik und Medtronic arbeiten mit in den Abfragekopf integrierten Magneten. Dies bedingt, dass je nach verwendetem Abfragekopf gegebenenfalls die herstellereigene Magnetfrequenz aktiviert wird. Da die Magnetfrequenz Rückschlüsse auf den Hersteller und den Batteriestatus zulässt, kann selbst bei Problemen mit dem Abfragegerät zumindest ein grober Batteriestatus erhoben werden. Die „Magnetfrequenz" der Schrittmacher ist entweder im zugehörigen Handbuch oder über die Typenkartei [3] in Erfahrung zu bringen. Dies ist insbesondere dann hilfreich, wenn die letzte Abfrage länger als geplant zurückliegt, ein Schrittmacherausweis fehlt oder die Abfrage fehlschlägt.

6.3.2.2 Anzeige der Geräteabfrage

Der Abfrageprogress wird in der Regel als Balkendiagramm angezeigt. Nach vollständiger Abfrage erscheint ein Bildschirm mit einer „Schnellübersicht", die sowohl die aktuell eingestellten Parameter, aber auch Warnmeldungen und die Anzahl aufgezeichneter Episoden sowie den Schrittmacherbedarf angibt. Als Tacho- oder Balkendiagramm, gelegentlich als schlichte Zahl (Restlaufzeit) ist der Batteriestatus erkennbar (Abb. 6.4) [4]. Einige Hersteller bieten bereits im Eingangsbildschirm die Information über Trends der Elektrodenparameter, entweder in graphischer oder numerischer Form.

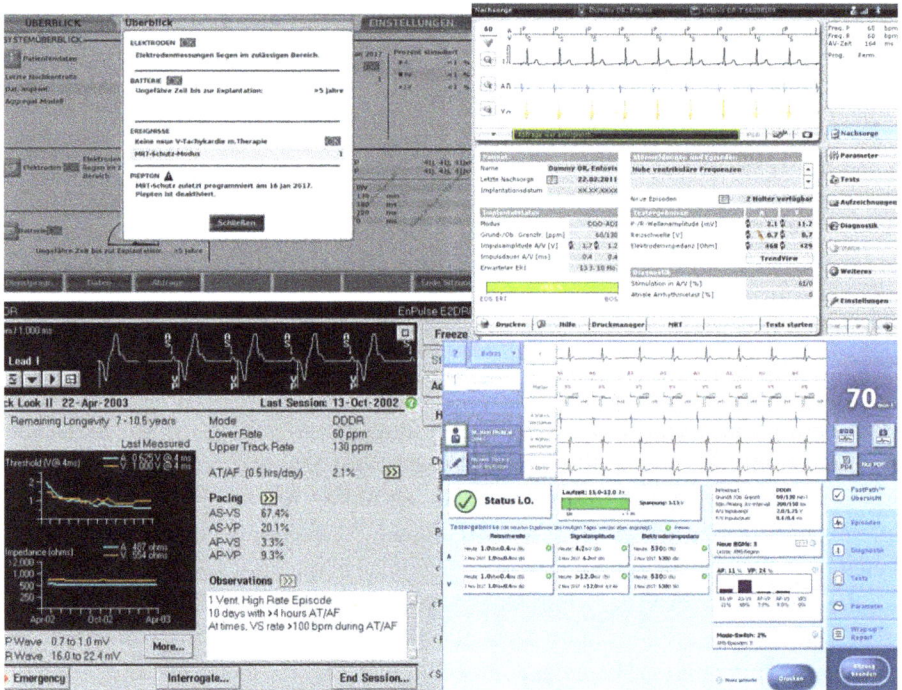

Abb. 6.4: Unterschiedliche Benutzeroberflächen der Programmiergeräte bei der Schrittmacherabfrage (Boston Scientific, Medtronic, Abbott, Biotronik).

Batteriestatus

In der Regel wird zunächst die Batterierestlaufzeit beurteilt. Bei relativ kurz zurückliegender Implantation und deutlich verminderter Restlaufzeit kann ein erhöhter Stromverbrauch vorliegen, der entweder bei erhöhtem Strombedarf durch ungünstige elektrische Elektrodeneigenschaften, sehr niedrige Stimulationsimpedanz (hoher Energieverlust) oder einen Gerätefehler verursacht wird. Andererseits ist auch eine sehr hohe erwartete Restlaufzeit nach einer Zeitspanne, in der üblicherweise bereits ein Gerätewechsel zu erwarten wäre (> 5–7 Jahre) je nach Hersteller als auffällig einzustufen; in diesem Fall sollte die technische Warte der Herstellerfirma eingebunden werden, um zu klären, ob das Verhalten im Rahmen der technischen Vorgaben zu erklären ist (Batterien mit erhöhter Kapazität) oder ggf. ein rascher Gerätewechsel zur Sicherstellung der Schrittmacherfunktion indiziert ist. Eine Übersicht über Laufzeiten länger auf dem Markt befindlicher Zweikammergeräte ist in Abb. 6.5 gezeigt.

Der Batterieverschleiß folgt keineswegs einer linearen Kurve, sondern bleibt lange stabil und fällt gegen Ende der Laufzeit immer steiler ab. Insofern ist bei Erreichen von ERI (*elective replacement indicator*), RRT (*recommended replacement time*) oder ERT (*elective replacement time*) Status innerhalb der angegebenen Zeitspanne ein Gerätewechsel durchzuführen; es empfiehlt sich, die Zeitspanne aufgrund des steilen Spannungsabfalls jedoch nicht bis zum Maximalwert oder bis zum Erreichen des „EOL" (*end of life*) oder „EOS" (*end of service*) Status auszureizen, da dann die volle Funktionalität des Schrittmachers nicht gewährleistet ist (z. B. automatische Umstellung auf einen VVI-Modus bei DDD-Systemen).

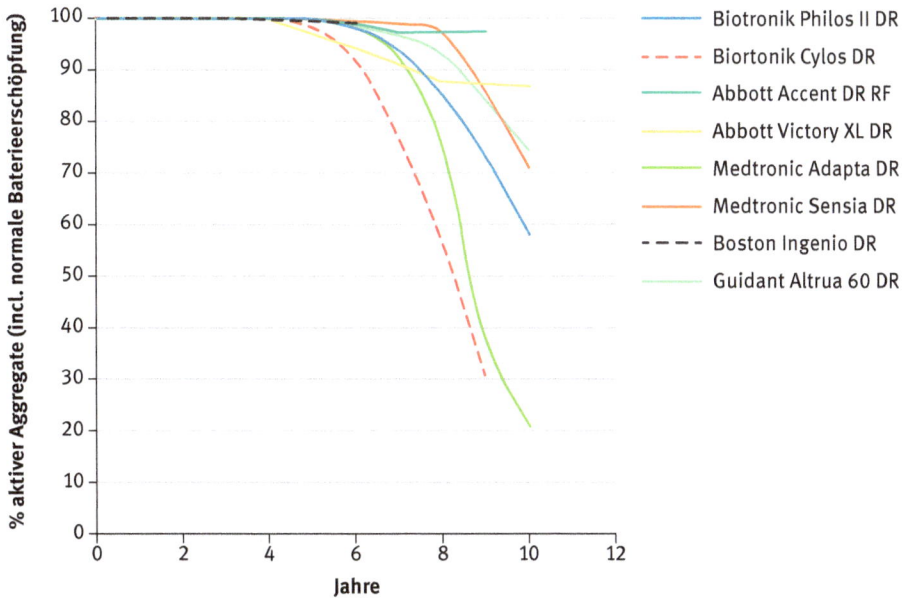

Abb. 6.5: Unterschiedliche Schrittmacherlaufzeiten.

Elektrodenparameter

Sowohl Sensing, als auch Impedanz und Reizschwelle können sich im Laufe der Zeit verändern. Insbesondere zum Ende der Batterielaufzeit ist zu prüfen, ob gegebenenfalls eine Elektrodenrevision indiziert ist. Bei Veränderungen der Parameter, die mehr als 10 % von der Vormessung abweichen, ist zumindest die Verkürzung der Nachsorgeintervalle erforderlich, um bei anhaltender Tendenz eine zeitgerechte Revision veranlassen zu können. Der Grad der Schrittmacherabhängigkeit spielt für die Wahl des nächsten Nachsorgeintervalls eine entscheidende Rolle. Bei rapider Verschlechterung der Werte (> 20 %) oder schleichendem Erreichen inakzeptabler Werte ist eine umgehende Revision erforderlich, um die Funktionsfähigkeit zu gewährleisten.

Sämtliche Parameter (Wahrnehmung, Impedanz und Reizschwelle) werden bei aktuellen Herzschrittmachern oftmals automatisch ermittelt. Bei grenzwertigen Sensingwerten, Vorhofflimmern (atriale Elektrode) und fehlendem Eigenrhythmus (atriale und ventrikuläre Elektrode) ist dies jedoch erschwert bis unmöglich. Streng genommen ist im Rahmen der Nachsorge stets die manuelle Kontrolle zu empfehlen. Die automatische Messung findet zu einem festgelegten Zeitpunkt statt und kann durch Bewegungsartefakte und andere „äußere Umstände" gestört sein (Abb. 6.6). Bei massiven Schwankungen über eine längere Zeitspanne hinweg liegt der Verdacht einer inkonstanten Elektrodenlage nahe, die in der Regel eine Revisionsindikation darstellt (Abb. 6.7).

Die Reizschwelle kann prinzipiell auch „unterschätzt" sein, da der Abbau der Energie auf dem Kondensator noch etwas Restenergie des Vorwertes bei der Impulsabgabe enthält und somit etwas mehr Energie abgegeben wird, als unmittelbar nach der Reduktion auf die nächstuntere Schwelle angegeben. Einige Schrittmacher führen interne Verifikationsmessungen durch, um die Genauigkeit zu erhöhen. Am sichersten bleibt jedoch die manuelle Reizschwellenbestimmung, die vor allem bei abhängigen Patienten jedoch auf ein Minimum beschränkt werden sollte, da sich die beängstigenden Symptome der Pulslosigkeit in der Regel bereits nach wenigen Sekunden bemerkbar machen.

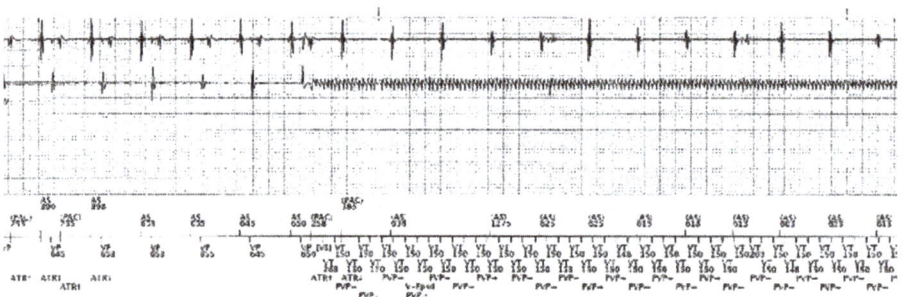

Abb. 6.6: Darstellung eines Störsignals, das die Schrittmacherfunktion beeinflusst (s. Markerkanal).

Datenerfassung: 18.06.14 – 10.08.15

Amplitude (V @0,40 ms)

| Mittl. bis Max. Reizschwelle
X Reizschwelle > 2,5 V

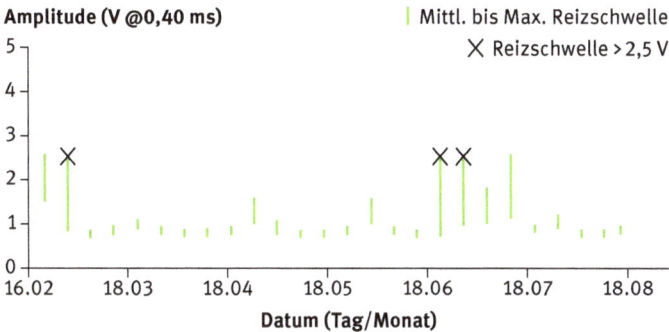

Datum (Tag/Monat)

Erstabfrage		**Gemessene Reizschwelle**
Capture Management	Adaptiv	09.08.15, 23:53
Reizschw. testhäufigkeit	Täglich in Ruhe	0,750 V bei 0,40 ms
V. Amplitude	2,000 V	
V. Impulsdauer	0.40 ms	
Ampl. Sicherheitsmarge	2x	
V. Min. adaptive Amplitude	2,000 V	
Einheilungszeit	01.07.14	
abgeschlossen		

Abb. 6.7: Hinweis auf mögliche Sondenprobleme bei schwankender Wahrnehmung (flottierende Elektrode).

6.3.2.3 Aufzeichnungen des Herzschrittmachers

Moderne Herzschrittmacher verfügen über Speicher, die bestimmte, oftmals einstellbare Grundfunktionen überwachen und aufzeichnen. Anhand derer steht heute eine Fülle von Informationen zur Verfügung, die teilweise bereits frühzeitig auf Probleme hinweisen und gegebenenfalls eine Veränderung der Programmierung erfordern.

Histogramme

Vielfach stehen Histogramme für die Darstellung des tendenziellen Verlaufs der Elektrodenparameter zur Verfügung. Sind Sprünge in den Daten durch externe Störung nicht erklärbar, ist eine Röntgenaufnahme sowie die Durchführung von Provokationstests (Patient fasst sich an den Händen, zieht und drückt kräftig, um sowohl den M. deltoideus, als auch den M. pectoralis major anzuspannen, Retroflektion der Schulter etc.) sinnvoll, um Lage, Integrität und Kontinuität der Elektroden zu prüfen. Tritt unter bipolarem Sensing ein Störsignal auf, ist der Test unter unipolarer Konfiguration zu wiederholen. Ist die Störung nicht erneut provozierbar, weist dies auf einen Schaden im Bereich des äußeren Leiters, bzw. der äußeren Isolationsschicht hin und die Einstellung ermöglicht zumindest überbrückend (oft bis zum nächsten Aggregatwechsel) einen Funktionserhalt; der Patient ist darauf hinzuweisen, dass bei jedwedem Symptom, das auf eine Elektrodenstörung hinweisen kann, umgehend eine erneute Abfrage, bzw. gegebenenfalls eine umgehende stationäre Aufnahme notwendig werden kann. Plant der Patient z. B. einen längeren Aufenthalt in einer Region, in der eine vollständige Schrittmacherversorgung nicht sichergestellt ist, oder besteht eine vollständige Schrittmacherabhängigkeit bleibt die frühzeitige Revision die sicherste Option.

Die Polaritätseinstellung der Elektrode ist auch hinsichtlich der Reizschwelle von Bedeutung; bei voranschreitender Fibrose im Bereich des „Ringes" ist die Stimulation zwischen Elektrodenspitze und Gerät (unipolare Stimulation) gelegentlich mit einer geringeren Reizschwelle verbunden, was bei Annahme eines intakten Elektrodenkörpers wiederum eine Revision möglicherweise sogar für einen längeren Zeitraum aufschieben lässt.

Isolationsdefekte demaskieren sich in einem Abfall der Impedanz, der isoliert auftritt oder von einem Reizschwellenanstieg, oftmals auch Schwankungen der Wahrnehmung und Reizschwellenveränderungen begleitet ist (Abb. 6.8). Sofern ein Aggregatwechsel ansteht, sollte die Elektrodenrevision simultan erfolgen. Wenn das Aggregat noch ausreichende Restkapazität besitzt, der Patient nicht vollständig abhängig ist und die Parameter unter unipolarer Konfiguration möglicherweise wieder

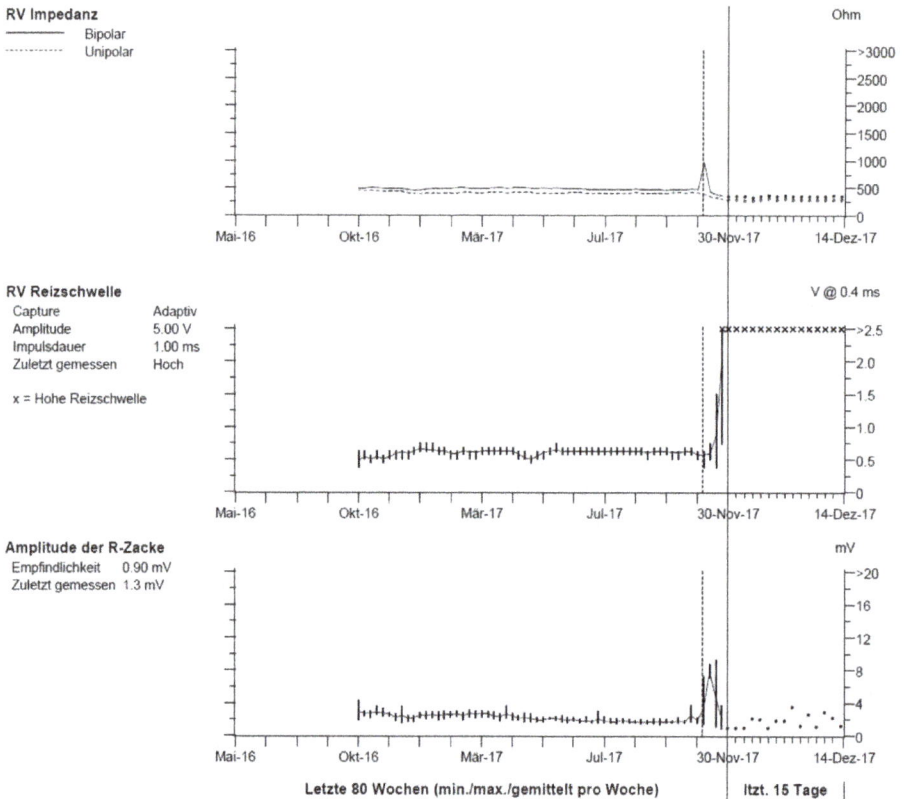

Abb. 6.8: Beispiel einer schwerwiegenden, sowohl die Stimulation als auch die Wahrnehmung betreffenden Elektrodenstörung, bei Verminderung der Impedanz Verdacht auf Isolationsverletzung.

Normwerte erreichen, sollten die Nachsorgeintervalle deutlich verkürzt werden (je nach Befund alle 1–3 Monate), um die Dynamik einschätzen und den Elektroden-, ggf. inclusive Systemwechsel entsprechend planen zu können.

Stimulationsanteil, aktueller Herzrhythmus, Reizschwellenbestimmung

Das Vermeiden rechtsventrikulärer Stimulation ist mit einer verminderten Inzidenz von Vorhofflimmern und der Entwicklung einer stimulationsbedingten Herzinsuffizienz verbunden [5],[6],[7]. Insofern ist bei Patienten ohne höhergradige AV-Blockierung der ventrikuläre Stimulationsanteil möglichst gering zu halten. Dies kann durch Vorhof-präferierende Einstellungen (AAI-DDD, bzw. AAIR-DDDR) oder eine Verlängerung der AV-Zeit, bzw. Einstellen einer Hysterese erreicht werden. Sogenannte „Nacht"-, bzw. „Schlaf"-Funktionen ermöglichen das Absenken der Grundfrequenz in der Nacht, was einerseits stromsparend, andererseits zur Förderung der Eigenfrequenz nützlich ist; für Patienten mit ausgeprägter Reiseaktivität über mehrere Zeitzonen hinweg ist der Algorithmus allerdings wenig geeignet.

Nicht immer ist die Veränderung der Grundeinstellung, bzw. der voreingestellten Parameter sinnvoll. Jedoch selbst bei einem Einkammerschrittmacher wie in Abb. 6.9 kann geprüft werden, ob die ab Werk eingestellte Grundfrequenz von 60/min bei sehr niedrigem Eigenrhythmusanteil nicht abgesenkt (beispielsweise auf 50/min) wird, um den Eigenanteil zu fördern. Die Änderung ist mit dem Patienten abzusprechen und das Ergebnis kurzfristig zu kontrollieren, um potenziell negative Effekte (Auftreten von Schwindel, unzureichende Belastungsfähigkeit) umgehend zu korrigieren.

Patienten reagieren naturgemäß sehr unterschiedlich auf die Information einer Umprogrammierung. Dennoch ist wichtig, den Patienten darauf hinzuweisen, dass bei unangenehmen Nebenerscheinungen wie Luftnot, Einschränkungen der Belastbarkeit, „Spüren" der Schrittmacheraktion etc. die umgehende Wiedervorstellung er-

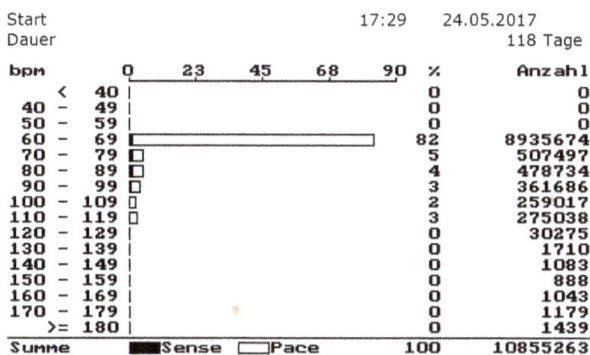

```
Start                        17:29    24.05.2017
Dauer                                 118 Tage

bpm          0    23    45    68    90  %     Anzahl
      <   40 |                            0          0
 40   -   49 |                            0          0
 50   -   59 |                            0          0
 60   -   69 |=======================|   82    8935674
 70   -   79 □                          5     507497
 80   -   89 □                          4     478734
 90   -   99 □                          3     361686
100   -  109 □                          2     259017
110   -  119 □                          3     275038
120   -  129 |                          0      30275
130   -  139 |                          0       1710
140   -  149 |                          0       1083
150   -  159 |                          0        888
160   -  169 |                          0       1043
170   -  179 |                          0       1179
      >= 180 |                          0       1439
Summe       ■■Sense  □Pace            100   10855263
```

Abb. 6.9: Beispiel einer weit überwiegenden Stimulation, möglicherweise aufgrund der mit 60/min eingestellten Grundfrequenz. Die Reduktion der Grundfrequenz ermöglicht in Abhängigkeit von der zugrundeliegenden Erkrankung und des intrinsischen Grundrhythmus bei einigen Patienten eine deutliche Reduktion des Stimulationsanteils.

forderlich ist. Nur über eine ausreichende Kooperation ist es möglich, die Ausbildung struktureller Schäden durch eine inadäquate Programmierung zu verhindern und eine optimale Anpassung des Schrittmachers zu erreichen.

Selbst bei Patienten mit höhergradiger AV-Blockierung ist die Bestimmung der Eigenfrequenz im Hinblick auf einen Aggregatwechsel, aber auch vor allem bei angeborenem AV-Block gelegentlicher „Verbesserung" der Überleitung sinnvoll, wobei die Mindestfrequenz 30/min nicht unterschreitet und die verbleibende Stimulationsfrequenz nur langsam nach Ankündigung und unter steter Beobachtung des Patienten abgesenkt wird. Vielfach haben Patienten ohne Eigenaktivität regelrechte Angst vor den Nachkontrollen, da sie diesbezüglich negative Erfahrung haben. Die Compliance kann deutlich erhöht werden, wenn die Schrittmacherkontrolle nicht durch beängstigende Frequenzabfälle in schlechter Erinnerung bleibt.

Patienten mit erhaltener Vorhofaktivität reagieren gelegentlich auch extrem empfindlich auf eine rein ventrikuläre Stimulation. Daher ist es wesentlich angenehmer, bei diesen Patienten die Reizschwellenbestimmung nicht im VVI-, sondern DVI-Modus durchzuführen.

Frequenzanpassung

Die Frequenzanpassung unter Belastung ist in der Regel engmaschig kontrollbedürftig, da die optimale Einstellung mit sämtlichen im täglichen Leben vorkommenden Belastungssituationen kaum im Rahmen der Programmierung überprüfbar ist. Es empfiehlt sich, die Belastungssituation je nach vorhandenem Sensor (in der Regel Piezokristall) zumindest grob durch Treppensteigen oder sonstige Bewegung (auf der Stelle Laufen etc.) zu simulieren, um dem Patienten unangenehme Sensationen zu ersparen (zu lange hohe Frequenz nach Belastungspause, zu rascher, zu hoher Frequenzanstieg etc.). Gerade die Sensoren, hier auch insbesondere der Atem-Minuten-Volumen getriggerte Sensor, bzw. die Kombination beider Sensoren erfordern gegebenenfalls eine mehrfache Feinjustierung.

Diagnosebasierte Grundeinstellung

Einige Hersteller bieten mittlerweile Diagnose-getriggerte Grundeinstellungen an, die etwas differenzierter als die Werkseinstellung funktionieren. Dennoch ist jede Einstellung zu überprüfen und auf die individuellen Gegebenheiten des Patienten anzupassen. Dies gilt insbesondere für die Gruppe sportlich aktiver Patienten, die mit jeglicher „Grundeinstellung" in der Regel nicht zurechtkommen.

Einstellbare Automatismen

Sehr viele Aggregate bieten heute Funktionen zur kontinuierlichen Systemoptimierung an: Anpassen der Stimulationsamplitude und Impulsdauer anhand der täglich gemessenen Reizschwelle, Einstellen der Wahrnehmungsschwelle anhand der gemessenen Amplituden, Anpassen der Elektrodenpolarität durch Impedanzmessung, Vermeidung ventrikulärer Stimulation, sowie Anpassungen der postventrikulären atrialen Refraktärperiode zur Vermeidung einer Schrittmacher-getriggerten Tachykardie und zur Anhebung der Synchronisationsfrequenz bei häufigen tachykarden Phasen. Diese Funktionen, ebenso wie Sonderfunktionen für die Lungenwasserbestimmung oder ST-Segmentanalyse sind nicht bei allen Geräten vorhanden, weswegen gerade vor einem notwendigen Aggregatwechsel die möglicherweise sinnvolle Auf- oder Abrüstung eines Systems zu prüfen ist.

Episodenspeicher

Ventrikuläre Hochfrequenzepisoden Das Vorliegen ventrikulärer Herzrhythmusstörungen im Sinne ventrikulärer Tachykardien (auch asymptomatisch) bedarf einer Abklärung der Herzfunktion mittels Echokardiographie, ggf. einer Koronarangiographie; die Aufrüstung des Schrittmachers zu einem internen Kardioverter-Defibrillator kann indiziert sein. Wichtig ist jedoch, nicht „blind" den Angaben des Schrittmachers zu folgen. Hochfrequenz-Episoden können auch bei bipolaren modernen Systemen durch externe Störsignale auftreten. Daher ist obligat, alle Episoden, aufzurufen und anzusehen. In Abb. 6.10 ist ein Beispiel eines scheinbar plötzlich einsetzenden Kammerflimmerns, das schon beim ersten Hinsehen am ehesten keiner kardialen Genese zuzuordnen ist.

Atriale Hochfrequenzepisoden Bei persistierendem oder intermittierendem Vorhofflimmern ist die Einstellung eines Zweikammersystems mit *Mode-Switch* zu belassen. Bei permanentem Vorhofflimmern ist die Umprogrammierung auf einen VVI(R)-Modus sinnvoll; dies spart Energie und hat keinen negativen Einfluss auf die Lebensqualität. Beim nächsten Aggregatwechsel ist ein Blindkappenverschluss der atrialen

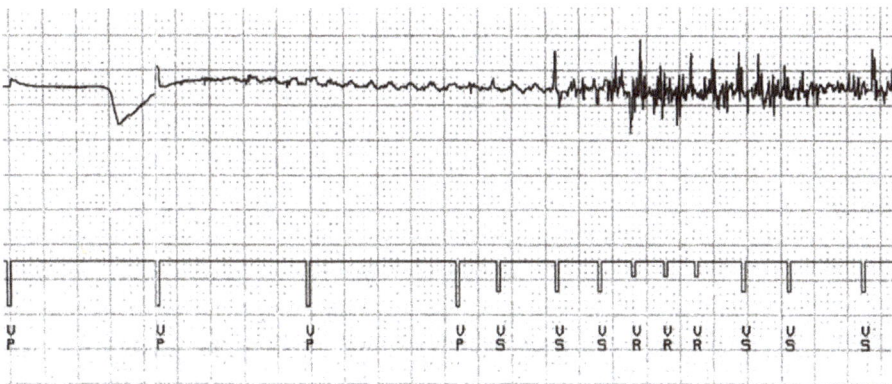

Abb. 6.10: Bei einem Elektrodenbruch kommt es zur Impedanzerhöhung, verbunden mit einem Exitblock und oftmals bewegungsabhängigen Artefakten.

Elektrode und die Verwendung eines SSIR-Gerätes (*Downgrading*) ratsam, sofern keine Aufrüstung auf ein CRT-System indiziert ist. Einige Geräte bieten eine Bestimmung der Vorhofflimmer-Last an. Dies ist insbesondere bei Patienten unter entsprechender Medikation oder nach Interventionen eine Entscheidungshilfe für das weitere Vorgehen. Tritt Vorhofflimmern oder Vorhofflattern im Rahmen der Abfrage erstmals auf, ist eine weiterführende Diagnostik, Therapie und gegebenenfalls der Beginn einer Antikoagulationstherapie notwendig. Allerdings, wie bei allen Episoden ist eine sehr exakte Kontrolle der Episoden bezüglich möglichen Artefakten durch Elektroden- oder umgebungsbedingte Störungen erforderlich (starke Magnetfelder, „Magnet-Therapeutika", große Lautsprecher etc.).

Mode-Switch-Episoden Sofern anhaltende Vorhoftachykardien wahrgenommen werden und der *Mode-Switch* eingeschaltet ist (VDI anstelle DDD) wird hier die Anzahl und Dauer der Episode aufgezeichnet; am Ende der Episode wird bei einer regelhaften Vorhofaktion innerhalb der programmierten Frequenzspektren wieder auf den DDD-Modus umgeschaltet. Neben der atrialen Hochfrequenzepisoden ist auch Häufigkeit und Dauer der *Mode-Switch*-Episoden ein Hinweis für die Inzidenz und Persistenz des Vorhofflimmerns.

Weitere Episoden Weiterhin beinhalten sehr viele Aggregate Warnmeldungen für ungewöhnliche Elektroden- oder Batteriezustände (Elektrodenparameter außerhalb der programmierten Norm, Neustart, ERI-Zustände etc.), sowie ein Zähler für Interventionen aufgrund einer detektierten Schrittmachertachykardie. Bei speziellen Schrittmachertypen werden beispielsweise Episoden für erhöhtes Lungenwasser oder ST-Segmentveränderungen zusätzlich angegeben.

6.3.3 Klinische Wirksamkeit des Systems

Die klinische Wirksamkeit eines Systems zeigt sich am deutlichsten bei zuvor symptomatischen Patienten. Rhythmusbedingte (Prä-)Synkopen und Schwindel, manchmal auch Müdigkeit sollten nach Implantation eines Schrittmachers nicht mehr auftreten. Jegliche Synkope bei einem Schrittmacher-abhängigen Patienten bedarf einer intensiven Ursachensuche. Die gespeicherten Daten helfen oft, Elektrodendefekte oder Störsignale zu detektieren. Die fehlende Antwort auf einen Impuls wird ebenfalls von einigen Geräten aufgezeichnet, was gerade bei intermittierendem Exitblock ein wesentliches Entscheidungskriterium für eine umgehende Revision darstellt (Abb. 6.3). Findet sich anhand der Aufzeichnungen keine Erklärung und ist die Sondenintegrität auch durch Provokationsmanöver gesichert, ist auch bei Schrittmacherpatienten ein Langzeit-EKG, gegebenenfalls ein Belastungs-EKG indiziert.

6.3.4 Gezielte Anpassung der Geräteparameter auf die aktuelle Lebenssituation des Patienten und Dokumentation des nächsten Nachsorgetermins

Die Anpassung des Schrittmachers erfordert einerseits, sich mit dem jeweiligen Aggregat, seinen Spezifikationen und Möglichkeiten auseinanderzusetzen (Handbücher sind von allen Firmen für sämtliche auf dem Markt befindliche Schrittmacher verfügbar), andererseits Einstellungen auf jeden Patienten abgestimmt durchzuführen, um eine maximale Batterielaufzeit ohne Einschränkungen der Lebensqualität zu erreichen. Natürlich ist das Belassen und schlichte Nachfragen, ob es so „geht" einfacher, jedoch ist zu bedenken, dass jegliche (Re-)Operation das Komplikations-, insbesondere Infektionsrisiko [8] birgt, so dass das Ziel einer optimalen Nachsorge die möglichst geringe Zahl von Reoperationen (insbesondere Aggregatwechsel) bei optimaler Lebensqualität ist. Dies ist mit den „Standard"-Einstellungen nicht immer erreichbar.

6.3.4.1 Missempfindungen

Manche Patienten „merken" die Schrittmacheraktion, dies vor allem bei strukturell intaktem Herz und rechtsventrikulärer apikaler Stimulation. Mit Hilfe eines Echokardiogramms lässt sich über Einstellen der AV-Zeit und Vermeidung unnötiger rechtsventrikulärer Stimulation meist eine deutliche Besserung erreichen. Nur selten bedingen Schrittmacher-bedingte Missempfindungen eine Revision.

Andere Missempfindungen entstehen durch die räumliche Nähe von Elektrodenspitzen zu den Nn. phrenici oder der Thoraxwand. Dies kann sowohl die rechtsventrikuläre, als auch atriale Elektrode betreffen. Ist durch Reduktion der Impulsspannung unter Einhalten der Sicherheitsmargen und durch Polaritätsänderung keine Beschwerdefreiheit zu erzielen, bleibt die Revision die Methode der Wahl.

6.3.4.2 Vorhoftachykardie

Bei Patienten mit Vorhoftachykardien gibt es in einigen Aggregaten Algorithmen zur Überstimulation. Nicht alle Patienten profitieren davon, jedoch führen sie bei einigen Patienten zu einer deutlichen Reduktion der Vorhoftachykardien, verbunden mit einer deutlichen Verbesserung der Symptomatik. Diese Patienten erfordern oftmals eine wesentlich aufwändigere Nachsorge, um die Parameter zu optimieren und gegebenenfalls dem Einfluss von Antiarrhythmika anzupassen (QT-Zeit-Verlängerung, bradykarder Grundrhythmus etc.).

6.3.4.3 Indikation zur Systemumstellung

Die Verbreiterung des QRS-Komplexes über 150 ms im nicht Schrittmacher-geführten EKG, der Nachweis einer Dyssynchronie und / oder ein hoher ventrikulärer Stimulationsanteil mit Zeichen einer Herzinsuffizienz gibt Anlass, die Indikation zur Aufrüstung des Systems auf ein Resynchronisationssystem (CRT-P, CRT-D) zu prüfen.

Bei Patienten mit (wiedererlangtem) Sinusrhythmus (z. B. nach Vorhof-Ablation) und implantiertem VVI-System oder Kindern und Jugendlichen mit primärer Implantation eines VVI-Systems ist die Indikation zur Aufrüstung (*Upgrading*) auf ein DDD- oder CRT-System zu prüfen.

Bei Patienten mit dokumentiertem permanentem Vorhofflimmern und Vorhandensein eines DDD-Systems ist im Rahmen eines Aggregatwechsels das *Downgrading* auf ein VVI-System sinnvoll.

6.3.4.4 Einstellen der Impulsamplitude

Die Bestimmung von Chronaxie, bzw. Rheobase (siehe Implantation) ist bei einigen, vor allem älteren Schrittmachermodellen vorgesehen, teilweise mit graphischer Darstellung der jeweiligen Kurven. Automatische Reizschwellenbestimmungen haben bei den meisten Geräten den Vorteil, dass die Anpassung der Stimulation nicht mehr mit hohen Sicherheitsmargen eingestellt wird, was die Lebensdauer der Geräte erheblich verlängert. Ist die Reizschwelle einer Elektrode über die Automatik nicht erfassbar oder befinden sich die Werte außerhalb des mit internem Sicherheitsabstand programmierbaren Bereichs, bleibt die Wahl einer „festen Programmierung" mit ausreichendem Sicherheitsabstand, die sich an den individuellen Gegebenheiten orientiert. Ist eine zur Reizschwelle verdoppelte Sicherheitsmarge nicht zu erzielen, bleibt das Vorgehen zwar eine Einzelfallentscheidung; jedoch ist eine umgehende Elektrodenrevision in Erwägung zu ziehen. Bei noch gerade funktionierendem System mit maximalem Output (Amplitude und Impulsdauer) ist gegebenenfalls eine umgehende passagere Versorgung und permanenter Monitorüberwachung bis zur Revision des permanenten Systems indiziert. Hierbei ist wichtig, die Spezifika der Elektroden zu kennen. Die heute üblichen transvenösen Elektroden besitzen am Elektrodenkopf ein Steroid-eluierendes Depot, das die Gewebereaktion auf den mechanischen Reiz verringert. Dies bewirkt, dass die früher je nach verwendetem Elektrodenmaterial ausgeprägte passagere Reizschwellenerhöhung 3–6 Wochen nach Implantation bei Erwachsenen kaum oder gar nicht auftritt. Eine Ausnahme bilden trotz Steroid-Elution epikardiale Elektroden; hier werden die o. g. Reizschwellenanstiege mit und ohne Steroiddepot relativ häufig beobachtet, wobei jene mit Steroid vergleichsweise geringe Anstiege zeigen. Gelegentlich bleibt eine Reizschwellenerhöhung auch länger bestehen; individuell sollte unter der Prämisse eines funktionierenden Systems nach ca. einem Jahr entschieden werden, ob eine Revision indiziert ist. Gerade Jugendliche und junge Erwachsene können selbst mit den aktuellen Elektroden recht eindrucksvolle Reizschwellenanstiege in den ersten Wochen bis Monaten zeigen; hier sollte eine frühzeitige Revision nur dann in Erwägung gezogen werden, wenn eine vitale Gefährdung bei weiterem Reizschwellenanstieg gegeben ist.

6.3.4.5 Optimierung der Batterielaufzeit

Um die Batterielaufzeit zu optimieren, gibt es unterschiedlich Konzepte. Über eine Minimierung der Grundfrequenz auf einen Wert, der für den Patienten mit guter Lebensqualität ausreichend ist, kann eine erhebliche Steigerung der Batterielebensdauer erreicht werden. Viele Geräte bieten eine sogenannte „Schlaffunktion" an, bei der während einer programmierbaren Zeitspanne die Grundfrequenz abgesenkt wird. Jegliche Stimulationsvermeidung (beispielsweise AAI anstelle DDD bei Sick Sinus-Syndrom etc.) hilft ebenfalls, Batteriekapazität zu schonen.

Bei Anpassungen der Elektrodenwerte im Rahmen einer Reizschwellenerhöhung bedeutet vom energetischen Aspekt die Verlängerung der Impulsbreite eine günstigere Reaktion als die Steigerung der Spannung. Insofern ist bei chronisch erhöhten Reizschwellen bis zur Indikationsstellung einer Elektrodenrevision zunächst die Verlängerung der Impulsdauer einer Amplitudenerhöhung vorzuziehen. Es empfiehlt sich, neben dem Eintrag der Werte in den Ausweis einerseits den Patienten darauf hinzuweisen, andererseits den Befund in einem Nachsorgebericht entsprechend zu dokumentieren.

6.3.4.6 MRT-Fähigkeit

Heute werden vielfach Systeme implantiert, die MRT-Fähigkeit besitzen. Die Annahme, man könne den Patienten ohne weiteres einer MRT-Untersuchung zuführen, ist jedoch weit überwiegend falsch. Zwar gibt es mittlerweile Geräte, die das MRT-Umfeld erkennen und eine automatische Umprogrammierung durchführen, aber das Gros der MRT-fähigen Schrittmacher erfordert im Vorfeld der MRT-Untersuchung die Programmierung auf einen MRT-Modus, der eine asynchrone, höherfrequente Einstellung vorsieht. Es ist zu beachten, dass „MRT-Fähigkeit" keinen Terminus technicus mit klarer Definition bedeutet, sondern ein Begriff für ein breites Feld gerätespezifischer Ein- und Ausschlusskriterien ist. In sämtlichen Manualen für die MRT-fähigen Geräte ist gefordert, dass während der Untersuchung ein EKG angeschlossen ist, ein Team mit entsprechendem Programmiergerät für den Notfall vor Ort ist und bestimmte technische Gegebenheiten erfüllt sind. Dies führt nicht nur dazu, dass die Planung eines MRT für Patienten mit entsprechenden Systemen in der Regel wesentlich mehr Zeit erfordert, sondern zahlreiche vor allem niedergelassene Radiologen lehnen die Untersuchung der Patienten unabhängig von der potenziellen MRT-Fähigkeit des Systems primär ab. Insofern ist der Benefit noch relativ gering, was sind in absehbarer Zukunft jedoch ändern könnte [9].

6.4 Strukturierte Nachsorge

Um die Nachsorge zu vereinfachen, ist es ideal, ein Formular anzulegen, in dem sämtliche Angaben an definierter Stelle stehen. Dieses umfasst:
– Seriennummern, Modelle und Hersteller der aktiven Elektroden und des Gerätes
– Warnmeldungen
– Batteriestatus
– Elektrodenstatus
– Therapieparameter
– Eigenfrequenztest
– Reizschwellentest
– Impedanzen
– Ggf. Magnettest
– Einstellungsanpassungen
– Nächster Nachsorgetermin

Vielfach werden Ausdrucke verwendet, um obige Angaben zu dokumentieren. Dies ist insofern problematisch, als viele Gerätedrucker Thermopapier verwenden, dass sich nach einiger Zeit verfärbt und damit die Daten bis zur Unkenntlichkeit verändern kann.

6.5 Plausibilitätskontrollen

Die aktuellen Schrittmachermodelle führen im Rahmen der Programmierung Plausibilitätskontrollen durch, um grobe Programmierfehler zu vermeiden, die potenziell für den Patienten bedrohlich sind. Diese sind zwar eine erhebliche Hilfe, bieten dennoch keine Sicherheit, dass die Programmierung stets sinnvoll und als lege artis bezeichnet werden kann. Insofern ist es nützlich, gegebenenfalls technische Unterstützung anzufordern, entsprechende Kurse und Fortbildungen zu besuchen, um mit den Parametern ausreichend vertraut zu sein und die Anpassungen entsprechend aktueller Erkenntnisse durchführen zu können.

6.6 Telemedizinische Nachsorge

Durch Verwenden telemedizinischer Daten zur Patientennachsorge werden in vielen Kliniken die Nachsorgeintervalle mit persönlicher Vorstellung des Patienten deutlich verlängert und damit die Ambulanzen entlastet. Von sämtlichen Herstellerfirmen werden Plattformen bereitgestellt, in denen die Daten zugeordneter Patienten eingesehen werden können. Eine Umprogrammierung des Systems ist telemedizinisch nicht möglich. Zuverlässig erfasst werden Elektrodenparameter und Daten des Batteriestatus sowie wesentliche Episoden. Da die Daten täglich übertragen werden, ist prinzipiell die tägliche Betrachtung der aktuellen Patientenliste notwendig. Allerdings bleibt unklar, wie weit die Verantwortlichkeit des Arztes beispielsweise bei Alarmen (Systemintegritätswarnung) reicht und ob eine 24 Stunden / 7 Tage pro Woche Überwachung zur Sicherstellung einer umgehenden Reaktion auf eingehende Warnmeldungen notwendig ist. Derzeit gibt es keine Direktive, weswegen eine umfassende Aufklärung des Patienten über die jeweilige Praxis der telemetrischen Nachsorge (z. B. 1× / Tag Dateneinsicht an Wochentagen) auch medico-legal als gangbarer Weg erscheint [10]. Das Home-Monitoring ist für Patienten mit eingeschränkter Mobilität sicherlich eine gangbare Methode, um die Nachsorgeintervalle zu verlängern und damit dem Patienten einen höheren Komfort zu bieten. Andererseits entfällt damit der direkte Kontakt, die Nachfrage nach Beschwerden oder aufgetretenen Problemen, die eventuell Schrittmacher-assoziiert sind. Ebenso entgehen oftmals Frühzeichen einer drohenden Aggregat- oder Elektrodenperforation, weswegen die Verwendung des Home-Monitoring einer Einzelfallentscheidung bedarf.

Jüngste Berichte über das Abgreifen von Herzschrittmacherdaten durch Unbefugte wurde zumindest derzeit durch programmierbare Software-Updates gelöst; jedoch besteht bei allen derzeitigen Remote-Verfahren das potenzielle Risiko des Datenverlustes und des unbefugten Zugriffs. Eine aktive Veränderung der Schrittmacherparameter von Unbefugten ist jedoch bisher nicht erfolgt [11].

6.7 Dokumentation

Zur Dokumentation stehen von allen Herstellerfirmen Herzschrittmacherausweise zur Verfügung. Diese beinhalten zunächst die Patientendaten, das implantierende Zentrum und Angaben bezüglich der aktiven Elektroden und des Aggregates. Üblicherweise gibt es Hinweise auf die MRT-Fähigkeit des Systems, wobei, wie in Kap. 6.3.4.6 angeführt, für jedes Aggregat eigene Spezifikationen gelten.

Den größten Bereich des Ausweises umfassen die Eintragungen für die Messwerte und Einstellungen. Nicht selten werden auch aus Zeitgründen Ausdrucke des Schrittmacherspeichers mit den Messwerten der Nachsorge anstelle händischer Eintragungen angeheftet. Dies hat den Vorteil, die Zahlen – sofern das Thermopapier nicht reagiert – gut lesbar präsent zu haben, jedoch wird auf diese Weise häufig die Historie außer Acht gelassen, was vor allem bei langsam fortschreitenden Elektrodenproblemen einen Nachteil darstellt, vor allem dann, wenn der Speicher am Ende der Nachsorge gelöscht wird.

6.8 Außerplanmäßige Kontrollen

Außerplanmäßige Schrittmacherkontrollen sind bei jeglichen kardialen Ereignissen, im Rahmen einer MRT-Untersuchung, vor und nach Bestrahlungstherapie, nach Verwenden eines Elektrokauters (auch bipolar) und nach externer Defibrillation / Kardioversion durchzuführen, um Mikrodislokationen oder lokale Veränderungen mit der möglichen Konsequenz einer schlechteren Konnektion zu untersuchen. Diese Maßnahmen sind auch in den Leitlinien der Deutschen Gesellschaft für Kardiologie, Herz- und Kreislaufforschung fixiert [12].

Literatur

[1] Junge M. Eine Analyse von 218 postmortal im Krematorium Hamburg-Öjendorf explantierten Herzschrittmachern (PM) und Implantierbaren Kardoverter-Defibrillatoren (ICD) aus dem Jahr 2000. Dissertation, Fachbereich Medizin der Universität Hamburg 2001

[2] Udo EO, van Hernel NM, Zuithoff NPA, et al. Pacemaker Follow-up: are the latest guidelines in line with modern pacemaker practice? Europace. 2013;15:243–251.

[3] Lampardius S. Herzschrittmacher-Typenkartei. Herzschrittmacher-Institut Kochel am See. Letzte Ausgabe 2017, wird jährlich erneuert, Nachträge aktueller Systeme stehen ebenfalls zur Verfügung.

[4] Boston Scientific. In: http://www.bostonscientific.com/content/dam/Manuals/eu/current-rev-de/359488-002_LATITUDE_3300_OM_de_S.pdf (aufgerufen am 1.12.2017)

[5] Nielsen J, Kristensen L, Andersen HR, et al. A randomized comparison of atrial and dual chamber pacing in 177 consecutive patients with sick sinus syndrome. J Am Coll Cardio. 2003;42:614–622.

[6] Frölig G, Schwaab B, Kindermann M. Selective Site Pacing: The right ventricular approach. PACE. 204;27:855–861.

[7] Sweeney MO, Hellkamp AS, Ellenbogen KA, et al. Mode selection trial investigators. Adverse effect of ventricular pacing on heart failure and atrial fibrillation among patients with normal baseline QRS duration in a clinical trial of pacemaker therapy for sinus node dysfunction. Circulation. 2003;107:2932–2937.

[8] Johansen JB, Jorgensen OD, Moller M, et al. Infection after pacemaker implantation: infection rates and risk factors associated with infection in a population-based cohort study of 46299 consecutive patients. Eur Heart J. 2011;32:991–998.

[9] Santini L, Forleo GB, Santimi M. Evaluating MRI-compatible pacemakers. PACE. 2013;36:270–278.

[10] Vinck I, De Laet C, Stroobandt S, et al. Legal and organizational aspects of remote cardiac monitoring: the example of implantable cardioverter defibrillators. Europace. 2012;14:1230–1235.

[11] ICS-CERT(Industrial control systems cyber emergency response team) Abbott Laboratories Accent/Anthem, Accent MRI, Assurity/Allure, and Assurity MRI pacemaker vulnerabilities. Advisory (ICSMA-17-241-01)

[12] Lembke B, Nowak B, Pfeiffer D, et al. DGK-Leitlinien. Z Kardiol. 2005;94:704–720.

7 Komplikationen der Herzschrittmachertherapie

Heiko Burger und Brigitte Osswald

Von den zahlreichen Komplikationen, die im Rahmen einer Schrittmachertherapie auftreten können, unterscheiden wir folgende:
– Intraoperative,
– Komplikationen im Verlauf und
– seltene Komplikationen.

In der bundesweiten Qualitätssicherung werden Komplikationen bis zum Ende des stationären Aufenthaltes berücksichtigt, so dass die Nachbeobachtung hier im Mittel ein- bis zwei Tage beträgt. Gezählt werden oft nur Komplikationen mit Interventionsbedarf, so dass auch hier von einer erheblichen Dunkelziffer auszugehen ist, die aus den derzeitigen Registern nicht ersichtlich ist. Daten der amerikanischen Food and Drug Administration (FDA) zeigen, dass jährlich 0,14–0,9 % der Herzschrittmacherelektroden aufgrund technischer Defekte extrahiert werden [1]. Um der zeitlichen Relevanz möglicher Komplikationen Rechnung zu tragen, erfolgt die Darstellung der Komplikationen entsprechend des Verlaufes während und nach der Implantation.

7.1 Intraoperative Komplikationen

Der Grundsatz, dass ein Operateur nur so gut ist, wie er imstande ist, Komplikationen seines Tuns zu beherrschen, ist sehr alt, hat aber dennoch Bestand. Wenn die Erfahrung des Operateurs nicht ausreicht, um Patienten in allen Situationen bestmöglich zu versorgen, obliegt ihm (und nicht den Vorgesetzten), jemanden mit entsprechender Expertise zumindest in Rufnähe zu haben.

7.1.1 Herzrhythmusstörungen

Die intraoperativen Rhythmusstörungen während Herzschrittmachereingriffen umfassen unabhängig von der Grunderkrankung grundsätzlich bradykarde und tachykarde Herzrhythmusstörungen.

7.1.1.1 Asystolie bzw. symptomatische Bradykardie während eines Eingriffes

Als mögliche Komplikation der Grunderkrankung, bei der Platzierung der Elektroden, aber auch im Rahmen eines Aggregatwechsels bei Applikation des Elektrokauters, bzw. Extraktion des Aggregates (unipolare Stimulation) und Dekonnektion der Elektroden kann es zu einer Asystolie kommen. Daher ist die kontinuierliche EKG-Überwachung erforderlich, die auch einer eventuellen Unruhe des Patienten im Rahmen

https://doi.org/10.1515/9783110431964-007

einer Asystolie standhält (z. B. durch Überkleben der Elektroden). Als Erstmaßnahme ist bei bereits liegender Elektrode der Anschluss an eine externe Stimulationsquelle oder im Rahmen eines Aggregatwechsels ggf. die Rekonnektion und Reinsertion des Aggregates in das Wundgebiet sinnvoll. Bei fehlender ventrikulärer Elektrode ist die externe Stimulation mittels aufgeklebter Patchelektrode, ggf. Paddels als Überbrückung bis zur permanenten oder passageren Elektrodenanlage als Bedarfsschrittmacher als Notfallmaßnahme indiziert. Bei länger andauernder externer Stimulationspflicht ist eine Abschirmung des Patienten im Sinne einer Analgosedierung, ggf. mit Schutzintubation empfehlenswert.

Entsprechend der Leitlinien der AHA 2015 kann bei symptomatischer Bradykardie mit Hypotension und / oder akut verändertem mentalen Status und / oder Schockzeichen und / oder ischämischem Thoraxschmerz und / oder akuter Herzinsuffizienz zunächst ein Atropinbolus von 0,5 mg verabreicht werden. Ist dieser ineffektiv, bleiben die transkutane Stimulation, die Dopamininfusion oder Epinephrininfusion als weitere Optionen bis zur definitiven Versorgung [2]. Bei vielen Formen des AV-Block III° ist eine medikamentöse Beeinflussung nicht möglich.

7.1.1.2 Tachykarde Herzrhythmusstörungen

Durch die Applikation von Führungsdrähten und Elektroden können sowohl Vorhof-, als auch Kammertachykardien ausgelöst werden, die in der Regel nach Beenden der Manipulation sistieren. Nicht selten werden diese vom Patienten wahrgenommen. Beim wachen Patienten empfiehlt sich vor der Manipulation ein entsprechender Hinweis, um eine gewisse Beruhigung zu erzielen, selbst wenn die Auswirkung hämodynamisch relevant und entsprechend unangenehm empfunden wird. Um bei anhaltenden oder höhergradigen Kammertachykardien bzw. Kammerflimmern vorbereitet zu sein, empfiehlt sich das Aufkleben von externen Defibrillationspatches, um die Herzrhythmusstörung ohne lange Verzögerung zu beenden. Die unsterile Auflage von Paddles ist eine Notfallmaßnahme und birgt ein hohes Risiko, dass die Wunde kontaminiert wird.

Vorhoftachykardien

Bei akuten Vorhoftachykardien kann der Patient Symptome einer relativen Herzinsuffizienz entwickeln, die sich in Unruhe, Luftnot und Angstgefühlen äußern. Bei Vorhofflattern ist über die rasche Implantation der Elektroden in Ventrikel und Vorhof und atriale Überstimulation unter VVI-Backup eine rasche Therapie intraoperativ möglich. Die medikamentöse Therapie von Vorhofflimmern ist intraoperativ in der Regel nicht indiziert. Bei persistierendem symptomatischen Vorhofflimmern kann unmittelbar nach Anlage des Schrittmachers oder bei Anästhesiepräsenz intraoperativ eine Kardioversion unter Kurznarkose erfolgen. Vorteil einer erfolgreichen umgehenden intraoperativen Konversion ist neben der verbesserten Hämodynamik das Sicherstellen ausreichender atrialer Elektrodenwerte unter Sinusrhythmus.

Ventrikuläre Herzrhythmusstörungen

Ventrikuläre Herzrhythmusstörungen treten praktisch bei jeder Insertion einer Elektrode in das Cavum des Ventrikels auf. Als normal gelten einzelne Extrasystolen, Couplets bis hin zu selbstlimitierenden Salven, die der Patient zumeist als „Stolpern" wahrnimmt. Längerdauernde ventrikuläre Tachykardien erfordern je nach hämodynamischer Stabilität gegebenenfalls eine Kardioversion, bzw. umgehende Defibrillation. Bei ventrikulären Tachykardien kann zumeist durch Retraktion der ventrikulären Elektrode oder Bewegen der ventrikulären Elektrode ein Sistieren der Rhythmusstörung erreicht werden. Bei extrem vulnerablem Myokard ist die Durch-, bzw. Fortführung der Herzschrittmacherimplantation unter Analgosedierung oder Intubationsnarkose empfehlenswert.

7.1.2 Via falsa

Während der Elektrodenimplantation ist durch die Elektrode selbst, weitaus häufiger jedoch durch die Punktion oder das Vorschieben von Schleusen die Schaffung einer Via falsa möglich. Daher ist vor allem bei jeglichem Widerstand während des Vorschubs von Elektroden oder Führungsdrähten die Lagekontrolle unter Durchleuchtung notwendig.

7.1.2.1 Perforation

Die Perforation venöser oder kardialer Strukturen kann von wenig Symptomatik bis hin zu einem erheblichen Blutverlust und der Ausbildung eines lebensbedrohlichen Schockzustandes führen.

Gerade bei der zusätzlichen Implantation von Elektroden ist der Venenzugang häufig erschwert. Die präoperative Phlebographie hilft hier nur bedingt weiter, da selbst bei Nachweis eines Verschlusses die ungehinderte Passage eines Führungsdrahtes gelingen, andererseits bei scheinbar „offenem" Venensystem eine unüberwindliche Engstelle vorliegen kann (Abb. 7.1). Ist die Präparation der V. cephalica nicht möglich, kann auch die Punktion der V. subclavia gelegentlich sehr schwierig sein. Da Pleura und Lunge mit einer Punktionsnadel leicht passiert werden können, kommt es gelegentlich zur Lungenperforation, die einerseits zu Hämoptysen, andererseits zu einem hartnäckigen Pneumothorax führt und die offene Exploration mittels lateraler Thorakotomie erfordern kann.

Bei *Perforation im Bereich der V. cava superior* kommt es zum Austritt von Blut in mediastinale Strukturen, was vegetative Zeichen (Schwitzen, Tachykardie) gegebenenfalls auch Zeichen einer oberen Einflussstauung durch Kompression der V. cava superior auslöst. Wird die Pleura perforiert (auch kontralateral zur Implantationsseite), kommt es zum Hämatothorax, der je nach Ausprägung lebensbedrohlich sein kann.

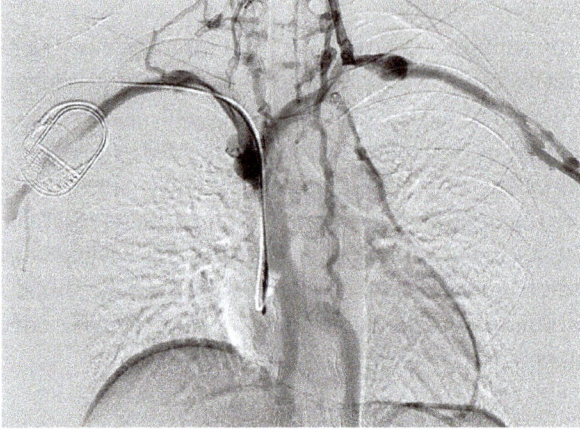

Abb. 7.1: Stenose im Bereich der V. subclavia rechts und Okklusion der V. cava superior.

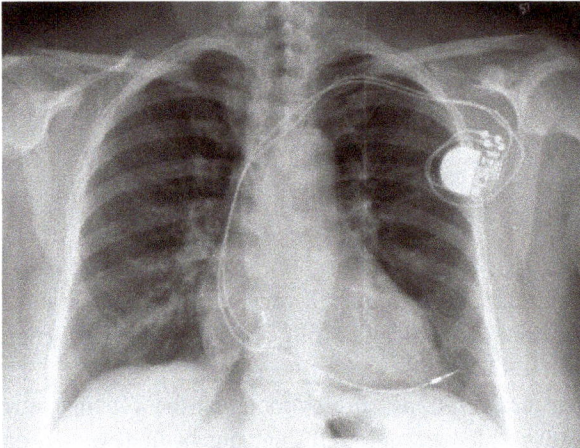

Abb. 7.2: Perforation der rechtsventrikulären Elektrode über den Perikardrand hinaus.

Perforationen im Bereich des Herzens können unmittelbar während, aber auch Tage, Wochen und Monate nach der Implantation auftreten. Das Risiko liegt bei ca. 1 % [3]. Bei akuter Perforation kommt es zur Ausbildung eines Hämatoperikards, dessen Ausprägung die klinischen Zeichen bestimmt. Überschreitet die Perforation das Perikard (Abb. 7.2) kommt es oft zum Hämatothorax oder seltener Hämatoperitoneum, je nachdem ob Pleura oder Diaphragma benachbart liegen und wieviel Blut an der Sonde entlang aus dem Ventrikel in das entsprechende Cavum drainiert.

Werden bereits während einer Sondenimplantation Hinweise auf eine relevante Sondenperforation mit Perikardtamponade (z. B. unklarer Blutdruckabfall) bemerkt, so ist eine Eskalation der anästhesiologischen Maßnahmen zu ergreifen. Insbesondere sind Zugänge zur umfangreichen Volumensubstitution, eine engmaschige Blutdruckkontrolle und eine transösophageale Ultraschalldiagnostik unmittelbar notwendig.

Eine vergleichbare Ausstattung ist a priori zu empfehlen, wenn eine Sondenrevision aufgrund einer postoperativen Perikardtamponade durchzuführen ist [4].

Wird während der Sondenrevision ein nur geringer Perikarderguss von 5–15 mm beobachtet, der auch nach erfolgtem Sondenrückzug keine Zeichen einer Progression und ventrikulären Kompression aufweist, so kann unter stabiler Hämodynamik ein abwartendes Handeln mit wiederholten Verlaufskontrollen erfolgen [4]. Zumeist tamponiert sich die Perforationsstelle selbstständig aus, heilt folgenlos ab und der Erguss wird binnen Wochen resorbiert, allerdings ist bei größeren Ergussmengen die Ausbildung einer Pericarditis constrictiva prinzipiell möglich, so dass dieses Risiko mit dem Risiko einer frühzeitigen Entlastung vor allem bei größeren Ergussmengen abzuwägen ist. Da gelegentlich das echokardiographische Bild einer ausreichenden oder guten kardialen Pumpfunktion bei relativem Volumenmangel täuscht, kann insbesondere nach Volumengabe eine Einschränkung der Herzfunktion durch den Erguss zu einer raschen Entlastung zwingen.

Besteht eine manifeste Tamponade mit hämodynamisch relevanter Einschränkung der ventrikulären Pumpfunktion (Abb. 7.3a), so sollte unverzüglich eine subxyphoidale Perikardpunktion mit Einlage eines Perikardkatheters (Abb. 7.3b) bzw. der Einlage einer subxyphoidalen Perikarddrainage zur Perikardentlastung erfolgen. Bei anhaltender Blutung kann eine Thorakotomie zur Perikardentlastung und eine chirurgische Versorgung der Perforationsstelle notwendig werden.

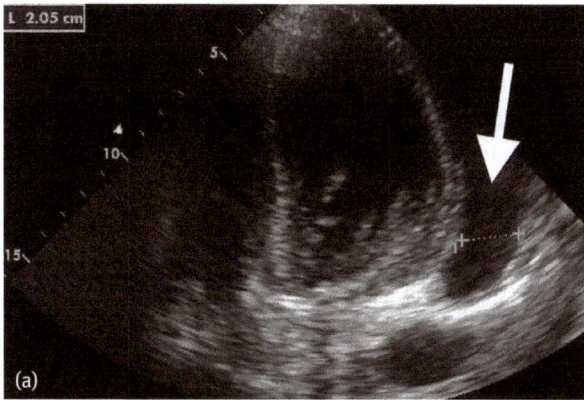

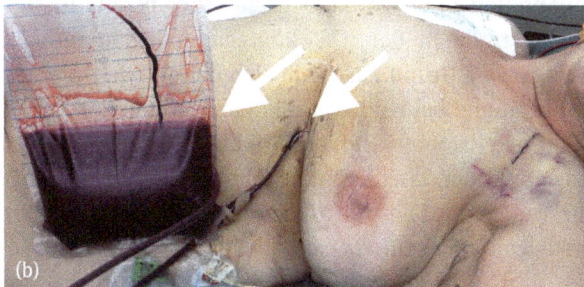

Abb. 7.3: (a) Deutlicher Perikarderguss im TEE, (b) Perikardentlastung nach Punktion und Einlage eines Perikardkatheters (weiße Pfeile).

Neben der unmittelbaren Perforation venöser und kardialer Strukturen können bei *transarterieller Venenpunktion* thromboembolische Armkomplikationen und die Ausbildung einer arteriovenösen Fistel auftreten. Diese bleiben bei geringem Lumen zunächst oftmals unentdeckt; bei Sondenexplantation wird die Fehllage apparent und kann letal enden; Folgeinterventionen im Sinne eines Fistelverschlusses sind bei unmittelbarem Erkennen und Handeln mittels Stentimplantation, Coiling oder offener Revision möglich [5]. In der Literatur wird eine Assoziation mit der Laserextraktionsmethode hergestellt, jedoch ist sehr wahrscheinlich, dass eine transarterielle Punktion ursächlich ist.

Führende intraoperative Komplikation im Rahmen von Punktionen ist der *Pneumothorax*. Da die Ausprägung von nicht-interventionspflichtigen minimalen, lokal begrenzten bis hin zum massiven Spannungspneu mit oder ohne Ausbildung eines Hautemphysems führen kann, ist die sorgfältige Beobachtung des Patienten bereits während der Punktion und der weiteren Implantationsschritte erforderlich. Bei atemabhängigen Beschwerden, Luftnot, Schwitzen und zunehmender Unruhe ist die sofortige Anlage einer Bülau-Drainage die Methode der Wahl. War während einer Punktion auch nur eine geringfügige Menge Luft aspirabel, ist die Anfertigung eines postoperativen Röntgenbildes ca. 2 Stunden postoperativ auch bei fehlenden Symptomen sinnvoll. Das Vorgehen richtet sich nach Befund und Klinik. Es wird empfohlen, zumindest eine Sauerstoffbrille oder -maske auch bei geringer Klinik anzulegen.

Die Ausbildung eines Hämatothorax ist seltener, jedoch können Blutverlust und das eingeschränkte Lungenvolumen potenziell lebensbedrohliche Ausmaße annehmen. Neben Volumenersatz, ggf. Transfusion ist die rasche Entlastung des Thorax zumindest mittels großlumiger Drainage notwendig, um auch die entstehenden Koagel nach Möglichkeit vollständig abzusaugen. Bei massiven Befunden oder persistierender Blutung über die Drainage muss ein thorakoskopischer, bzw. offen chirurgischer Eingriff zur Befundsanierung erwogen werden.

7.1.2.2 Sondenfehllage

Akzidentell linksventrikuläre Lage einer rechtsventrikulären Elektrode

Die Sondenfehllage einer rechtsventrikulär intendierten Elektrode kann transarteriell, transseptal oder über ein offenes Foramen ovale linksventrikulär entstehen. Diese Fehllage ist bei Neuimplantation ohne Vorhandensein einer bereits in situ rechtsventrikulär befindlichen Elektrode in der p. a. Röntgendurchsicht oftmals schwer erkennbar (Abb. 7.4). Aus diesem Grund empfiehlt sich das Aufkleben eines Standard-EKG in regelrechter Anordnung; bei rechtsventrikulärer Stimulation ergibt sich ein Linksschenkelblockbild, bei akzidentell linksventrikulärer Stimulation ein Rechtsschenkelblock. Ist die Lage unsicher, lässt sich die Elektrodenlage in 30° LAO oder mittels Echokardiographie verifizieren. Bei Nichterkennen kann ein thromboembolisches Geschehen das erste Symptom sein, das auf die Fehllage hinweist (TIA etc.) [6],[7].

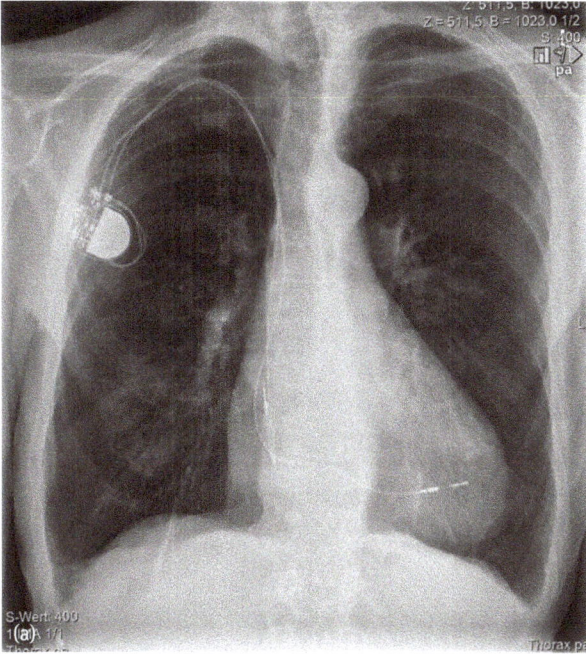

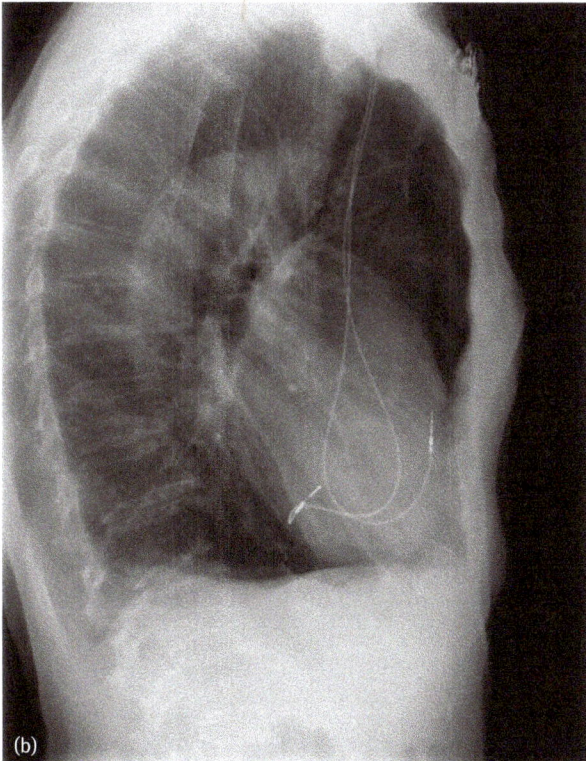

Abb. 7.4: Akzidentelle links-ventrikuläre Elektrodenlage in der p. a. (a) und lateralen (b) Röntgenaufnahme.

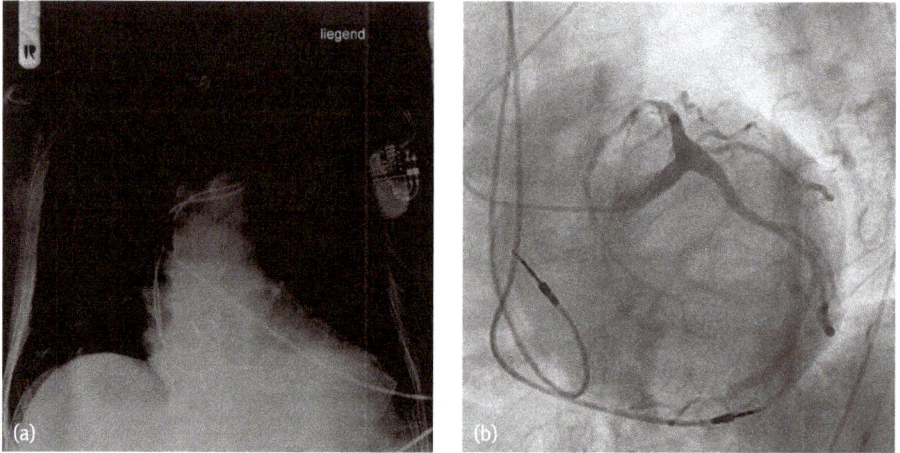

Abb. 7.5: Lage einer rechtsventrikulären Elektrode im Koronarsinus. Röntgen Thorax p. a. (a), Koronarangiographie (b) als Zufallsbefund.

Rechtsventrikuläre Elektrodenfehllage im Bereich des Koronarsinus

Die Elektrodenplatzierung rechtsventrikulärer Elektroden im Koronarsinus fällt während der Platzierung gelegentlich dadurch auf, dass die Elektrode eine eigentümliche „Knickbildung" im Bereich des atrioventrikulären Überganges zeigt. Eine 30° LAO-Darstellung kann richtungsweisend sein, das EKG bei Stimulation weist wie unter Kap. 7.1.2.2 beschrieben meist das Bild eines Rechtsschenkelblockes auf. Nicht selten klagen Patienten bei der Fehllage über unspezifische, stechende Schmerzen im Perikardbereich oder Phrenikusreizung, die bei Stimulation entsteht oder verstärkt wird. Allerdings ist die Symptomatik nicht be- noch richtungsweisend, da sie auch bei akuter oder chronischer Perforation bestehen kann. Gelegentlich findet sich die Fehllage als Zufallsbefund während einer Koronarangiographie (Abb. 7.5).

7.1.3 Inakzeptable Messwerte

Die intraoperative Erhebung der Messwerte ist obligat. Die Mehrheit der Messverfahren verwendet für die Konnektion des Messkabels mit der Elektrode Krokodilklemmen. Das Messkabel ist entweder über einen weiteren Adapter oder direkt an die Messeinheit angeschlossen. Jede Konnektion kann Störungen aufweisen und damit technisch bedingt Fehlmessungen verursachen. Um die Einheit des Messgerätes und das Kabel zu prüfen, können die jeweils für ein Kompartiment zusammengehörigen Krokodilklemmen miteinander konnektiert werden. Das zuvor mit Rauschen bei Kabelbewegung unruhige Ableitungsbild wird bei erfolgtem Kurzschluss (intaktes Kabel) zur isoelektrischen Linie.

7.1.3.1 Undersensing

In der Schrittmachertherapie ist die einwandfreie Funktion des Gerätes von einer sicheren Wahrnehmung abhängig. Bei ausgeprägter Narbenbildung (Infarkt, Operationen), extrem ausgedünntem Myokard (rechtsventrikuläre Hypoplasie, M. Uhl) oder stark fibrotisch verändertem Endo-/Myokard kann die Amplitude sehr klein ausfallen und die minimal geforderten 5,0 mV im Ventrikel, bzw. 1,5 mV im Vorhof unterschreiten. Die meisten Geräte erlauben eine Anpassung des Sensing im Atrium auf minimal 0,3–0,5 mV, im Ventrikel auf 0,8–1,0 mV, jedoch ist bei Extrasystolen, bei unipolarer Konfiguration oder bei größeren Störsignalen die einwandfreie Funktion des Schrittmachers nicht gewährleistet.

Ist nach vielfacher Umplatzierung eine Verbesserung der Wahrnehmung nicht zu erzielen (Undersensing), ist zunächst ein Austausch der verwendeten Elektrode, bei weiterhin geringer Amplitude eine alternative Implantation (z. B. Koronarsinus-Elektrode als ventrikuläre Elektrode auch bei VVI- oder DDD-Schrittmacher oder epikardiale Elektrodenanlage) zu erwägen. Wichtig ist die Re-Evaluation der Amplitude vor Konnektion der Elektrode an den Schrittmacher. Verletzungspotentiale können zu einer erheblichen Abnahme selbst initialer guter oder sehr guter Wahrnehmungsparameter führen, die ggf. eine Repositionierung erfordern.

7.1.3.2 Erhöhte Reizschwelle

Moderne Elektroden lassen unabhängig von ihrer Platzierung Reizschwellenwerte unterhalb von 1,0 V/0,5 ms erwarten. Anatomische Gegebenheiten und pathologisch verändertes Myokard bedingen, dass die Reizschwelle bei einigen Patienten oberhalb des genannten Wertes liegen kann. Generell gelten Ausgangswerte größer 1,5 V/0,5 ms als inakzeptabel (siehe Kap. 4.1.6). Die erste Erhebung der Reizschwelle findet in der Regel kurz nach der Platzierung statt und kann sich vielfach in kurzer Zeit verändern. Insofern ist oftmals auch bei primär erhöhtem Wert – vor allem bei guter Wahrnehmung und unauffälliger Impedanz – ein Abwarten mit anschließender Re-Evaluation der Reizschwelle lohnend. Ist nach ca. 5 Minuten keine akzeptable Reizschwelle zu erhalten, ist das Vorgehen analog zum Undersensing (siehe Kap. 7.1.3.1) zunächst ein Umplatzieren; nach weiteren ca. 5 Versuchen ist ein Austausch der Elektrode zu erwägen. Ergeben sich auch mit einer neuen Elektrode keine akzeptablen Messwerte, sind alternativer Zugangswege (z. B. epikardial oder CS-Elektrode) in Betracht zu ziehen.

7.1.3.3 Wechselnde Impedanzen

Starke Impedanzschwankungen weisen auf eine instabile Elektrodenposition hin. Bei unvollständig ausgeschraubtem aktiven Fixationsmechanismus kommt eine Impedanzerhöhung hinzu, die nach entsprechender Korrektur rückläufig ist. Bei Verwendung einer Ankerelektrode oder einer Elektrode mit passiver Fixation weist eine inkonstante Impedanz > ± 10 % auf eine instabile Elektrodenlage hin und erfordert eine Repositionierung. Ist nach fünf veränderten Platzierungen keine konstante Impedanzmessung zu erzielen, ist ein Elektrodenwechsel ratsam.

7.1.4 Chirurgische Komplikationen

Die Schrittmacherimplantation umfasst ein überschaubares Wundgebiet, jedoch erfordert sie einen Gefäßzugang und die Präparation einer Tasche. Insofern ergeben sich die wichtigsten Komplikationen über den Gefäßzugang, die Fixation von Elektroden und Gerät, die Taschenpräparation und den Wundverschluss.

7.1.4.1 Blutung aus dem Zugangsgefäß

Gerade bei Verwendung der V. cephalica als Zugangsweg kann es während der Implantation von mehr als einer Elektrode zu einer anhaltenden Sickerblutung aus dem Bereich der Elektrodeninsertion kommen. Nach Platzierung der Elektroden lässt sich durch Vorschieben des Sleeves zwar temporär die Blutung bis hin zum vollständigen Sistieren reduzieren; vor allem bei zwei und mehr Elektroden kann eine vollständige Bluttrockenheit jedoch zumeist nicht erreicht werden. Zirkuläre Nähte distal der Sleeves als sogenannte „Hämostase-Naht" bergen die Gefahr einer Isolationsverletzung, selbst wenn das Anziehen solcher Nähte als nicht fest empfunden wird (Abb. 7.6). Es empfiehlt sich, die Faszie des M. deltoideus, bzw. M. pectoralis major zu verwenden und sie mittels einer oder mehrerer U-Nähte nicht zirkulär um, sondern ausschließlich ventral der Elektroden anzubringen. Sinnvoll ist es weiterhin, vor dieser Fasziendoppelung zunächst den, bzw. die Sleeves zu fixieren (Kap. 7.1.4.2). Persistiert eine Sickerblutung aus diesem Bereich, kann diese Naht nochmals mit Fassen von etwas mehr Gewebe medial und lateral der Elektrode(n) wiederholt werden. Für die Naht ist vorzugsweise resorbierbares Material zu verwenden.

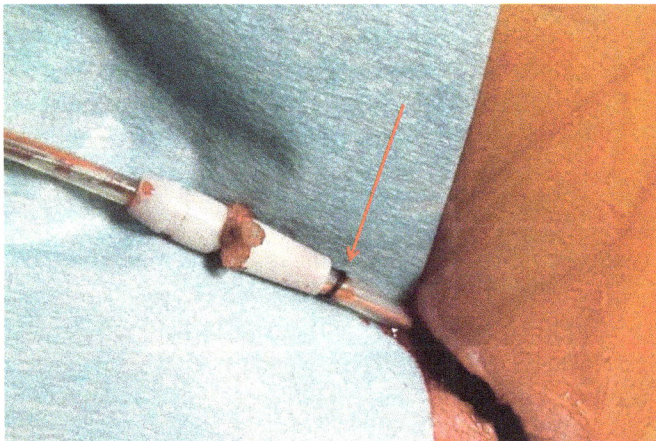

Abb. 7.6: Isolationsverletzung durch sogenannte „Hämostasenaht".

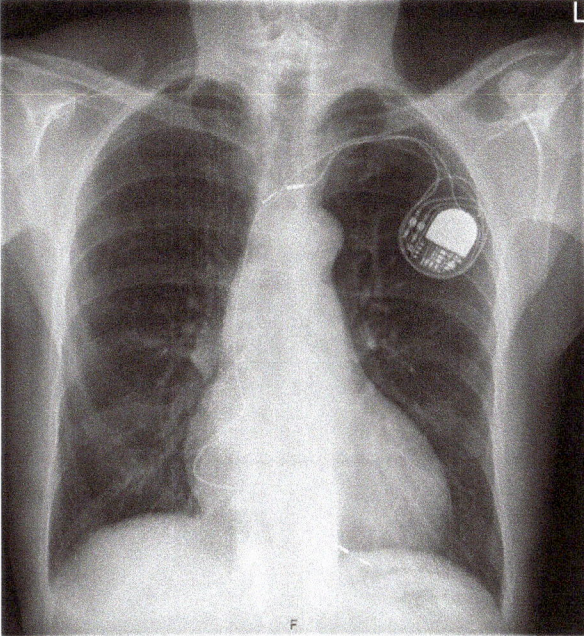

Abb. 7.7: Twiddler-Syndrom der Vorhofelektrode.

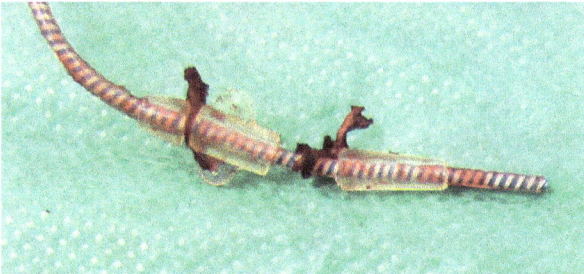

Abb. 7.8: Resultat des zu festen Anziehens der Fixationsnaht um den Sleeve.

7.1.4.2 Fixation des Sleeves

Die Fixation des Sleeves sollte stets durchgeführt werden und ist keineswegs banal. Sie kann allerdings bei zu losem Anziehen ein Twiddler-Syndrom (Abb. 7.7), bei zu festem Anzug eine Elektrodendysfunktion im Sinne einer Isolationsverletzung oder eines Elektrodenbruchs begünstigen (Abb. 7.8, Abb. 7.9). Daher ist auch bei einem kleinen Zugangsweg oder unter schlechter Sicht sicherzustellen, dass die Fixationsnaht weder distal, noch proximal des Sleeves zu liegen kommt.

7.1.4.3 Taschenpräparation

Das häufigste Problem der Taschenpräparation ist eine zu oberflächlich angelegte Tasche. Der Begriff einer „subkutanen" Tasche legt nahe, dass das Gerät im Bereich der Subkutis zu liegen kommt. Tatsächlich ist jedoch nur mittels subfaszialer Lage eine

Perforation nahezu ausgeschlossen. Auch wenn die Auswirkung einer inadäquaten Taschenanlage bis auf eine mehr oder minder stark ausgeprägte Schmerzsymptomatik erst später zum Tragen kommt, handelt es sich um eine „intraoperative" Komplikation.

Umgekehrt ist eine „tiefe" Präparation im Bereich des M. pectoralis major nicht nur akut schmerzhaft, sondern kann zu Blutungskomplikationen und dauerhaften Beschwerden führen.

Bei Präparation der Tasche ist sehr exakt auf Blutungsquellen zu achten, um spätere Hämatome und damit eine erhöhte Inzidenz von Infektionen zu vermeiden. Die Inzidenz von Taschenhämatomen im Rahmen von Herzschrittmacher-Neuimplantationen wird von Trappe und Gummert mit 0,2–1,7 % angegeben [3]. Bei jeglicher aktiven Blutung während des Taschenverschlusses, die nicht der Kutis zuzuordnen ist, hilft gegebenenfalls das Herausnehmen des Gerätes, die Ursache zu finden und zu beheben. Handelt es sich um eine Sickerblutung aus der Tiefe, kann durch Retraktion oder Verlängerung des Schnittes die Blutungsquelle dargestellt und gezielt gestillt werden. Die Applikation von Hämostyptika ist prinzipiell verzichtbar, sie ist kostenintensiv und kein Ersatz für eine sorgfältige Blutstillung.

7.1.4.4 Wundverschluss

Ein sorgfältiger Wundverschluss der tiefen und oberflächlichen Subkutis sowie der Haut ist die Basis für eine gute Wundheilung. Fadenmaterial, das aus der Wunde ragt, begünstigt die Fistelbildung und bedingt somit gegebenenfalls eine Taschen-, aber auch eine systemische Infektion, die zur Systemexplantation zwingt. Insofern ist die sorgfältige Naht nicht nur aus kosmetischen Gründen die „Visitenkarte" des Operateurs. Bei klaffenden Wundanteilen ist eine neuerliche Anlage der Hautnaht empfehlenswert. Handelt es sich um eine minimale Wunddehiszenz (< 2 mm) mit intakter Nahtreihe (durch Zug nicht lösbar) sind Zugpflaster Mittel der Wahl. Einige Kollegen präferieren die Applikation von Zugpflastern bei allen Patienten, jedoch gibt es hierfür keine gesicherte Evidenz. Die ausschließliche Verwendung von kutanem Fibrinkleber ist für Eingriffe mit Implantaten nicht empfehlenswert [8].

7.1.4.5 Verband

Die Operationswunde ist am Ende des Eingriffes vor dem Abdecken mit einem sterilen Pflaster zu versorgen, das nach allen Seiten hin einen vollständigen Adhäsionsstreifen aufweist.

Postoperativ sind die klinischen Standards durchaus unterschiedlich. Sandsäcke oder Infusionsflaschen oder -beutel als Kompressionsmittel sowie *Coldpacks* zur Schmerzlinderung und lokalen Durchblutungsreduktion sollen einerseits das Auftreten postoperativer Taschenhämatome vorbeugen, die Gewebsschichten für eine raschere Heilung adaptieren und den Patienten zur körperlichen Schonung anhalten. Aufgrund der induzierten Mikrozirkulationsstörung, bzw. der anatomisch und konstitutionsbedingt fraglichen Effektivität der Kompression werden diese durchaus kontrovers diskutierten Maßnahmen unterschiedlich gehandhabt. In Einzelfällen werden spezielle Kompressionswesten zur Prävention von Taschenhämatomen eingesetzt. Ersten Berichten mit bisher relativ kleiner Patientenzahl (n = 40) zufolge kann dieses Vorgehen hilfreich sein, um die Inzidenz mittelgradiger bis großer Taschenhämatome nach Herzschrittmacherimplantation zu reduzieren [9]. Grundsätzlich ist jedoch kein Kompressionsverfahren in der Lage, eine manifeste chirurgische Blutung zu beherrschen.

7.2 Komplikationen im Verlauf

Zu den typischen Komplikationen nach Herzschrittmachereingriffen gehören Elektrodenprobleme wie die Dislokation und Perforation sowie lokale Komplikationen im Taschenbereich.

7.2.1 Elektroden-Dislokation

Elektroden-Dislokationen sind in der Regel durch eine ungenügende Fixation der Elektrode am Myokard oder im Bereich des Sleeves bedingt, so dass die Myokardbewegung, bzw. Schulter-/Armbewegung ausreichen, um die Elektrodenlage zu verändern. Zwar gilt die Elektrodenperforation als typische frühe Komplikation, sie kann jedoch prinzipiell auch noch Jahre nach der Implantation auftreten.

7.2.1.1 Atriale Elektroden-Dislokation
Die Dislokationsrate korreliert positiv mit dem Ausbildungsstand, bzw. der Expertise des Operateurs [10]. Im Deutschen Herzschrittmacherregister 2014 [11] beträgt die Inzidenz von Vorhof-Elektrodendislokationen 1,0 %. Die Variationsbreite reicht von weniger als einem Prozent (n = 647) in der Mehrzahl der Kliniken bis hin zu Häusern mit mindestens 10 %igem Anteil dislozierter Vorhofelektroden (n = 23) [11]. In einer aktuellen Studie beträgt die Inzidenz innerhalb eines Jahres postoperativ 2,0 % [10]. Allerdings ist die selten gewählte septale Position mit einer Dislokationsrate von 11 % weit führend vor der freien Wand (2,1 %) und dem Herzohr (1,6 %). Gelegentlich ist das Sondenmaterial (Sondendiameter, Steifheit und Fixationsmechanismen) für die Dislokationsrate entscheidend. Ein Beispiel hierfür ist die erhöhte Dislokationsrate von 6,1 % einer speziellen MRT-fähigen Elektrode gegenüber dem firmeneigenen Standardmodell mit ca. 1 % [12].

7.2.1.2 Ventrikuläre Elektroden-Dislokation
Die Zahl ventrikulärer Dislokation ist generell etwas geringer als die atriale. In einer großen Untersuchung anhand der kumulativen deutschen Qualitätssicherungsdaten

von 2007 bis 2012 beträgt die Rate ventrikulärer Dislokationen 0,92 % aller Implantationen [13]. Es ergibt sich in dieser Untersuchung ein erhebliches Gefälle von 1,52 % bei den 656 Kliniken, die zwischen 1 und 50 Operationen/Jahr durchführen zu 0,57 % bei Kliniken mit mehr als 190 Operationen pro Jahr. Interessanterweise zeigt sich auch ein geschlechtsabhängiger Unterschied der Dislokationsrate; sie ist unabhängig von der Implantationszahl pro Jahr bei Frauen etwa 0,2 % höher als bei Männern [13]. Verglichen mit der Veröffentlichung des dänischen Schrittmacherregisters der Jahre 1997–2008 betrug zu diesem Zeitpunkt die Rate ventrikulärer Elektrodendislokationen 2,2 % innerhalb der ersten drei Monate postoperativ und ergab für Operateure mit weniger als 25 Eingriffen pro Jahr und Zweikammersysteme ein deutlich erhöhtes Risiko für diese Komplikation. Die Studien belegen, dass die ventrikuläre Elektroden-Dislokation prinzipiell mit niedriger Inzidenz vorkommt, jedoch extrem erfahrungsabhängig ist. Die Symptomatik umfasst die Folgen eines teilweisen oder vollständigen Ausfalls der Schrittmacherfunktion hinsichtlich einer verminderten Wahrnehmung, aber auch einen sogenannten „Exitblock", bei dem der Schrittmacher-induzierte Stimulus nicht ausreicht, um das Myokard effektiv zu erregen. Vor allem Schrittmacher-abhängige Patienten reagieren im Frühstadium mit partiellem Stimulationsausfall in der Regel empfindlicher und kommen daher frühzeitiger zu einer Revision. Der Ausfall kann jedoch nicht nur schleichend, sondern auch akut einsetzen, was gegebenenfalls eine Reanimation und eine passagere Schrittmacherversorgung erfordert. Die vermehrte Stimulation aufgrund einer unterschwelligen Wahrnehmung der Eigenaktion kann bei flottierenden Elektroden ventrikuläre Herzrhythmusstörungen bis hin zu Kammerflimmern hervorrufen.

7.2.1.3 Sonderfall Twiddler-Syndrom
Besteht auf einer Elektrode beispielsweise durch Anlage enger Schleifen im Bereich der Elektrodenreste Spannung bei lockerer Konnektion zwischen Sleeve (Fixation der Elektrode am Gewebe) und Elektrode oder kommt es durch äußere Einwirkung (z. B. Manipulation durch den Patienten) zum „Drehen" oder „Kippen" des Aggregates, können Elektroden partiell oder komplett in den Taschenbereich retrahieren. Diese potenziell letale Komplikation wurde erstmals 1968 von Bayliss et al. beschrieben [14].

7.2.2 Elektroden-Perforationen

Elektrodenperforationen im postoperativen Verlauf werden mit einer Inzidenz von ca. 0,5 % angegeben [15]. Die Schwierigkeit in der Beurteilung der tatsächlichen Rate liegt in der häufig asymptomatischen Form einer Elektrodenperforation. So ist in einer CT-Studie eine Prävalenz von 6 % angegeben [16]. Allerdings ist einschränkend darauf hinzuweisen, dass die Störsignale der Elektroden im CT zu Fehldiagnosen führen können. Ultraschall-, bzw. Röntgenbilder können mit keiner, bzw. wenig Strahlenbelastung oftmals ausreichende Entscheidungshilfen geben. Das jeweilige Vorgehen ist der Klinik, bzw. den Elektrodenparametern anzupassen.

7.2.2.1 Ergussbildung

Wie im Kap. 2 aufgeführt, ist eine präoperative Echokardiographie vor allem hilfreich, um postoperative Auffälligkeiten zu evaluieren. Ein neu aufgetretener Perikard- und / oder Pleuraerguss weist auf eine Elektrodenperforation hin.

Bei neu entstandenem Erguss ist bei ansonsten seit Implantation unveränderten Elektrodenparametern und hämodynamischer Stabilität ein Abwarten unter engmaschiger Kontrolle und stationären Bedingungen möglich. Bildet sich der Erguss rasch zurück und bestehen keinerlei sonstige Beschwerden, ist eine Revision nicht zwingend notwendig; sinnvoll ist die ausführliche Dokumentation, um bei späterer Extraktion den Hinweis auf ein erhöhtes Risiko zu erhalten.

Haben sich zusätzlich die Elektrodenparameter verändert (in der Regel verschlechtert) ist die Überweisung des Patienten in eine kardiochirurgische Abteilung zu veranlassen und die Elektrode unter Bereitschaft einer Herz-Lungen-Maschine auszutauschen. Das Vorgehen ist am sichersten, wenn zunächst eine neue Elektrode implantiert und erst dann die perforierte Elektrode entfernt wird, um jederzeit eine sichere Stimulation zu gewährleisten und nicht zu riskieren, dass der Fixationsmechanismus (egal ob Schraube oder Anker) durch Gewebereste oder Thromben eingeschränkt funktionsfähig ist.

7.2.2.2 Thorakale Beschwerden

Elektrodenperforationen führen entweder während der Stimulation, seltener auch spontan zu Sensationen im Spitzenbereich der perforierten Elektrode. Dies vor allem dann, wenn die Nn. phrenici benachbart liegen. Treten derartige Beschwerden auf, ist eine umgehende Revision unter Bereitstellung von Verfahren für die Beherrschung einer massiven Blutung aus der vermuteten Perforationsstelle notwendig. Zwar ist das Auftreten massiver Perikard- und / oder Pleuraergüsse nach Entfernen perforierter Elektroden selten, dennoch besteht das Risiko, weswegen die Versorgung in einem herzchirurgischen Zentrum empfehlenswert ist.

Seltener bestehen Stimulationen im Bereich des M. pectoralis. Sofern die Schrittmacherfunktion noch erhalten ist, liegt am ehesten eine Isolationsverletzung im Bereich des extravasalen Elektrodenrestes vor. Häufig besteht eine Assoziation zu Ligaturen, die unmittelbar im Bereich der Isolation distal oder proximal des Sleeves angelegt wurden (siehe Abb. 7.7). Auch Abrasionen von Sondenschleifen, die durch Reibung zwischen Aggregat und Sonden oder zwischen sich kreuzenden Sondenschleifen die Sondenisolation verletzen, sind häufig zu beobachten. Ist nur der äußere Leiter einer bipolaren Elektrode von der Isolationsverletzung betroffen (siehe Abb. 4.4), ist eine temporäre unipolare Programmierung bis zur Elektrodenrevision sinnvoll und kann unter engmaschiger Kontrolle bei nicht-abhängigen Patienten für eine Verlängerung der Zeit bis zur nächsten Elektrodenrevision genutzt werden. Ansonsten ist eine umgehende Elektrodenrevision anzustreben. In jedem Fall ist der Patient über den möglichen Systemausfall aufzuklären.

7.2.2.3 Entwicklung eines Exitblock und Veränderungen der Wahrnehmung

Beschwerden „wie vor der Implantation" weisen auf eine Perforation, Dislokation, einen Bruch der Elektrode oder einen Isolationsdefekt hin. In der Geräteabfrage sind entsprechende Veränderungen der Elektrodenwerte messbar; sie erfordern eine lückenlose Rhythmusüberwachung und eine rasche Revision unter Einhalten sämtlicher Sicherheitsaspekte mit der umgehenden Möglichkeit einer externen oder passageren Stimulation.

Ein Exitblock entsteht entweder bei massiver Erhöhung der Reizschwelle, fehlender Anpassung einer niedrig eingestellten Impulsamplitude oder Fehllage der Elektrode (beispielsweise Retraktion der gesamten Elektrode bei einem Twiddler-Syndrom). Ein Leiterbruch führt zur Impedanzerhöhung, ein Isolationsdefekt zu einer Impedanzverminderung. Gelegentlich führen seltene Umstände wie intraluminal belassene Fragmente eines Stylet zu einem Exitblock mit niedriger Impedanz (Durchstechen der Isolation mit Durchtritt des im Leiter liegenden Metallanteils durch die Isolation) (Abb. 7.9).

Wesentlich häufiger ist jedoch das sogenannte *subclavian crush* Syndrom oder die Ermüdung von Isolations- und / oder Leitermaterialien im Laufe der Zeit.

Subclavian crush Syndrom

In einer älteren Studie wurde anhand von Leichen eine Untersuchung durchgeführt, die die Kraft ermittelte, die in Abhängigkeit von der Elektrodeninsertion auf die Isolation im Bereich des Kostoklavikulargelenks wirkt. Eine mediale Punktion war hier

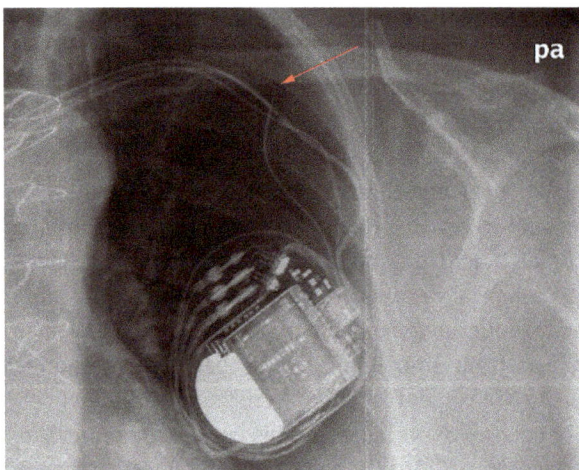

Abb. 7.9: Exitblock der linksventrikulären Elektrode durch Belassen bzw. Kappen des noch im Innenlumen einliegenden Mandrins.

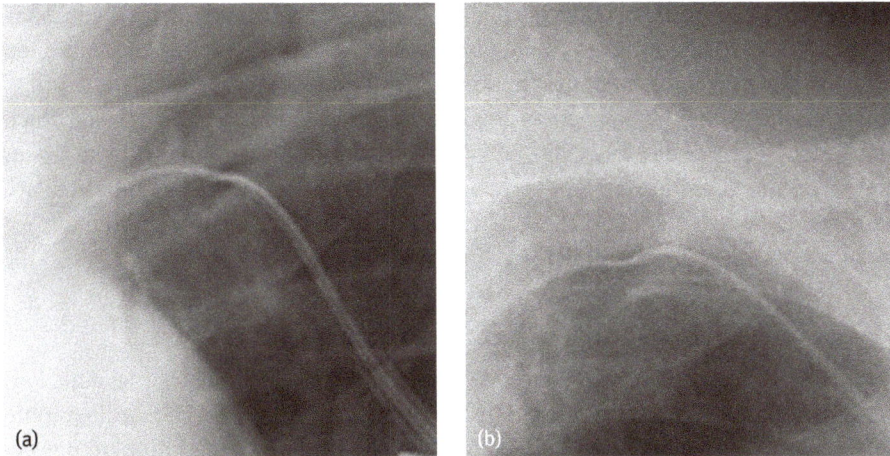

Abb. 7.10: Unterschiedliche Ausprägungen des *subclavian crush* Phänomens: Knickbildung (a) und Ausdünnen (b) der Elektrode im Bereich zwischen Klavikel und erster Rippe.

mit einem doppelt so hohen Druck versus einer lateralen Punktion assoziiert, während bei Verwendung der V. cephalica wiederum ca. die Hälfte des Druckes einer lateralen Punktion entstand. In der gleichen Publikation sind Daten von 49 Patienten mit Kompressionsschäden im Bereich des Kostoklavikulargelenks aufgeführt; bei allen Patienten erfolgte die Platzierung via Punktion, es waren 21 Frauen und 28 Männer mit einem Durchschnittsalter von 59,3 Jahren (10–96 Jahre), von denen 22 rechts-, 27 linksseitig gelegt waren. Da sonstige Faktoren also von untergeordneter Rolle sind, ist die prognostische Bedeutung einer Punktion versus Cephalicapräparation prinzipiell belegt [17]. Dennoch steigt auch aktuell der Anteil von Punktionen als Zugangsweg [11] und liegt aktuell bei über 60 %.

Das *subclavian crush* Phänomen ist gelegentlich selbst bei „blanden" Elektrodenwerten im Röntgenbild zu sehen. Vorboten einer kompletten Elektrodendurchtrennung sind die typische „Knickbildung" (Abb. 7.10a) und die Ausdünnung der Elektroden (Abb. 7.10b). Richtungsweisend sind klinische Symptome wie lokale Missempfindungen und fehlfunktionsbedingte Störungen sowie Trendanalysen von Impedanz, Reizschwelle und Wahrnehmung im Schrittmacherspeicher. Das *subclavian crush* Phänomen kann innerhalb von Tagen, Monaten oder Jahren nach der Implantation auftreten.

Materialermüdung der Isolation und / oder des Leiters

Die Haltbarkeit aktueller Elektroden beträgt ca. 15 Jahre und kann anhand der firmenspezifischen *Performance Reports*, die im Internet verfügbar sind, abgeschätzt werden. Eine aktuelle Studie über einen speziellen Sondentyp beschreibt eine Haltbarkeit der Elektroden bei Insertion über die V. cephalica über eine 10 Jahres Nachbeobachtungszeit von 100 %; 2,2 % der baugleichen Elektroden wiesen bei Punktion der V. subclavia innerhalb von 10 Jahren einen Sondenbruch auf [18]. Insofern hängt das Auftreten einer Spätkomplikation zumindest teilweise von der Implantationstechnik ab.

Klinische Auswirkungen eines intermittierenden Exitblock durch Leiterbruch und / oder Isolationsdefekt ist das zeitweise erneute Auftreten jener Beschwerden, die vor der Implantation bestanden haben. In letzter Konsequenz kann dies bei abhängigen Patienten zu einer passageren oder prolongierten Asystolie führen und ist somit potenziell lebensbedrohlich.

7.2.2.4 Asymptomatische Perforation

Vielfach wird erst nach sukzessiver Veränderung der Elektrodenwerte eine Perforation vermutet. Gelingt es nicht, die Elektrodenspitze in der Echokardiographie darzustellen, kann eine kurze Durchleuchtungssequenz die eingeschränkte Beweglichkeit der Elektrodenspitze identifizieren. Ist eine Perforation anhand eines Zufallsbefundes diagnostiziert, bestimmt die Klinik das Vorgehen. Da das Risiko einer Elektrodenextraktion mit einer längeren Verweildauer der Elektrode einhergeht, spielt das Alter des Patienten, bzw. die eingeschätzte Lebenserwartung, in erster Linie aber der Patientenwunsch nach entsprechender Aufklärung bei der Entscheidung für oder gegen eine Elektrodenextraktion die entscheidende Rolle. Engmaschige echokardiographische Kontrollen und Geräteabfragen sind für die Bestimmung des Operationszeitpunktes hilfreich. Das Belassen der Elektrode mit Isolation des Konnektorstiftes und die Neuimplantation sind für Patienten mit eingeschränkter Lebenserwartung oder bei asymptomatischen Perforationen Jahre nach der Implantation ein gangbarer, möglicherweise risikoärmerer Weg [19]. Zunehmend wird vor allem bei jüngeren Patienten die Dysfunktion als Extraktionsindikation gesehen; dies vor allem unter dem Aspekt, dass das Belassen der Elektrode seinerseits bei späterer Klasse I-Indikation zur Extraktion dann ein höheres Komplikationsrisiko aufweist. Entsprechend der Ergebnisse von Kennergren et al. ist der Hinweis auf die erhebliche Lernkurve im Zusammenhang mit Extraktionen zu berücksichtigen, so dass im Zweifel der Transfer von Patienten mit potenzieller Indikation zur Elektrodenextraktion in Zentren mit entsprechend hoher Erfahrungsdichte zu empfehlen ist [20].

7.2.2.5 Elektrodenbruch, Isolationsverletzung

Ein Elektrodenbruch ist bei modernen Elektroden das Resultat einer langfristigen, starken mechanischen Belastung. Solche Kräfte entstehen bei Druck ossärer oder anderer „harter" Strukturen auf den Elektrodenkörper (z. B. kostoklavikuläre Faszie, Aggregat). Bei inkomplettem Bruch kommt es zeitweise, häufig im Rahmen von Provokationstests auslösbaren irregulären Wahrnehmungen, die durch die Reibung der Leiter zustande kommen. Bei Herzschrittmachern führt dieses *Oversensing* zu einem Stimulationsverlust und kann bei abhängigen Patienten Synkopen auslösen.

7.2.2.6 Sonstige seltene Elektrodenkomplikationen

Elektroden stellen Fremdmaterial dar, das einerseits Fibrose bedingt, die stark ausgeprägt sein kann, andererseits häufig durch Punktion in der Nähe von Strukturen zu liegen kommt, die Komplikationen bedingen, die in den üblichen Aufklärungsbogen nicht zu finden sind. Gelegentlich ist auch bereits vorliegendes Material oder erfolgte Operationen der Grund für unvorhersehbare Ereignisse während oder nach Schrittmacherimplantationen:

Der Verschluss der linksseitigen A. mammaria während der Implantation oder Jahre nach Implantation eines Herzschrittmachers und nach aorto-koronarer Bypassoperation gehört sicher zu den seltenen Komplikationen einer Schrittmachertherapie [21].

Osteosynthesematerial, das im Rahmen einer Klavikel-Fraktur inseriert und belassen wurde, kann bei ipsilateraler Implantation eines Herzschrittmacher-Systems zu Isolationsverletzungen der Elektroden führen [22]. Oftmals ist der Zugangsweg ohnehin nach Verletzungen oder häufiger Anlage zentraler Venenkatheter oder Operationen in dem Gebiet erschwert. Daher ist die kontralaterale Implantation nach vorausgegangenen Verletzungen oder Operationen empfehlenswert.

Elektrodenfragmente nach unvollständiger Elektrodenextraktion können pulmonal, aber auch in entfernte Venen embolisieren. Dass ein disloziertes Elektrodenfragment in einer superolateralen Vene im Bereich L 5 eine Wurzelkompression verursacht ist sicher selten, dennoch im Bereich den Möglichen [23].

7.2.3 Komplikationen der Herzschrittmachertasche

Die Tasche des Herzschrittmachers liegt zumeist subfaszial, selten submuskulär. Entsprechend ist bei subfaszialer Gerätelage ein Taschenproblem eher früher offensichtlich, als bei submuskulärer Implantation.

7.2.3.1 Taschenhämatom

Das Taschenhämatom nach Herzschrittmachereingriffen tritt laut Deutschem Herzschrittmacherregister bei ca. 0,2 % der Neuimplantationen und 0,1 % der Aggregatwechsel auf. Hierbei handelt es sich jedoch nur um jene Befunde, die im Rahmen einer erneuten Intervention revidiert werden. Ein Taschenhämatom als Indikation für eine Revision ist für 0,3 % der Patienten angegeben [11]. Neben der Erfordernis einer weiteren Operation per se ist die gesicherte Assoziation einer um das 7-fache erhöhten Infektionsrate nach klinisch signifikantem Taschenhämatom bedeutsam [24].

7.2.3.2 Tascheninfektion

Die postoperative Tascheninfektion im Rahmen einer Neuimplantation ist mit einer Inzidenz von < 0,1 % laut Deutschem Herzschrittmacherregister sehr selten. Dies liegt vermutlich an der meist kurzen Aufenthaltsdauer der Patienten und der ausschließlichen Betrachtung der kurzen postoperativen Behandlungsperiode. Betrachtet man die Revisionen, finden sich zu 5,9 % Tascheninfektionen und 2,0 % Aggregatperforationen. Die Wahrscheinlichkeit eine Tascheninfektion zu entwickeln steigt aber insbesondere im dritten Monat nach einem erfolgten Aggregatwechsel [32]. Somit stellt die lokale Infektion mit Interventionsbedarf einen erheblichen Faktor postoperativer Komplikationen dar. Der Begriff „Tascheninfektion implizert ein lokales Geschehen. Immer wieder gibt es Berichte über „erfolgreiche" lokale Therapien (plastische Hautdeckung, Subpektoralverlagerung [25]); dennoch ist eine definitive Versorgung einer Tascheninfektion ausschließlich durch vollständige Systemexplantation zu erreichen, weswegen die Behandlung der Tascheninfektion jener einer Elektrodeninfektion, bzw. Schrittmacherendokarditis gleichkommt (siehe Kap. 7.2.4).

7.2.4 Schrittmacherendokarditis

Interessanterweise geben bei einer Befragung 43,5 % der europäischen Zentren an, bei einer Tascheninfektion nur in 43,5 % primär eine Systemextraktion vorzunehmen, dagegen 95 % bei einer Klappen / Elektroden-Endokarditis [26]. Je länger bei einer Infektion mit der definitiven Therapie einer Systemextraktion abgewartet wird, umso höher ist die erwartete Mortalität; beträgt die Rate nach 30 Tagen 2,1 %, verdoppelt sie sich nach 3 Monaten auf 4,2 % und erreicht nach einem Jahr 8,4 % [27]. Eine „verschleppte" Therapie kann zu einer Letalität von 11 % nach einem Monat, bzw. 17 % nach einem Jahr führen [28],[29]. Die Behandlungsformen der Schrittmacherendokarditis sind in Teil III ausführlich dargestellt.

7.3 Seltene Komplikationen der Herzschrittmachertherapie

Grundsätzlich können Komplikationen wie Perforationen, Dislokationen und Infektionen auch sehr spät im Rahmen einer Schrittmachertherapie auftreten. Einige „Sonderformen" von Spätkomplikationen, die bisher unter den Komplikationen nicht aufgeführt sind, vervollständigen das Spektrum der Schrittmacher-assoziierten Komplikationen.

7.3.1 Technische Defekte von Elektroden und Aggregaten

Durch hohe Standards der Firmen liegen herstellerbedingte technische Mängel nur sehr selten vor.

7.3.1.1 Technische Defekte von Elektroden

Technische Defekte bei Elektroden fallen in der Regel bereits während der Implantation auf. Spätestens bei Erheben der Messwerte führen abnorm hohe Reizschwellen in unterschiedlichen Elektrodenpositionen, bzw. erhebliches Undersensing auf die Spur eines möglichen Elektrodendefektes, jedoch sind Probleme im Bereich des Messkabels oder der Messkabelkonnektionen (zur Elektrode und zur Messeinheit) weitaus häufiger. Dennoch können auch im Verlauf bzw. erst sehr spät post implantationem herstellerbedingte Mängel auftreten, die allerdings nicht unbedingt unmittelbar die Funktion beeinflussen. In jedem Fall ist auch beim Verdacht eines technischen Defektes eine Meldung an das BfArM notwendig und die Elektrode bzw. explantierte oder extrahierte Elektrodenfragmente an die Firma zur Analyse weiterzugeben. Nur so lassen sich Chargen- oder Design-bedingte Fehlfunktionen erkennen, die gegebenenfalls zum Entfernen der Elektrode vom Markt führt und verhindert, dass weitere Patienten mit potenziell defektem Material versorgt werden.

7.3.1.2 Technische Defekte von Aggregaten

Ein technischer Defekt von Aggregaten ist heute ausgesprochen selten. Selbst bei Nachweis eines Gerätefehlers ist glücklicherweise nicht immer eine Reoperation notwendig. Viele dieser „Fehler" sind durch entsprechende Angleichung der Software oder Programmierung zu beheben. Gelegentlich wird je nach Mangel unterschieden, ob ein Patient vom Gerät abhängig ist, oder ein Zuwarten bis zum nächsten geplanten Aggregatwechsel ausreicht. Die letzten Geräterückrufe mit Austauschindikation bei Herzschrittmachern liegen jedoch über 15 Jahre zurück [30].

7.4 Schrittmachertherapie im Kindesalter

Junge Patienten, soll heißen auch Frühgeborene, Säuglinge und Kleinkinder, die während des Heranwachsens bereits Schrittmachersysteme benötigten, haben sehr spezifische „Komplikationen", beispielsweise durch Sondenstreckung (Abb. 7.11). Es ist sehr schwer zu beurteilen, zu welchem Zeitpunkt es sinnvoll ist, eine Elektrode frühzeitig (elektiv) zu ersetzen, bevor Komplikationen im Sinne eines Funktionsverlustes eintreten. Zwar geben langsam abfallende Wahrnehmung oder leicht ansteigende Reizschwellen bei einigen Patienten relative Hinweise, aber „harte Kriterien" für eine Intervention, bzw. Revision gibt es nicht. Es stellt sich gerade bei diesen Patienten zudem die Frage, welche Schrittmacherform „ideal" ist. Zunehmend wird auch bei jungen Patienten die „sondenlose" Schrittmachertherapie eingesetzt [31], jedoch ist bei fehlendem Extraktionskonzept und zu erwartendem mehrfachen Erreichen des Austauschkriteriums die Indikation hierfür sehr sorgfältig zu prüfen.

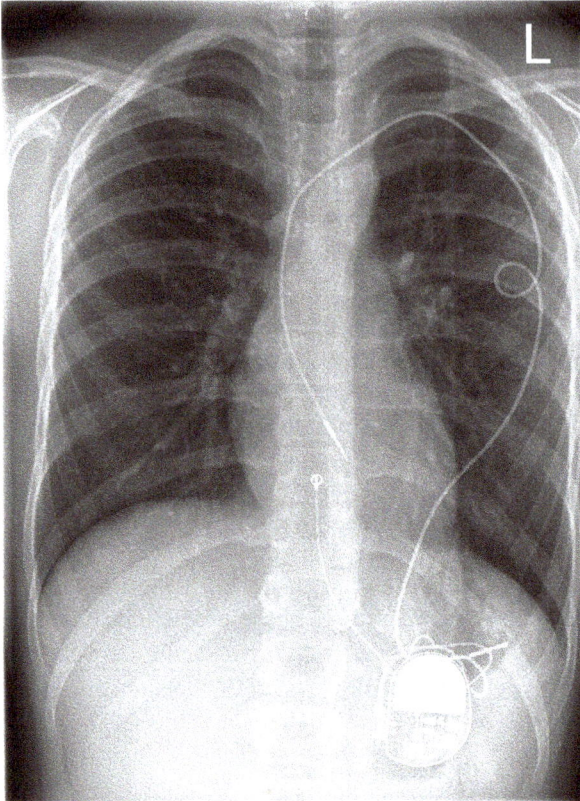

Abb. 7.11: Sondenstreckung bei Implantation eines Schrittmachersystems.

7.5 Besondere Schrittmacher

Üblicherweise sind Schrittmacher heute von einer limitierten Anzahl von Herstellern weltweit verfügbar und mittels der handelsüblichen Programmiergeräte einstellbar. Selten kommen in der Praxis Patienten mit Aggregaten, für die es in Deutschland keine Programmiergeräte gibt (z. B. russische Hersteller). Vor jeglicher Behandlung von Komplikationen mit Geräten, die nicht abgefragt werden können, von denen keine Dokumentation verfügbar ist oder bei denen unklar ist, ob aktuelle oder mittels Adapter anschließbare Industriestandards eingehalten wurden, ist mindestens eine gezielte Röntgenaufnahme notwendig, um ggf. über die Typenkartei Aufschluss zu erhalten. Ist aus Gründen der Inkompatibilität ein Systemwechsel notwendig, muss sichergestellt sein, dass der Patient an seinem jeweiligen Lebensmittelpunkt, aber auch im Umfeld bei Besuchen von Verwandten etc. eine adäquate Möglichkeit der Nachsorge findet.

Eine Sonderheit stellen Patienten mit Atomschrittmachern dar. In Deutschland gab es weniger als 10 Implantationen in den 70er Jahren des letzten Jahrhunderts. Die Batteriekapazität der Plutoniumkerne reicht 50 Jahre und länger. Insofern wird

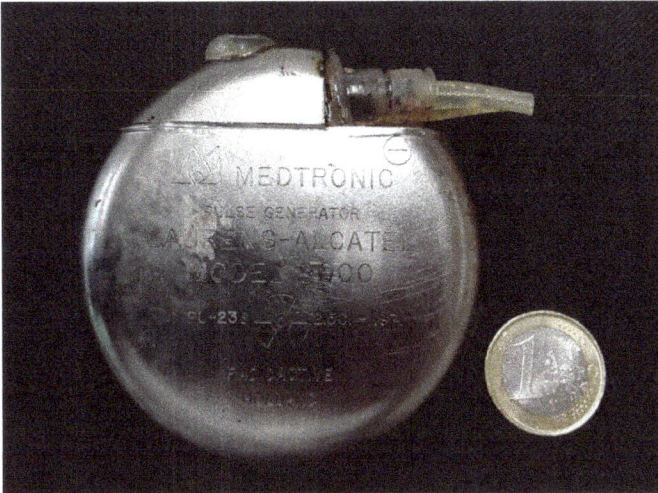

auch aktuell von einigen Herstellern überlegt, diese Energiequelle erneut zu verwenden. Die atombetriebenen Schrittmacher sind aufgrund der Ummantelung sehr groß und für eine pektorale Implantation nicht geeignet. Es gab reine VVI-Systeme, an die zwei epikardiale Elektroden angeschlossen wurden (Aggregat elektrisch inaktiv). Die vorletzte Atomschrittmacherpatientin in Deutschland wurde 2016 mit einem epikardialen 2-Kammersystem bei juvenilem AV-Block III aufgerüstet. Sie erhielt das atomar betriebene Aggregat 1976 im Alter von 16 Jahren und benötigte bis 2016 keinerlei Revision. Eine VVI-induzierte Herzinsuffizienz hat sich ebenfalls nicht eingestellt. Allerdings trat in den letzten Jahren intermittierendes Vorhofflimmern auf und die Elektrodenwerte verschlechterten sich bis hin zu einem intermittierenden Exitblock, der schließlich zur Revision zwang (Abb. 7.12). Aufwändig ist die „Entsorgung" dieser Schrittmacher, da sie entsprechend der gesetzlichen Vorgaben als „Atom-Müll" gelten; dies wird jedoch in der Regel über die Herstellerfirma abgewickelt.

Literatur

[1]   Maisel WH, Moynahan M, Zuckerman BD, et al. Pacemaker and ICD generator malfunctions. Analysis of Food and Drug Administration Annual Reports. JAMA. 2006;295:1901–1906.
[2]   Link MS, Berkow LC, Kudenchuk PJ, et al. 2015 American Heart Association Guidelines Update for Cardiopulmonary Resuscitation and Emergency Cardiovascular Care. Part 7: Adult Advanced Cardiovascular Life Support. Circulation. 2015;132:444–464.
[3]   Trappe HJ, Gummert J. Current pacemaker and defibrillator therapy. Dtsch Ärztebl. 2011;108:372–379.
[4]   Burger H. Elektrodenextraktion – Komplikationen und Notfälle. Implantierbare kardiale elektronische Systeme. Z Herz Thorax Gefäßchir. 2015;26:324–337.
[5]   Kumins NH, Tober JC, Love CJ, et al. Arteriovenous fistulae complicating cardiac pacemaker lead extraction: recognition, evaluation, and management. J Vasc Surg. 2000;32:1226–1228.

[6] Van Gelder BM, Bracke FA, Oto A, et al. Diagnosis and Management of inadvertently placed pacing and ICD leads in the left ventricle: a multicentre experience and review of the literature. PACE. 2000;23:877–883.

[7] Velankar P, Alchalabi S, Bala SK, et al. Case-report: transarteriel direct left ventricular pacing. Methodist Debakey Cardiovasc J. 2014;10:255–256.

[8] Spencker S, Coban N, Koch L, et al. Comparison of skin adhesive and absorbable intracutaneous suture fort the implantation of cardiac rhythm devices. Europace. 2011;13:416–420.

[9] Turagam MK, Nagarajan DV, Bartus K, et al. Use of a pocket compression device for the prevention and treatment of pocket hematoma after pacemaker and defibrillator implantation (STOP-HEMATOMA-I). J Interv Card Electrophysiol. 2017;49(2):197–204.

[10] Witt CM, Lenz CJ, Shih HH, et al. Right atrial lead fixation type and lead position are associated with significant variation in complications. J Interv Cald Electrophysiol. 2016;47:313–319.

[11] Deutsches Herzschrittmacher-Register 2014, Teil 1 [http://pacemaker-register.de/wp-content/uploads/Herzschrittmacher-und-Defibrillatorregister_Bericht_2014-Teil-1.pdf]

[12] Elmouchi DA, Rosema S, Vanoosterhout SM, et al. Cardiac perforation and lead dislodgement after implantation of a MR-conditional pacing lead: a single-center experience. Pacing Clin Electrophysiol. 2014;37:4–10.

[13] Nowak B, Tasche K, Barnewold L, et al. Association between hospital procedure volume and early complications after pacemaker implantation: results from a large, unselected, contemporary cohort of the German nationwide obligatory programme. Europace. 2015;17:787–793.

[14] Bayliss CE, Beanlands DS, Baird RJ. The pacemaker-twiddler's syndrome: a new complication of implantable transvenous pacemakers. Can Med Assoc J. 1968;99:371–373.

[15] Carlson MD, Freedman RA, Levine PA. Lead perforation: incidence in registries. Pacing Clin Electrophysiol. 2008;31:13–15.

[16] Hirschl DA, Jain VR, Spindola-Franco H. Prevalence and characterization of asymptomatic pacemaker and ICD lead perforation on CT. Pacing Clin Electrophysiol. 2007;30:28–32.

[17] Jacobs DM, Fink AS, Miller RP, et al. Anatomical and morphological evaluation of pacemaker lead compression. PACE. 2006;16:434–444.

[18] Takano A, Sekita G, Watanabe M, et al. Long-term reliability of sweet-tip type screw-in leads. J Arrhythm. 2017;33:12–16.

[19] Akbarzadeh MA, Mollazadeh R, Sefidbakht S, et al. Identification and management of right ventricular perforation using pacemaker and cardioverter-defibrillator leads: a case series and mini review. J Arrhythm. 2017;33:1–5.

[20] Kennergren C, Bjurman C, Wiklund R, Gäbel J. A single-center experience of over one thousand lead extractions. Europace. 2009;11:612–617.

[21] Svitil J, Schuler G, Sandri M. Case report: Recurrent non-ST-elevation myocardial infarction caused by a compression of left internal mammary artery graft by transvenous pacemaker lead. Clin Res Cardiol. 2014;103:829–830.

[22] Schurr U, Syburra T, Can U, Haeussler A, Genoni M. Pacemaker lead laceration due to clavicular compression plate screw migration. Europace. 2011;13:904–905.

[23] Yildirir A, Batur MK, Oto A. Embolization of pacing electrode fragment into the suerolateral vein in the spinal canal causing root compression. J Cardiovasc Electrophysiol. 2003;13:290–291.

[24] Essebag V, Verma A, Healey JS, et al. for the BRUISE CONTROL Investigators. Clinically significant pocket hematoma increases long-term risk of device infection. J Am Coll Cardiol. 2016;67:1300–1308.

[25] Kolker AR, Redstone JS, Tutela JP. Salvage of exposed implantable cardiac electrical devices and lead systems with pocket change and local flap coverage. Ann Plast Surg. 2017;59:26–29.

[26] Bongiorni MG, Marinskis G, Lip GY, et al. How European cnetres diagnose, treat and prevent CIED infections: results of an European Heart Association survey. Europace. 2012;14:1666–1669.

[27] Maytin M, Jones SO, Epstein LM. Long-term mortality after transvenous lead extraction. Circ Arrhythm Electrophysiol. 2012;5:252–257.

[28] Smit J, Korup E, Schonheyder HC. Scand J Infect Dis. 2010;42:658–664.

[29] Tarakji KG, Chan EJ, Cantillon DJ, et al. Cardiac implantable electronic device infections: presentation, management, and patient outcomes. Heart Rhythm. 2010;7:1043–1047.

[30] Costea A, Rardon DP, Padanilam BJ, Fogel RI, Prystowsky EN. Complications associated with generator replacement in response to device advisories. J Cardiovasc Electrophysiol. 2008;19:26–29.

[31] Clarke TSO, Zaidi AM, Clarke B. Leadless pacemakers: practice and promise in congenital heart disease. Journal of Congenital Cardiology. 2017;1:4.

[32] Harper MW, Uslan DZ, Greenspon AJ, Baddour LM, Carillo RG, Danik SB, Tolosana JM, Le K, Miro JM, Naber CK, Peacock J, Sohail MR, Vikram HR, Prutkin JM fort the MEDIC Investigators: Clinical presentation of CIED infection following initial implant versus reoperation for generator change or lead addition. Open Heart 2018;5:e000681. doi:10.1136/openhrt-2017-000681

Teil II: **ICD-CRT- und CCM-Therapie**

8 Grundlagen der Therapie mit einem internen Kardioverter-Defibrillator (ICD), der kardialen Resynchronisationstherapie (CRT) und der kardialen Kontraktilitätsmodulation (CCM)

Volker Bärsch

8.1 Implantierbarer Kardioverter-Defibrillator

Erkrankungen des Herz- und Kreislaufsystems stellten auch 2014 in Deutschland die häufigsten Todesursachen dar. So ist auch der plötzliche Herztod als eine der häufigsten Ursachen zu nennen, und hier sind in der überwiegenden Mehrheit tachykarde Herzrhythmusstörungen (Kammerflimmern oder ventrikuläre Tachykardien) als ursächlich anzusehen. Seit Jahrzehnten ist der Schutz vor plötzlichem Herztod als auch die Vermeidung einer Wiederholung nach überlebtem plötzlichen Herztod eine der großen Herausforderungen der Medizin [1].

Als Ursache für diese Formen der lebensbedrohlichen Rhythmusstörungen kommen unterschiedliche Pathomechanismen in Frage. Allen voran stehen Durchblutungsstörungen des Herzmuskels. Hierbei ist der akute Myokardinfarkt häufig Substrat der malignen Rhythmusstörung. Nach Wiederherstellung der Durchblutung nimmt die Gefahr während der nächsten 48 Stunden kontinuierlich ab. So stellen schwere ventrikuläre Rhythmusstörungen im Rahmen einer akuten Durchblutungsstörung des Herzens per se keine Indikation zur Implantation eines Defibrillators dar, jedoch ist eine angemessene Überwachung obligat [2].

Darüber hinaus kann das Entstehen von malignen Rhythmusstörungen neben den durch Infarkt entstandenen Narben auch durch eine Herzmuskelschwäche unterschiedlicher Genese begünstigt werden. Des Weiteren sind die dilatative Kardiomyopathie gleich welcher Ursache und die Herzmuskelentzündung als häufige Gründe für kreisende Erregungen und daraus resultierenden ventrikulären Tachykardien oder Kammerflattern/-flimmern zu nennen. Seltenere Ursachen können hereditäre Erkrankungen wie das Long-QT-Syndrom, das Short-QT-Syndrom, das Brugada-Syndrom oder eine hypertrophe Kardiomyopathie sein.

In den ersten Jahren war die Therapie mit internen Defibrillatoren Patienten vorbehalten, die einen plötzlichen Herztod überlebt haben (= „Sekundärprophylaxe"). Im Zuge der technischen Fortentwicklung der Systeme gilt es heute, diejenigen Patientengruppen zu identifizieren, die ein erhöhtes Risiko tragen, potenziell letale, aber therapierbare Rhythmusstörungen zu erleiden (= „Primärprophylaxe"). Dabei hat sich gezeigt, dass Patienten im NYHA-Stadium II oder III eher einen Rhythmustod erleiden, während bei Patienten im Stadium NYHA IV der Tod eher durch ein myokardiales Pumpversagen eintritt [53].

https://doi.org/10.1515/9783110431964-008

In den Leitlinien aller großen kardiologischen Fachgesellschaften werden die verschiedenen Patientenkollektive aufgeschlüsselt und die adäquate Therapieform empfohlen.

Während es unumstritten ist, dass eine externe Defibrillation eine wirkungsvolle Therapie ist, um Kammerflimmern zu beenden, sollte es nach der ersten Anwendung eines internen (implantierbaren) Defibrillators 1980 durch Michel Mirowski noch etliche Jahre dauern, bis ein Überlebensvorteil nachgewiesen werden konnte [3],[4],[5],[6],[7],[8],[9]. Von 1980 bis 1984 wurden vom Mirowski et al. 276 Patienten untersucht, die in 32 Zentren weltweit mit einem implantierten Defibrillator versorgt und über im Durchschnitt 9,75 Monate nachbeobachtet wurden. Hier zeigte sich, dass die arrhythmiebedingte Ein-Jahres-Mortalität in der Patientengruppe, die mit automatischen internen Kardioverter-Defibrillatoren versorgt wurden von 16,6 % auf 2 % gesenkt werden konnte (p > 0,01). [10]

Sukzessive wurden in den folgenden Studien immer mehr Patienten identifiziert, die ein erhöhtes Risiko eines plötzlichen Herztodes aufweisen.

8.1.1 Der ICD als Sekundärprophylaxe

Die sekundärprophylaktische Implantation eines ICD bei stattgehabter maligner Rhythmusstörung im Vergleich mit der medikamentösen Therapie ist in zahlreichen Studien untersucht worden.

In der AVID-Studie wurden nach Screening von mehr als 6.000 Patienten 1.016 Patienten eingeschlossen. Diese Patienten hatten entweder einen plötzlichen Herztod überlebt oder eine symptomatische ventrikuläre Tachykardie mit hämodynamischer Instabilität oder einer Synkope erlitten. Es musste eine strukturelle Herzerkrankung und eine eingeschränkte linksventrikuläre Pumpfunktion < 40 % vorliegen. Die Patienten erhielten entweder eine medikamentöse Therapie mit Amiodaron oder einen ICD. Hier zeigte sich ein signifikanter Überlebensvorteil der Patientengruppe, die mit einem ICD versorgt wurden. Die Studie wurde aufgrund eines klaren Letatlitätsvorteils der ICD-Gruppe vorzeitig abgebrochen. In zwei weiteren wichtigen Studien, CIDS und CASH, mit ähnlichem Design konnte auch ein Vorteil der ICD-Gruppe bezüglich Reduktion der Gesamtsterblichkeit und der arrhythmiebedingten Sterblichkeit gefunden werden, allerdings ohne das Signifikanzniveau zu erreichen [11],[12],[13].

Auch im neuesten Kommentar der Deutschen Gesellschaft für Kardiologie (2017) zu den 2015 publizierten ESC-Leitlinien wird die Implantation eines ICD zur Reduktion des Risikos eines plötzlichen Herztodes und der Gesamtmortalität bei Patienten mit überlebtem plötzlichem Herztod oder nach hämodynamischer Instabilität bedingt durch anhaltende oder rezidivierende ventrikuläre Tachykardien mit einer Lebenserwartung > 1 Jahr und mit gutem funktionellen Status im Sinne einer Sekundärprophylaxe mit dem Empfehlungsgrad I A gefordert; mögliche reversible Ursachen müssen vorher ausgeschlossen sein [14],[15],[16].

8.1.2 ICD als Primärprophylaxe

Die Implantation eines ICD zur primären Prophylaxe wurde in den letzten Jahren ebenfalls in vielen Studien untersucht. Hier gilt es nach wie vor, diejenigen Patientengruppen zu identifizieren die ein erhöhtes Risiko tragen, aber noch keine Episoden mit lebensbedrohlichen Rhythmusstörungen durchlebt haben. Während sich in der MADIT II-Studie bei 1.232 eingeschlossenen Patienten mit einem Infarkt in der Vorgeschichte und einer hochgradig eingeschränkten linksventrikulären Pumpfunktion (< 30 %) eine signifikante Überlegenheit der ICD-Gruppe im Vergleich zur optimalmedikamentös behandelten Gruppe bezüglich der Gesamtsterblichkeit zeigte, konnte dies für Patienten, die unmittelbar kurz nach einem Infarkt einen ICD bekamen, in der DINAMIT-Studie und in der IRIS-Studie nicht nachgewiesen werden. Hier war der Abstand zum Infarkt kleiner als 40 Tage [17],[18].

In zwei weiteren großen Studien konnte gezeigt werden, dass auch Patienten mit nicht-ischämischer, dilatativer Kardiomyopathie von der Implantation eines ICD profitieren. In SCD-HeFT wurden 2.521 Patienten eingeschlossen, die eine symptomatische Herzerkrankung hatten und eine hochgradig eingeschränkte Pumpfunktion (EF < 35 %). Die Art der strukturellen Herzerkrankung war unerheblich, so dass nahezu gleichviele Patienten mit nicht-ischämischer (48 %) und ischämischer Herzerkrankung (52 %) eingeschlossen wurde. Es zeigte sich, dass die prophylaktische Implantation eines ICD die Gesamtmortalität im Vergleich zu Amiodaron oder Placebo signifikant senkt. Das relative Risiko verglichen mit der Placebo-Gruppe wurde um 23 % reduziert. Ein vergleichbares Ergebnis lieferte auch die DINAMIT-Studie mit 458 eingeschlossenen Patienten, bei der das Risiko eines plötzlichen Herztodes signifikant reduziert wurde (relatives Risiko –35 %); die Gesamtsterblichkeit war ebenfalls vermindert, jedoch ohne Erreichen des Signifikanzniveaus [19],[20].

In den ESC-Leitlinien 2016 (siehe Tab. 8.1) wird die Implantation eines ICD zur Primärprophylaxe des plötzlichen Herztodes bei ischämischer Kardiomyopathie mit einem Empfehlungsgrad I A und bei Vorliegen einer dilatativen Kardiomyopathie mit Grad I B empfohlen bei Patienten mit einer symptomatischen Herzinsuffizienz (NYHA II-III), einer EF < 35 % unter optimaler medikamentöser Therapie länger als 3 Monate und einer Lebenserwartung größer 1 Jahr in gutem funktionellem Status [14],[15].

Viele hereditäre Erkrankungen gehen mit einem erhöhten Risiko maligner Rhythmusstörungen einher. Aus den erwähnten Studien lassen sich keine Aussagen zur Notwendigkeit eines ICD ableiten. Jedoch sollten Patienten nach überlebtem plötzlichem Herztod mit einem ICD geschützt werden. So lassen sich häufig nur sekundäre Faktoren zur Risikostratifizierung heranziehen, um dann im Einzelfall eine Entscheidung zu treffen. Für die Hypertrophe Kardiomyopathie (HCM) gilt das Vorkommen unklarer plötzlicher Todesfälle in der Familie sowie unklare Synkopen aber auch insbesondere eine deutliche Septumdicke (> 30 mm) und eventuell ein geringeres Alter als Risikomarker [21],[22]. Bei einer arrhythmogenen rechtsventrikulären Kardiomyopathie (ARVC) gelten die Häufung unklarer plötzlicher Todesfälle in der

Tab. 8.1: ESC-Leitlinien zur ICD-Implantation (2016 [14]).

Empfehlung	Empfehlungsgrad	Evidenzgrad
ICD zur Sekundärprophylaxe Ventrikuläre Arrhythmien mit hämodynamischer Instabilität, Lebenserwartung > 1 Jahr	I	A
ICD zur Primärprophylaxe NYHA II–III, EF ≤ 35 %, Lebenserwartung > 1 Jahr Optimale medikamentöse Therapie ≥ 3 Monate, Ischämische Kardiomyopathie Dilatative Kardiomyopathie	I I	A B
Zeit nach Herzinfarkt < 40 Tage	III	A
NYHA IV, es sei denn Resynchronisationstherapie, Ventrikuläres Assist Device oder Herztransplantation geplant	III	C

ICD – implantierbarer Kardioverter-Defibrillator, NYHA – New York Heart Association; EF – Ejektions-fraktion

Familie, die rechtsventrikuläre Ausgeprägtheit der Dysplasie und die Beteiligung des linken Herzens als Risikofaktoren. Bei Patienten mit einem Long-QT-Syndrom ist eine unter β-Blocker anhaltende Tachykardie ein klinischer Faktor zur sekundär-prophylaktischen Implantation eines ICD; die Häufung von familiären plötzlichen ungeklärten Todesfällen oder unklare Synkopen stellen auch hier einen Risikofaktor dar. Beim Brugada-Syndrom und dem Short-QT-Syndrom finden sich keine verläss-lichen Daten zur Risikostratifizierung. Auch lassen sich aus den Erkenntnissen der genetischen Untersuchung und der familiären Anamnese meist keine robusten Daten generieren, die sicher den Nutzen einer primärprophylaktischen Versorgung nach-weisen. In manchen Fällen kann eine elektrophysiologische Untersuchung hilfreich zur Entscheidungsfindung beitragen. Eine klare Indikation besteht bei sekundärpro-phylaktischer Indikation, die zu einer Implantation zwingt. In anderen Fällen sind es individuelle Risikofaktoren, die zu einer Entscheidungsfindung heranzuziehen sind [15],[23],[57].

Neben der generellen Indikation zur Versorgung mit einem ICD sollte eine even-tuelle Indikation für ein AV-sequentielles antibradykardes System mit überprüft und gewürdigt werden. Klare Indikationen für einen Zweikammer-ICD (Abb. 8.1) bestehen bei Patienten, die ein symptomatisches Sick-Sinussyndrom oder ein symptomati-sches Brady-/Tachy-Syndrom haben. Hier gelten die gleichen Empfehlungen für eine zusätzliche atriale Sonde wie bei antibradykarden Systemen. Ein zusätzlicher Nut-zen der Vorhofsonde zur Diskriminierung von supraventrikulären und ventrikulären Tachykardien konnte bisher nicht einheitlich gezeigt werden. Hierbei scheint eine individuelle Programmierung unter Nutzung spezieller Detektionsalgorithmen eine wichtigere Rolle zu spielen [24].

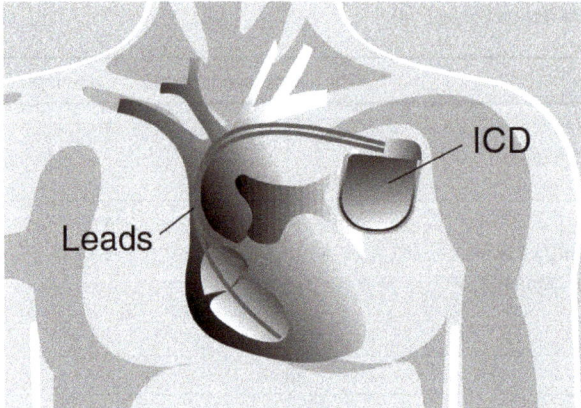

Abb. 8.1: Schematische Darstellung der Bestandteile eines 2-Kammer ICD Systems. (Mit freundlicher Genehmigung der Medtronic GmbH).

Zur Detektion der Rhythmusstörungen werden unterschiedliche Algorithmen eingesetzt. In den modernen Systemen können neben programmierbaren Frequenzintervallen ein möglicher Frequenzsprung (*sudden onset*) auch die Stabilität der Tachykardie (*stability*) überwacht werden. Darüber hinaus besteht zur besseren Diskriminierung von ventrikulären zu supraventrikulären Störungen in den neusten Systemen die Möglichkeit, zusätzlich Morphologiekriterien zu definieren, um so inadäquate Therapien zu vermeiden. Auch kommen zum Teil Algorithmen zum Einsatz, die die Diskrepanz der atrialen zur ventrikulären Frequenz analysieren. Dies setzt allerdings eine Möglichkeit voraus, die Vorhoffrequenz zu messen (siehe unten). Für jede definierte Zone lässt sich eine individuelle Therapie programmieren.

Der Einkammer-ICD besteht in der Regel aus einer Sonde, die im rechten Ventrikel apikal oder septal positioniert wird. Über einen Pace-/Sense-Kanal können die intrinsischen ventrikulären Signale wahrgenommen und analysiert werden und antibradykarde oder antitachykarde Stimulationen durchgeführt werden. Über einen Kardioversions-/Defibrillations-Kanal kann die Kardioversions-/Schocktherapie appliziert werden.

Es gibt ein System mit einer rechtsventrikulären Elektrode, die im Vorhofbereich analog einer VDD-Schrittmacherelektrode Ringe zur Wahrnehmung atrialer Signale aufweist. Vorteil des Systems ist die Möglichkeit einer besseren Diskriminierung atrial getriggerter Arrhythmien, jedoch fehlt die Möglichkeit einer atrialen Stimulation, weswegen es als Einkammersystem mit atrialer Detektion bezeichnet wird [25].

Zweikammer-ICDs besitzen einen zusätzlichen Anschluss für eine rechts-atriale Sonde, über die ein physiologisches, AV-sequentielles Pacing ermöglicht wird. Darüber hinaus bietet der rechts-atriale Kanal die Möglichkeit, atriale Signale von ventrikulären Signalen zu diskriminieren.

Dreikammer-ICDs werden zur kardialen Resynchronisationstherapie eingesetzt. Hierbei wird über einen weiteren, dritten Kanal eine linksventrikuläre Sonde angeschlossen, die uni-, bi- oder multipolar funktioniert, um eine differenzierte Steuerung der Erregung vom Vorhof nicht nur zu der rechten, sondern auch zu er linken Herzkammer zu ermöglichen. Bei Systemen modernster Bauart können durch spezielle Algorithmen sowohl die Verzögerung von Vorhof zu Kammer, als auch zwischen den beiden Hauptkammern und neuerdings auch zwischen den Polen der linksventrikulären Sonde individuell programmiert werden [26]. Die Sonden zur linken Herzkammer können transvenös über den Sinus coronarius oder epikardial, respektive epimyokardial eingebracht werden.

Bei allen aktuellen ICD-Modellen lässt sich zur Therapie ventrikulärer Tachykardien ein anti-tachykardes Pacing (ATP) entweder in einer Zone ohne anschließende Defibrillation oder als vorgeschaltete Therapie während des Ladevorganges vor der Defibrillation programmieren. Dies bietet die Möglichkeit, tolerierte Tachykardien durch Überstimulation ohne Defibrillation zu beenden (Abb. 8.2). Hierbei lässt sich die Detektionszeit genauso individuell programmieren, wie die Zykluslängen und die abgegebenen ATP-Algorithmen. Meist können mehrere Zonen für Tachykardien unterschiedlicher Zykluslänge mit individuell angepassten Therapieformen einstellen. Bei Ineffektivität der Therapien folgt eine aggressivere Therapie, dann gegebenenfalls eine Kardioversion und bei Persistenz der Herzrhythmusstörung die Defibrillation. Erst wenn das System für eine bestimmte Zeit eine Frequenz unter der Detektionsfrequenz erkennt, gilt die Therapieepisode als beendet.

Die Defibrillation geschieht über die im rechten Ventrikel liegende Schocksonde. Diese kann neben der Pace-/Sense-Einheit an der Spitze mit Tip und Ring eine distale Coil- oder zusätzlich noch eine zweite proximale Coil im Bereich der V. cava superior besitzen. Der Schockpfad kann individuell programmiert werden. Hierbei wird der durch Kondensatoren im Generator erzeugte hochenergetische Schock zwischen der Coil und dem aktiven Gehäuse (± zusätzlicher V. cava superior-Coil) an das Herzmuskelgewebe abgegeben. Hierdurch sollen die elektrischen Potenziale einen möglichst großen Anteil des Herzmuskels erfassen, um die elektrische Aktivität im Herzmuskel neu auszurichten. Dies geschieht in aller Regel mit einem Gleichstromimpuls mit einer Dauer von circa 10 ms. Danach wird der Impuls abgebrochen (*truncated shock*), um eine erneute Induktion von Kammerflimmern durch den abfallenden Impuls zu vermeiden. Nachdem die ersten Systeme einen monophasischen Impuls bereitstellten, wird seit längerer Zeit die biphasische Schockform favorisiert. Hier wird nach

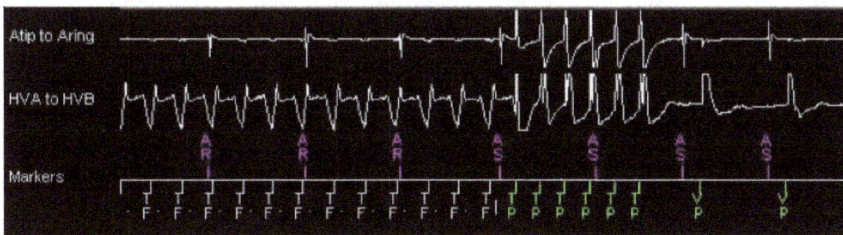

Abb. 8.2: Beispiel der erfolgreichen Überstimulation einer ventrikulären Tachykardie.

einer definierten Zeit (meist nach der Hälfte oder 2/3 der Zeit) die Restenergie des Schocks mit inverser Polarität an die Herzmuskulatur abgegeben. In einer Studie von 1989 konnten Bardy et al. zeigen, dass eine biphasische Schockform im Gegensatz zur monophasischen 26 % weniger Energie für eine erfolgreiche Defibrillation benötigte [27]. Durch die Programmierung eines Tilts wird die Energie konstanter abgegeben und somit proarrhythmischen Effekten durch zu lange oder zu kurze Impulsbreiten vorgebeugt. In der aktuellen Generation von ICD-Systemen sind nach initialer Erkennung einer Therapiewürdigkeit eine zweite Phase der Redetektion Standard. Bei den meisten Systemen lässt sich zusätzlich eine (ggf. weitere) Episode mit anti-tachykardem Pacing während des Ladens programmieren.

8.1.3 S-ICD

Einen anderen Ansatz verfolgt das S-ICD-System. Hierbei wird im Gegensatz zu der konventionellen Operationsmethode die Schocksonde nicht transvenös eingebracht und endokardial verankert, sondern die Sonde wird nur subkutan parasternal implantiert. Sowohl an der kranialen Spitze der Sonde als auch auf Xiphoidhöhe befindet sich ein Kontakt zur Ableitung eines Oberflächen-EKGs. Gemeinsam mit dem Gehäuse sind so drei verschieden Vektoren zur Messung und EKG-Ableitung möglich. Das Aggregat wird halb subfaszial halb submuskulär unter die Vorderkante des Musculus latissimus dorsi eingebracht, so dass möglichst viel Herzmasse zwischen der Coil (beziehungsweise zwischen den beiden Sensing-Ringen) und dem Aggregat befindlich ist. Durch die extravasale Lage des Systems ist die Gefahr einer kardialen Infektion erheblich minimiert. Darüber hinaus ist die Sonde aufgrund der mangelnden Bewegung und des subkutanen Verlaufs weniger Stress ausgesetzt, so dass Elektrodenbrüche seltener auftreten sollten. Weiss et al. zeigten 2013 bei 330 Patienten, dass das subkutane Kardioverter-Defibrillator-System (S-ICD) sicher ist und sehr gut von den Patienten toleriert wird. Es kann induzierte und spontane Episoden von Kammerflimmern oder Kammertachykardien erkennen und effektiv behandeln. In einer gepoolten Analyse der IDE-Studie und dem EFFORTLESS-Register konnte in den 2-Jahres-Ergebnissen die Sicherheit und die hohe Effektivität des S-ICD für die Schocktherapie ventrikulärer Rhythmusstörungen und eine Reduktion sowohl inadäquater Schocktherapien als auch Sondendysfunktionen gezeigt werden.

Als nachteilig wird die nicht vorhandene Möglichkeit zur Abgabe eines anti-tachykarden Pacing angesehen. Darüber hinaus besteht auch nur die Möglichkeit eines Post-Schock-Pacing, so dass Patienten mit zusätzlicher Notwendigkeit einer antibradykarden Therapie nicht mit einem S-ICD versorgt werden können [28],[29]. Zurzeit wir daran gearbeitet, Systeme zu entwickeln, die mit wenig oder keiner intravaskulärer oder intrakardialer Hardware die Möglichkeit bieten, dass Stimulationssysteme mit subkutanen Defibrillatorsystemen kommunizieren und ihre Therapie aufeinander abstimmen zu können.

8.2 Kardiale Resynchronisationstherapie (CRT)

Die kardiale Resynchronisationstherapie ist eine Form der Stimulation bei Patienten mit Herzinsuffizienz verzögerter Reizleitung, die zu einer Verschlechterung der ohnehin eingeschränkten linksventrikulären Pumpfunktion führt. Obwohl vielversprechende klinische Erfolge in den letzten Jahren erzielt werden konnten, gibt eine nennenswerte Anzahl von Non-Respondern. In den verschiedenen Arbeiten differiert die Anzahl zwischen 20 und 40 % [54].

Die kardiale Resynchronisationstherapie erfordert eine zusätzliche Pace-/Sense-Sonde, die die elektrische Aktion des linken Ventrikels erkennt und diesen zu stimulieren vermag. Aufgrund der anatomischen Situation des linken Ventrikels ist eine direkte endokardiale Platzierung einer linksventrikulären Sonde insbesondere aufgrund der erhöhten Emboliegefahr, aber auch aufgrund der Notwendigkeit entweder transseptal oder retrograd arteriell vorzugehen, mit den derzeit zugelassenen Systemen obsolet. Als mögliche Zugangswege kommen daher die transvenöse Applikation einer linksventrikulären Sonde retrograd über den Sinus coronarius oder direkt als epikardiale bzw. epimyokardiale Sonde via thorakalem Zugang in Frage. Während der transvenöse Zugang mittlerweile weitverbreitet ist, ist die Implantation einer epikardialen oder epimyokardialen Sonde mit einer Minithoraktomie oder einer thorakoskopischen Applikation verbunden. Hierfür stellen verschiedene Hersteller epikardiale (uni- oder bipolare) Sonden zum direkten Aufnähen oder Sonden, die mit einem Einschraubmechanismus zum Teil auch auf Distanz epimyokardial eingeschraubt werden. Hierzu sind sowohl unipolare als auch bipolare Sonden erhältlich; aktuellere Modelle sind Steroid-eluierend. Je nach Indikationsstellung kann die Resynchronisationstherapie mit einem Kardioverter-Defibrillator kombiniert (CRT-D) oder als biventrikulärer Schrittmacher eingesetzt werden (CRT-P).

Die zu Grunde liegende elektrische und mechanische Dyssynchronie kann durch AV-sequentielles biventrikuläres Pacing auf verschiedenen Ebenen reduziert werden (atrioventrikuläre, interventrikulär und intraventrikulär). Eine Dyssynchronie findet sich typischerweise bei Patienten mit breitem QRS-Komplex, insbesondere bei Patienten mit Linksschenkelblock. In der MIRACLE-Studie konnte bei insgesamt 323 Patienten und einer 6-monatigen Nachbeobachtungszeit gezeigt werden, dass durch die kardiale Resynchronisationstherapie der Grad der Mitralregurgitation signifikant nach 3 Monaten abnahm; zeitgleich stiegt der Cardiac Index an und die linksventrikuläre Masse nahm in der CRT-Gruppe signifikant ab. Die Verbesserung der NYHA-Klasse, die Veränderung im Quality-of-Life-Score und die Verbesserung im 6-Minuten-Geh-Test korrelierten mit der Abnahme der Mitralregurgitation. Insgesamt schnitten die Patienten mit nicht-ischämischer Kardiomyopathie besser ab als diejenigen mit ischämischer Kardiomyopathie, sofern nicht ohnehin eine ICD-Indikation vorlag [30]. In der MIRACLE-ICD-Studie konnte bei 369 eingeschlossenen Patienten nach 6 Monaten gezeigt werden, dass durch die kardiale Resynchronisationstherapie die Quality-of-Life, der funktionelle Status und die Belastbarkeit bei Patienten mit moderater bis schwerer Herzinsuffizienz (NYHA III-IV), mit breitem QRS-Komplex (≥ 130 ms) und hochgradig eingeschränkter linksventrikulärer Pumpfunktion (EF ≤ 35 %) mit einem hohen Risiko ventrikulärer Arrhythmien verbessert werden konnten. Die COMPANION-Studie belegte für 1.520 Patienten, dass die kardiale Resynchronisationstherapie mit und ohne Defibrillator den kombinierten Endpunkt aus Tod jedweder Ursache oder Hospitalisation wegen Herzinsuffizienz um 20 % gegenüber der Kontrollgruppe mit optimaler medikamentöser Therapie senken konnte [31]. Neuere Studien untersuchten Patienten mit keiner oder eher milder Herzinsuffizienz. In der MADIT-CRT-Studie wurde bei 1.820 eingeschlossenen Patienten mit einer hochgradig eingeschränkten linksventrikulären Pumpfunktion (EF ≤ 30 %) und einer QRS-Breite von ≥ 130 ms bei einer funktionellen NYHA-Klasse I–II gezeigt, dass die CRT-D-Therapie den kombinierten Endpunkt von Tod jedweder Ursache oder Hospitalisation wegen Herzinsuffizienz im Vergleich zur alleinigen ICD-Therapie senken konnte. In der REVERSE-Studie mit 262 eingeschlossenen Patienten verbesserte sich die linksventrikuläre Pumpfunktion unter CRT echokardiographisch nach einem und zwei Jahren. Danach zeigte sich auch ein Trend zur Prognoseverbesserung unter CRT-D-Therapie. Bei beiden Studien zeigte sich in der Subgruppe mit funktionellem Status NYHA I kein wesentlicher Vorteil. Allerdings profitierten die Patienten mit einem Linksschenkelblock und einer QRS-Breite von > 150 ms am meisten. Ähnliche Ergebnisse lieferte auch die RAFT-Studie mit 1.798 eingeschlossenen Patienten. Hier war die intrinsische QRS-Breite ≥ 120 ms oder stimuliert ≥ 200 ms Einschlusskriterium.

In den ESC-Leitlinien von 2016 (siehe Tab. 8.2) zur Diagnose und Behandlung der akuten und chronischen Herzinsuffizienz sind die Empfehlungen für die kardiale Resynchronisationstherapie aktualisiert und vereinfacht worden. Bei symptomatischen Patienten mit Herzinsuffizienz und Sinusrhythmus mit einer QRS-Breite von ≥ 150 ms und einem vorliegenden Linksschenkelblock trotz optimaler medikamentöser Therapie liegt eine IA-Empfehlung vor. Bei einer QRS-Breite von 130–149 ms ändert sich die Empfehlung zu IB. Ebenso eine IA-Empfehlung gilt für Patienten mit eingeschränkter Pumpfunktion, die einen hohen Stimulationsbedarf oder eine AV-Block Grad III haben unabhängig von ihrer NYHA-Klassifizierung auch bei bradykardem Vorhofflimmern. IIA-Empfehlungen gelten für symptomatische Patienten mit Herzinsuffizienz und Sinusrhythmus mit einer QRS-Breite von ≥ 150 ms ohne Linksschenkelblock und einer EF ≤ 35 % trotz optimaler medikamentöser Therapie sowie für hochsymptomatische Patienten mit Herzinsuffizienz (NYHA III–IV) und einer EF ≤ 35 % trotz optimaler medikamentöser Therapie und mit einer QRS-Breite von ≥ 130 ms bei Vorhofflimmern, wenn eine biventrikuläre Stimulation möglich oder eine Rückkehr zum Sinusrhythmus zu erwarten ist. Für symptomatische Patienten mit Herzinsuffizienz und Sinusrhythmus mit einer QRS-Breite von 130–149 ms ohne Linksschenkelblock und einer EF ≤ 35 % trotz optimaler medikamentöser Therapie besteht eine Klasse IIB-Empfehlung. Ebenso wird für Patienten mit Herzinsuffizienz und reduzierter linksventrikulärer Pumpfunktion, die bereits einen Schrittmacher oder einen ICD besitzen und unter einem hohen rechtsventrikulären Stimulationsanteil trotz optimaler medi-

Tab. 8.2: ESC-Leitlinien für die Implantation kardialer Resynchronisationssysteme (ESC-Guidelines 2016 [14]).

Empfehlung für CRT bei Herzinsuffizienz	Empfehlungs-grad	Evidenz-grad
Symptomatische Herzinsuffizienz, EF ≤ 35 % Sinusrhythmus, QRS-Dauer ≥ 150 ms Linksschenkelblock, optimale medikamentöse Therapie	I	A
Symptomatische Herzinsuffizienz, EF ≤ 35 % Sinusrhythmus, QRS-Dauer, ≥ 150 ms Kein Linksschenkelblock, optimale medikamentöse Therapie	IIa	B
Symptomatische Herzinsuffizienz, EF ≤ 35 % Sinusrhythmus, QRS-Dauer, 130–149 ms Linksschenkelblock, optimale medikamentöse Therapie	I	B
Symptomatische Herzinsuffizienz, EF ≤ 35 % Sinusrhythmus, QRS-Dauer, 130–149 ms Kein Linksschenkelblock, optimale medikamentöse Therapie	IIb	B
CRT einer RV-Stimulation bevorzugen Herzinsuffizienz mit eingeschränkter EF unabhängig vom NYHA-Stadium, Indikation zu ventrikulärer Stimulation bei höhergradigem AV-Block	I	A
Symptomatische Herzinsuffizienz, EF ≤ 35 %, NYHA III–IV Vorhofflimmern, QRS-Dauer ≥ 130 ms Zur Sicherstellung von biventrikulären Stimulation, Rückkehr zum Sinusrhythmus wahrscheinlich	IIa	B
Symptomatische Herzinsuffizienz mit eingeschränkter EF bei Patienten mit Schrittmacher oder ICD und Verschlechterung der Herzinsuffizienz unter rechtsventrikulärer Stimulation	IIb	B
Kontraindikation bei QRS-Dauer < 130 ms	III	A

ICD – implantierbarer Cardioverter-Defibrillator, NYHA – New York Heart Association; EF – Ejektionsfraktion, CRT – kardiale Resynchronisationstherapie

kamentöser Therapie eine Verschlechterung der Herzinsuffizienz erfahren, eine Systemaufrüstung auf ein CRT-System mit einer IIB-Empfehlung aufgeführt [14],[55],[56]. Die Evidenz für, bzw. gegen die Verwendung eines CRT-D oder CRT-P-Systems ergibt sich aus Studien, die in Tab. 8.3 zusammengefasst sind.

Die Position der linksventrikulären Sonde ist ein wichtiger Faktor für den Erfolg der Therapie. Limitiert ist deren Platzierung durch die spezifische Anatomie und die lokale Pathophysiologie (epimyokardiales Fett, ausgedünnter oder hypoplastischer Koronarvenenstatus, Narbenbereiche etc.). Offensichtlich profitieren Patienten mit dilatativer Kardiomyopathie eher von einer Resynchronisationstherapie als solche

Tab. 8.3: Zusammenstellung von Studien zur Evidenz der Implantation eines ICD / CRT-Systems (Zitron E et al. [24]).

Studie	Anzahl der Patienten	Wesentliche Einschlusskriterien	Ergebnis (Auszug)
AVID	1016	– Überlebter PHT bei Kammerflimmern – Ventrikuläre Tachykardie mit Synkope – Ventrikuläre Tachykardie mit hämodynamischer Instabilität und EF ≤ 40 %	Signifikante Reduktion des Todes aus jeglicher Ursache durch prophylaktische ICD-Therapie im Vergleich zu Amiodaron-Therapie. Relative Risiko-Reduktion um 33 %.
CASH	288	Überlebter PHT bei Kammerflimmern oder ventrikuläre Tachykardie	Nicht-signifikante Reduktion des Todes aus jeglicher Ursache durch prophylaktische ICD-Therapie im Vergleich zu Amiodaron- oder Betablocker-Therapie. Relative Risiko-reduktion um 23 %.
MADIT II	1232	Myokardinfarkt vor mindestens 30 Tagen und EF ≤ 30 %	Signifikante Reduktion der Mortalität aus jeglicher Ursache durch prophylaktische ICD-Therapie im Vergleich zu OMT. Relative Risiko-reduktion um 31 %
SCD-HeFT	2521	Herzinsuffizienz NYHA II/III und EF ≤ 35 %	Signifikante Reduktion der Mortalität aus jeglicher Ursache durch prophylaktische ICD-Therapie im Vergleich zu Amiodaron- oder Placebo-Therapie. Relative Risiko-reduktion um 23 %.
DEFINITE	458	– Nicht-ischämische dilatative Kardiomyopathie EF < 36 % – Nicht-anhaltende ventrikuläre Tachykardien	Signifikante Reduktion des Risikos für plötzlichen Herztod durch prophylaktische ICD-Therapie im Vergleich zu OMT. Nicht-signifikante Reduktion des Todes aus jeglicher Ursache. Relative Risiko-reduktion um 35 %.
DINAMIT	674	Myokardinfarkt 6 bis 40 Tage vor Einschluss und EF ≤ 35 %, geringe Herzfrequenzvariabilität und erhöhte Grundfrequenz (≥ 80/ min)	Keine Reduktion der Mortalität aus jeglicher Ursache durch prophylaktische ICD-Therapie im Vergleich zu OMT.

Tab. 8.3: (Fortsetzung) Zusammenstellung von Studien zur Evidenz der Implantation eines ICD / CRT-Systems (Zitron E et al. [24]).

Studie	Anzahl der Patienten	Wesentliche Einschlusskriterien	Ergebnis (Auszug)
IRIS	898	Myokardinfarkt 5 bis 31 Tage vor Einschluss und EF ≤ 40 %, erhöhte Grundfrequenz (≥ 90/min) oder nicht-anhaltende ventrikuläre Tachykardien im Holter	Keine Reduktion der Mortalität aus jeglicher Ursache im Vergleich zu OMT.
MIRACLE	323	Herzinsuffizienz NYHA III/IV, OMT > 1 Monat, Betablocker > 3 Monate, QRS ≥ 130 ms, EF ≤ 35 %, LVEDD ≥ 55 mm	Signifikantes reverse Remodeling, Verbesserung der NYHA-Klasse, der Belastbarkeit und der Lebensqualität. Signifikante Zunahme der EF nach 6 Monaten, Abnahme der Mitralinsuffizienz.
COMPANION	1520	– Herzinsuffizienz III/IV – ICMP oder DCM, EF ≤ 35 %, QRS ≥ 120 ms, PR-Intervall ≥ 150 ms, Sinusrhythmus	Verbesserung des klinischen Verlaufs bei Herzinsuffizienz durch CRT mit oder ohne Defibrillator, Reduzierung der Symptomatik und der Hospitalisation. Verbesserung der Belastbarkeit und der Lebensqualität. Reduktion der Mortalität. Positive Effekt deutlicher bei DCM.

ICD – implantierbarer Kardioverter-Defibrillator, NYHA – New York Heart Association, EF – Ejektionsfraktion, OMT – optimale medikamentöse Therapie, PHT – plötzlicher Herztod, LVEDD – linksventrikulärer enddiastolischer Diameter, CRT – kardiale Resynchronisationstherapie, DCM – dilatative Kardiomyopathie, ICMP – ischämische Kardiomyopathie.

mit Ischämie-bedingten Narben. Mittlerweile besteht Übereinkunft, dass als effektivste Position der linksventrikulären Sonde die Lage in einer lateralen, posterolateralen oder posterobasalen Seitvene des Sinus coronarius anzustreben ist. Auricchio et al. konnten 2004 zeigen, dass analog zum Aktivierungsmuster der ventrikulären Erregung bei einem Linksschenkelblock die Region der spätesten linksventrikulären Erregung die basale Posterolateralwand des linken Ventrikels ist [32]. Derval et al. fand 2010, dass die Region, in der der linke Ventrikel stimuliert wird, eine primäre Determinante des hämodynamischen Effektes bei Patienten mit nicht-ischämischer Kardiomyopathie ist und darüber hinaus assoziiert ist mit einer geringeren Zahl von Non-Respondern. Die Stimulation an der besten Stelle hatte eine signifikante Steigerung der Druckanstiegsgeschwindigkeit im linken Ventrikel zur Folge im Vergleich zur Stimulation im Coronarsinus, der laterale LV-Wand oder dem Areal der spätesten Erregung [33].

Nachdem in den Anfängen der CRT-Therapie uni- bzw. bipolare linksventrikuläre transvenöse Sonden durch Implantation über den Koronarsinus zum Einsatz kamen, finden heute quadripolare Sonden immer mehr Anwendung. Zum einen konnte durch die Möglichkeit, mehrere Vektoren der linksventrikulären Stimulation auszuwählen, die Anzahl der Therapieversager aufgrund einer niedrigschwelligen Stimulation des Nervus phrenicus durch softwareseitiges Umprogrammieren des Vektors reduziert werden, zum anderen kann durch den Einsatz der quadripolaren Sonde der Erfolg der Resynchronisationstherapie verbessert werden, da neben der Zwerchfellinnervation auch durch unterschiedliche Geometrien der erhältlichen Sonden und verschieden Abstände der elektrischen Kontakte das Areal der spätesten Aktivierung gezielt stimuliert wird; Narbengewebe kann außer Acht gelassen und eine hohe linksventrikuläre Reizschwelle leichter vermieden werden. Durch das sogenannte *Multipoint Pacing*, die simultane Stimulation mehrerer Pole, konnte der Erfolg der Therapie weiter verbessert werden [34]. So konnte 2008 Leclercq et al. zeigen, dass die CRT-Therapie mit *Multisite Pacing* sicher ist und signifikant mehr *reverse remodeling* bewirkt als die konventionelle biventrikuläre Stimulation [35]. Lenarczyk konnte in der TRUST CRT-Studie eine Ansprechrate von 96,3 % bei *Multisite* LV-Stimulation gegenüber 62,9 % bei konventioneller Stimulation zeigen. Hierbei war die *Multisite* LV-Stimulation ein unabhängiger Prädiktor für die CRT-Ansprechrate. In beiden Studien wurden allerdings jeweils zwei linksventrikuläre Sonden implantiert [36]. Rinaldi et al. konnten 2013 zeigen, dass die Verwendung einer einzelnen multipolaren Sonde sicher ist und zu einer signifikanten Reduktion der echokardiographischen Dyssynchronie im Vergleich zur konventionellen kardialen Resynchronisationstherapie führt [37]. Zu einem ähnlichen Ergebnis kommt Pappone et al. Er zeigte 2013, dass biventrikuläres Pacing mit einer *Multisite* LV-Sonde in einer Seitvene des Koronarsinus eine höhere Ansprechrate auf die Resynchronisationstherapie zu Folge hatte als die konventionelle Methode mit einer einzelnen LV-Sonde [38].

Aktuell ist die linksventrikuläre Stimulation mit einer quadripolaren LV-Sonde mit oder ohne *Multisite Pacing* die Erfolg versprechendste Methode, um den linken Ventrikel optimal anzusteuern und dabei Zwerchfellstimulation zu vermeiden. In den Fällen, bei denen die Positionierung einer transvenösen Sonde scheitert, wird die LV-Sonde direkt auf das Herz aufgebracht.

8.3 Kardiale Kontraktilitätsmodulation (CCM)

Trotz optimaler medikamentöser Therapie bleibt ein großer Teil der Patienten mit Herzinsuffizienz und reduzierter linksventrikulärer Pumpfunktion symptomatisch. Wenn diese Patienten keine Voraussetzung für eine kardiale Resynchronisationstherapie haben, so standen bisher nur wenige therapeutische Optionen zur Verfügung (Abb. 8.3). Insbesondere Patienten mit einer Herzinsuffizienz der NYHA-Klasse II und III zeigen zu zwei Dritteln keine verbreiterten Kammerkomplexe und kommen für eine

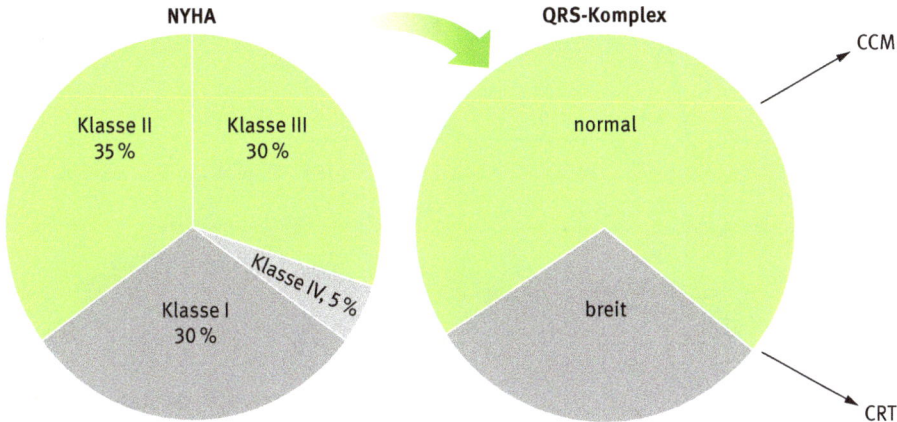

Abb. 8.3: Vorgehensweise bei Überprüfen einer CCM- oder CRT-Indikation.

Resynchronisationstherapie nicht in Frage. Ebenso sind die möglichen Behandlungsformen für Patienten, die unter der CRT-Therapie keine Verbesserung erfahren, sogenannte *Non-Responder*, limitiert. Eine mögliche zusätzliche Behandlungsform ist die Anwendung der kardialen Kontraktilitätsmodulation [39],[40],[41].

Hierzu wird das CCM-System in ähnlicher Weise wie ein Schrittmachersystem pektoral subkutan implantiert. Das System besteht aus einem subkutan implantierten und transkutan wieder aufladbaren programmierbaren Impulsgenerator. Darüber hinaus werden zwei herkömmliche Schrittmachersonden transvenös im rechten Ventrikel mittseptal implantiert. Hierdurch kann die exakte Steuerung des Impulses gewährleistet werden. In der absoluten Refraktärphase des Herzens wird ein hochenergetischer Impuls synchronisiert mit der intrinsischen Herzaktion an die rechte Herzkammer septal abgegeben. A priori sind Patienten für die Anwendung dieser Therapie ungeeignet, die intravaskuläre Hindernisse entlang des Zugangsweges aufweisen, wie zum Beispiel Patienten mit einer Thrombose der oberen Hohlvene oder nach mechanischem Trikuspidalklappenersatz.

Der Impuls besteht aus 1 bis 3 Impulsen mit einer Amplitude von 5 bis 7 Volt. Die Länge der Impulsphase beträgt circa 6 ms. Jeder Impuls besteht aus zwei Phasen mit jeweils umgekehrter Polarität und programmierbarer Länge [42] (Abb. 8.4).

Diese Impulse sind bis zu 100-mal stärker als herkömmliche Schrittmacherimpulse, haben aber keine exzitatorische Wirkung und beeinflussen daher den Herzrhythmus nicht, führen aber auf molekularer Ebene zu veränderten Prozessen in den Herzmuskelzellen und zu einer Verbesserung der Kontraktilität über eine Modulation des Calciumstoffwechsels. Der Kontraktilitäts-steigernde Effekt tritt unmittelbar auf und kann mittels hämodynamischer Parameter nachgewiesen werden. Selbst bei schon vorhanden CRT-Systemen tritt der Effekt additiv und von der vorliegenden QRS-Breite unabhängig auf. Diese Therapie führt nicht zu einer Erhöhung des myokardialen

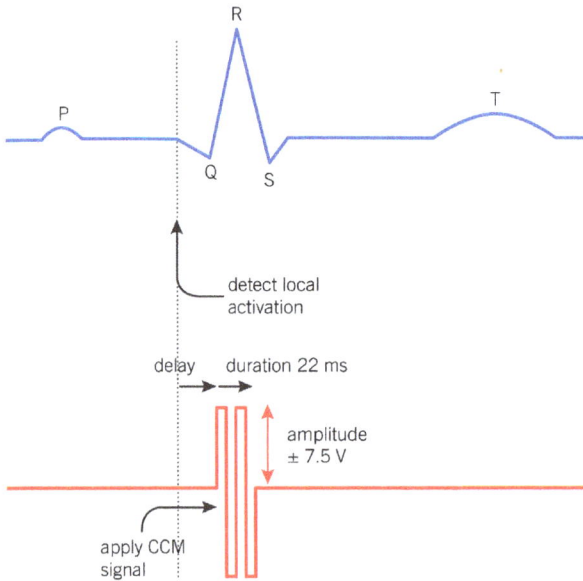

Abb. 8.4: Darstellung eines CCM-Impulses, der während der absolut refraktären Phase des QRS-Komplexes abgegeben wird (mit freundlicher Genehmigung von Impulse Dynamics).

Sauerstoffverbrauchs. Dem Kontraktilitäts-steigernden Effekt liegt eine Veränderung der Aktivität verschiedener Gene zu Grunde. Während bestimmte adulte Gene im Verlauf einer Herzinsuffizienz verringert werden, kommt es durch die CCM-Therapie zu einer Umkehr dieser Prozesse. So wird die Aktivität adulter Gene, beispielsweise des SERCA2a-Rezeptors, erhöht und fetale Proteine verringert gebildet. Am Calciumstoffwechsel beteiligte regulatorische Proteine wie beispielsweise das Phospholamban werden in ihrem Phosphorylierungsmuster verändert [43],[44].

Da die meisten der Patienten auch Kriterien für eine Implantation eines internen Kardioverter-Defibrillator zur Primärprophylaxe des plötzlichen Herztodes erfüllen, sind sie häufig schon mit einem entsprechenden System versorgt oder werden gegebenenfalls simultan versorgt (Abb. 8.5). Bei grenzwertiger linksventrikulärer Funktion (~30 %) erfolgt die CCM-Implantation zumeist rechtsseitig, um bei einer im Verlauf eventuell notwendig werdenden ICD-Implantation die für die ICD-Therapie günstigere linke Seite „freizuhalten". Prinzipiell kann ein CCM-System wie auch alle anderen Systeme von beiden Seiten pektoral implantiert werden. Die möglichen Zugangswege sowie die Wahl des Implantationsortes ist unerlässlich, da das CCM-System auf der jeweiligen kontralateralen Seite durchgeführt wird. In aller Regel wird die Abgabe der Impulse über 7 Stunden in 24 Stunden programmiert, wobei das System nicht durchgängig Impulse abgibt, sondern nach einer Therapiedauer von 1 Stunde eine Therapiepause von 2,5 Stunden folgt. Die Energieversorgung wird durch die bis zu 500-mal wieder aufladbare Batterie sichergestellt. Die Aufladung, die einmal pro Woche durchgeführt werden muss, erfolgt transkutan durch elektromagnetische Induktion und dauert etwa 45 Minuten, Hierbei wird durch ein wechselndes Magnet-

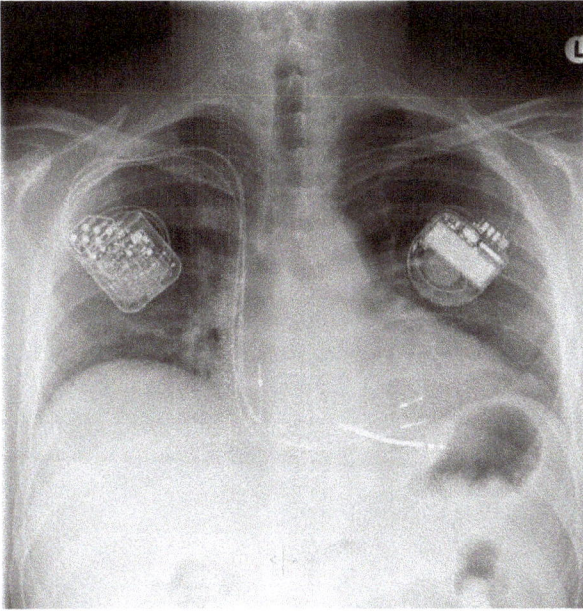

Abb. 8.5: Röntgenbild eines Patienten mit Indikation für ein CCM und eingeschränkter linksventrikulärer Funktion mit primärprophylaktischer ICD-Versorgung.

feld der Primärspule Feldenergie auf die implantierte Sekundärspule übertragen, die diese wieder in elektrische Energie umwandelt. Nach Angaben des Herstellers hat die Batterie des aktuellsten Modells eine Haltbarkeit von mindestens 6 Jahren [45].

Die Wirkung der kardialen Kontraktilitätsmodulation zeigt sich in drei Phasen. Innerhalb weniger Sekunden zeigt sich eine sichtbare Verbesserung der Kontraktilität des Herzmuskels. In einem um die beiden septalen Sonden befindlichen Areal von etwa 4×7 cm verändert sich der pathologisch veränderte Kalziumstoffwechsel (Abb. 8.6). Die Aktivität von Schlüsselproteinen normalisiert sich unmittelbar. In der zweiten Phase, die sich innerhalb der nächsten Stunden zeigt, dehnt sich das behandelte Areal aus (Abb. 8.7). Die pathologische fetale Genexpression wird unterbrochen, die Bildung adulter Proteine wird verstärkt, die fetalen Gene verlieren zunehmend ihre Aktivität. Nach mehreren Wochen verringert sich zunehmend der mechanische Stress im Herzmuskel und es zeigen sich globale Effekte (Abb. 8.8). Durch die Umkehr des Genexpressionsprogrammes vom fetalen zum adulten zeigt sich ein Reverse Remodeling [43],[44], [46],[47],[48].

Bisher wurden noch keine großen, randomisierten Studien durchgeführt, die eine Aussage zur Mortalitätsreduktion oder der Verringerung der herzinsuffizienzbedingten Hospitalisation zulassen. In die in Europa durchgeführte Fix-HF-4 Studie konnte ein Zusammenhang zwischen der CCM-Therapie und einer Besserung der klinischen Symptomatik festgestellt werden. In der in zwei Phasen unterteilten doppelblinden, randomisierten Studie wurden 164 Patienten mit einer Ejektionsfraktion von 35 % oder weniger, NYHA-Klasse II oder höher sowie einer maximalen Sauerstoffaufnahmekapazität von 10 bis 20 ml/min/kg in zwei Gruppen randomisiert. In

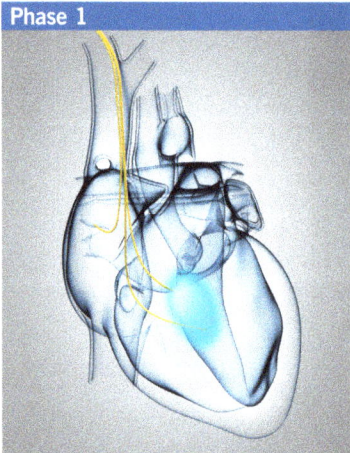

Abb. 8.6: Darstellung des Areals, das nach Sekunden auf die CCM-Impulse anspricht. (Quelle: Impulse Dynamics, mit freundlicher Genehmigung).

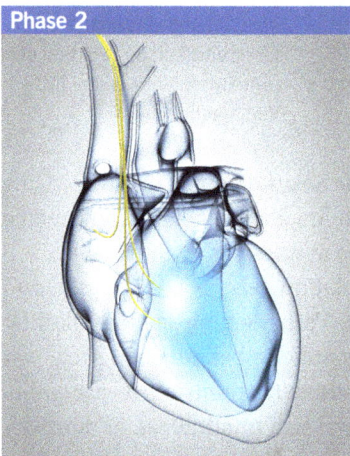

Abb. 8.7: Darstellung des Areals, das innerhalb von wenigen Stunden auf CCM-Impulse anspricht. (Quelle: Impulse Dynamics, mit freundlicher Genehmigung).

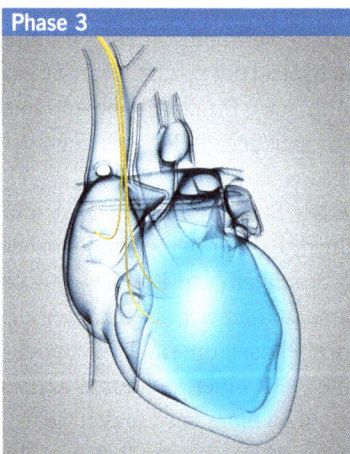

Abb. 8.8: Darstellung des Areals, das nach ca. 3 Monaten auf CCM-Impulse anspricht. (Quelle: Impulse Dynamics, mit freundlicher Genehmigung).

einer Gruppe wurde die CCM-Therapie eingeschaltet, in der anderen ausgeschaltet. Nach 12 Wochen wurde die ausgeschaltete Therapie angeschaltet und umgekehrt. Beobachtet wurden die maximale Sauerstoffaufnahmekapazität und die Veränderung der Lebensqualität. Während bei beiden Gruppen in der ersten Phase sowohl die Sauerstoffaufnahmekapazität als auch die Lebensqualität anstieg, verbesserte sich die Lebensqualität nur noch in der Gruppe weiter, in der die Therapie appliziert wurde. Die Sauerstoffaufnahmekapazität fiel in der Gruppe ohne CCM-Therapie wieder ab [49]. In den USA wurde später die FIX-HF-%-Studie als multizentrische randomisierte Studie durchgeführt. Hierbei wurden 428 Patienten mit einer Ejektionsfraktion von 35 % oder weniger mit optimaler medikamentöser Therapie, NYHA-Klasse III oder IV sowie einer maximalen Sauerstoffaufnahmekapazität von 9 ml/min/kg oder mehr und einem QRS-Komplex ≤ 130 ms in zwei Gruppen randomisiert. Eine Gruppe wurde weiter optimal medikamentös behandelt, bei der anderen wurde eine CCM-Therapie angewandt. Der primäre Endpunkt war die anaerobe Schwelle nach 6 Monaten. Hier zeigte sich kein Unterschied, jedoch unterschieden sich die beiden Gruppen bezüglich der sekundären Endpunkte. So war sowohl die maximale Sauerstoffaufnahmekapazität als auch die Lebensqualität in der Gruppe mit CCM-Therapie signifikant besser. Eine weitere Aussage konnte aus einer Subgruppenanalyse gewonnen werden. Am meisten profitierten Patienten mit NYHA-Stadium III und einer EF > 25 % von der CCM-Therapie, was zu der Schlussfolgerung führt, dass Patienten mit fortgeschrittener Herzinsuffizienz weniger von der Therapie profitieren [50]. In der von der amerikanischen Gesundheitsbehörde geforderten Bestätigungsstudie Fix-HF-5c werden etwa 230 Patienten mit Sinusrhythmus und einer Ejektionsfraktion zwischen 25 und 45 % mit optimaler medikamentöser Therapie, NYHA-Klasse III oder IV sowie einer maximalen Sauerstoffaufnahmekapazität von 9 ml/min/kg oder mehr und einem QRS-Komplex ≤ 130 ms 1:1 in zwei Gruppen zum einen mit CCM-Therapie, zum anderen mit alleiniger optimaler medikamentöser Therapie randomisiert. Bei dieser multizentrischen, prospektiven, randomisierten, nicht verblindeten Studie ist die maximale Sauerstoffaufnahmekapazität nach 24 Wochen primärer Endpunkt [51]. Bisher konnten in keiner Untersuchung proarrhythmische Effekt durch den CCM-Impuls beobachtet werden. Auch kam es bisher nicht zu Interaktionen zwischen dem CCM-System und anderen implantierten Systemen. Auch in jüngeren Untersuchungen zeigte sich insbesondere auch im Langzeitverlauf anhaltende positive Effekte der CCM-Therapie hinsichtlich verbesserter Lebensqualität, Belastbarkeit und Verringerung der NYHA-Klasse. Kloppe et all und Liu et all konnten in zwei Untersuchungen neueren Datums zeigen, dass die CCM-Therapie auch einen Überlebensvorteil bezüglich Todes jedweder Ursache sowie der kardiovaskulären Mortalität bietet [39],[47],[52].

Literatur

[1] Statistisches Bundesamt 2015, Todesursachenstatstik 2014.

[2] Hamm CW, Bassand JP, Agewall S, et al. ESC Guidelines for the Management of Acute Coronary Syndromes in Patients Presenting Without Persistent ST-segment Evaluation. Eur Heart J. 2011;32:2999–3054.

[3] White RD, Asplin BR, Bugliosi TF, et al. High discharge survival rate after out-of-hospital ventricular fibrillation with rapid defibrillation by police and paramedics. Ann Emerg Med. 1996;28:480–485.

[4] White RD, Hankins DG, Atkinson EJ. Patient outcomes following defibrillation with a low energy biphasic truncated exponential waveform in out-of-hospital cardiac arrest. Resuscitation. 2001;49:9–14.

[5] White RD, Hankins DG, Bugliosi TF. Seven years' experience with early defibrillation by police and paramedics in an emergency medical services system. Resuscitation. 1998;39:145–151.

[6] White RD. Technological advances and program initiatives in public access defibrillation using automated external defibrillators. Curr Opin Crit Care. 2001;7:145–151.

[7] Eisenberg MS, Mengert TJ. Cardiac resuscitation. N Engl J Med. 2001;344:1304–1313.

[8] Hossack KF, Hartwig R. Cardiac arrest associated with supervised cardiac rehabilitation. J Card Rehabil. 1982;2:402–408.

[9] Valenzuela TD, Roe DJ, Nichol G, et al. Outcomes of rapid defibrillation by security officers after cardiac arrest in casinos. N Engl J Med. 2000;343:1206–1209.

[10] Mirowski M, Reid PR, Mower MM, et al. Termination of Malignant Ventricular Arrhythmias with an Implanted Automatic Defibrillator in Human Beings Clinical Performance of the Implantable Cardioverter-Defibrillator. PACE. 1984;7(6):1338–1344.

[11] Kuck KH, Cappato R, Siebels J, et al. Randomized comparison of antiarrhythmic drug therapy with implantable Defibrillators in patients resuscitated from cardiac arrest: the Cardiac Arrest Study Hamburg (CASH). Circulation. 2000;102(7):748–754.

[12] The Antiarrhythmics versus Implantable Defibrillators (AVID) Investigators. A comparison of antiarrhythmic-drug therapy with implantable defibrillators in patients resuscitated from near-fatal ventricular arrhythmias. New Engl J Med. 1997;337(22):1576–1583.

[13] Connolly SJ, Gent M, Roberts RS, et al. Canadian implantable defibrillator study (CIDS): a randomized trial of the implantable cardioverter defibrillator against amiodarone. Circulation. 2000;101(11):1297–1302.

[14] Ponikowski P, Voors AA, Anker SD, et al. 2016 ESC Guidelines for the diagnosis and treatment of acute and chronic heart failure. Rev Esp Cardiol (Engl Ed). 2016;69(12):1167.

[15] Priori SG, Blomström-Lundqvist C, Mazzanti A, et al. 2015 ESC Guidelines for the management of patients with ventricular arrhythmias and the prevention of sudden cardiac death. G Ital Cardiol (Rome). 2016;17(2):108–170.

[16] Deneke T, Borggrefe M, Hindricks G, et al. Kommentar zu den ESC-Leitlinien 2015 „Ventrikuläre Arrhythmien und Prävention des plötzlichen Herztodes. Kardiologe. 2017;11:27–43.

[17] Hohnloser SH, Kuck KH, Dorian P, et al. Prophylactic use of an implantable cardioverter-defibrillator after acute myocardial infarction. New Engl J Med. 2004;351(24):2481–2488.

[18] Dorian P, Hohnloser SH, Thorpe KE, et al. Mechanisms underlying the lack of effect of implantable cardioverter-defibrillator therapy on mortality in high-risk patients with recent myocardial infarction: insights from the Defibrillation in Acute Myocardial Infarction Trial (DINAMIT). Circulation. 2010;122(25):2645–2652.

[19] Bardy GH, Lee KL, Mark DB, et al. Amiodarone or an implantable cardioverter-defibrillator for congestive heart failure. New Engl J Med. 2005;352(3):225–237.

[20] Kadish A, Dyer A, Daubert JP, et al. Prophylactic defibrillator implantation in patients with no-nischemic dilated cardiomyopathy. New Engl J Med. 2004;350(21):2151–2158.

[21] Maron BJ, Shen WK, Link MS, et al. Efficacy of implantable cardioverter-defibrillators for the prevention of sudden death in patients with hypertrophic cardiomyopathy. N Engl J Med. 2000;342:365–373.

[22] Maron BJ, McKenna WJ, Danielson GK, et al. American College of Cardiology / European Society of Cardiology Clinical Expert Consensus Document on Hypertrophic Cardiomyopathy. A report of the American College of Cardiology Foundation Task Force on Clinical Expert Consensus Documents and the European Society of Cardiology Committee for Practice Guidelines. Eur Heart J. 2003;24:1965–1991.

[23] Jung W, Andresen D, Block M, et al. Leitlinien zur Implantation von Defibrillatoren. Clin Res Cardiol. 2006;95:696–708.

[24] Zitron E, Thomas D, Katus HA, et al. Cardioverter defibrillator therapy in the primary and secondary prevention of sudden cardiac death. Applied Cardiopulmonary Pathophysiology. 2012;16:174–191.

[25] Worden NE, Algasrawi M, Krothapalli SM, et al. Two for the price of one: a single-lead implantable cardioverter-defibrillator system with a floating atrial dipole. J Atr Fibrillation. 2016;8:1396.

[26] Gutleben K-J et al. Multisite Left Ventricular Pacing is Safe and Improves Cardiac Hemodynamic in Heart Failure Patients – Results from a 1-month Follow-up Study. Cardiostim. 2012; Abstract PO2-41.

[27] Bardy GH, Ivey TD, Allen MD, et al. A prospective, randomized evaluation of biphasic vs monophasic waveform pulses on defibrillation efficacy in humans. J Am Coll Cardiol. 1989;14:728–733.

[28] Weiss R, Knight BP, Gold MR, et al. Safety and Efficacy of a Totally Subcutaneous Implantable-Cardioverter Defibrillator. Circulation. 2013;128:944–953.

[29] Burke MC, Gold MR, Knight BP, et al. Safety and Efficacy of the Totally Subcutaneous Implantable Defibrillator. 2-Year Results From a Pooled Analysis of the IDE Study and EFFORTLESS Registry. J Am Coll Cardiol. 2015 Apr 28;65(16):1605–1615.

[30] St John Sutton MG, Plappert T, Abraham WT, et al. Effect of Cardiac Resynchronization Therapy on Left Ventricular Size and Function in Chronic Heart Failure. Circulation. 2003;107(15):1985–1990.

[31] Bristow MR, Saxon LA, Boehmer J, et al. Cardiac-Resynchronization Therapy with or without an Implantable Defibrillator in Advanced Chronic Heart Failure. N Engl J Med. 2004;350:2140–2150.

[32] Auricchio A, Fantoni C, Regoli F, et al. Characterization of left ventricular activation in patients with heart failure and left bundle-branch block. Circulation. 2004;109:1133–1139.

[33] Derval N, Steendijk P, Gula LJ, et al. Optimizing Hemodynamics in Heart Failure Patients by Systematic Screening of Left Ventricular Pacing Sites: The Lateral Left Ventricular Wall and the Coronary Sinus Are Rarely the Best Sites. J Am Coll Cardiol. 2010 Feb 9;55(6):566–575.

[34] Van Everdingen WM, Cramer MJ, Doevendans PA, et al. Quadripolar Leads in Cardiac Resynchronization Therapy. JACCCEP. 2015;1(4):225–237.

[35] Leclercq C, Gadler F, Kranig W, et al. A randomized comparison of triple-site versus dual-site ventricular stimulation in patients with congestive heart failure. J Am Coll Cardiol. 2008;51:1455–1462.

[36] Lenarczyk R, Kowalski O, Sredniawa B, et al. Triple-Site Versus Standard Cardiac Resynchronization Therapy study (TRUST CRT): clinical rationale, design, and implementation. J Cardiovasc Electrophysiol. 2009;20:658–662.

[37] Rinaldi CA, Kranig W, Leclercq C, et al. Acute effects of multisite left ventricular pacing on mechanical dyssynchrony in patients receiving cardiac resynchronization therapy. J Card Fail. 2013; 19 (11): 731–738.

[38] Pappone C, Zarko Calovic, Amarild Cuko, et al. Multisite left ventricular pacing in a single coronary sinus branch improves 3-month echocardiographic and clinical response to cardiac resynchronization therapy. HFSA 2013. J Card Fail. 2013;19(8):26.

[39] Abi-Samra F, Gutterman D. Cardiac contractility modulation: a novel approach for the treatment of heart failure. Heart Fail Rev. 2016 Nov;21(6):645–660.

[40] Kuschyk J, Roeger S, Schneider R, et al. Efficacy and survival in patients with cardiac contractility modulation: Long-term single center experience in 81 patients. Int J Cardiol. 2015;183:76–81.

[41] Kuck KH, Bordachar P, Borggrefe M, et al. New devices in heart failure: an European Heart Rhythm Association report. Developed by the European Heart Rhythm Association; Endorsed by the Heart Failure Association. Europace. 2014;16(1):109–128.

[42] Kleemann T. Kardiale Kontraktilitätsmodulation. Herz. 2015;40(7):945–951.

[43] Seifert M, Hoffmann J, Meyhöfer J ,et al. Verbesserung der linksventrikulären Kontraktilität durch Stimulation in der absoluten Refraktärperiode – Cardiac Contractility Modulation (CCM) Herzschr Elektrophys. 2008; 19 (1):I/69–I/76.

[44] Butter C, Rastogi S, Minden HH, et al. Cardiac Contractility Modulation, Electrical Signals Improve Myocardial Gene Expression in Patients with Heart Failure. J Am Coll Cardiol. 2008 May 6;51(18):1784–1789.

[45] Impulse Dynamics. Produktinformation OptimizerTM IV. Kardiale Kontraktilitätsmodulation.

[46] Abraham WT, Burkhoff D, Nademanee K, et al. A randomized controlled trial to evaluate the safety and efficacy of cardiac contractility modulation in patients with systolic heart failure: Rationale, design, and baseline patient characteristics. Am Heart J. 2008;156:641–648.e1.

[47] Liu M, Fang F, Lou XX, et al. Improvement of long-term survival by cardiac contractility modulation in heart failure patients: A case–control study. Int J Cardiol. 2016;206:122–126.

[48] Yu CM, Chan JYS, Zhang Q, et al. Impact of Cardiac Contractility Modulation on Left Ventricular Global and Regional Function and Remodeling. JACC Cardiovasc Imaging. 2009;2(12):1341–1349.

[49] Borggrefe MM, Lawo T, Butter C, et al. Randomized, double blind study of nonexcitatory, cardiac contractility modulation electrical impulses for symptomatic heart failure. Eur Heart J. 2008;29:1019–1028.

[50] Kadish A, Nademanee K, Volosin K et al. A randomized controlled trial evaluating the safety and efficacy of cardiac contractility modulation in advanced heart failure. Am Heart J. 2011;161:329–337.

[51] Abraham WT, Lindenfeld J, Reddy VY, et al. A randomized controlled trial to evaluate the safety and efficacy of cardiac contractility modulation in patients with moderately reduced left ventricular ejection fraction and a narrow QRS duration: study rationale and design. J Card Fail. 2015;21:16–23.

[52] Kloppe A, Lawo T, Mijic D, et al. Long-term survival with Cardiac Contractility Modulation in patients with NYHA II or III symptoms and normal QRS duration. International Journal of Cardiology. 2016;209:291–295.

[53] Trappe HJ. Dreißig Jahre Defibrillatortherapie in Deutschland (1984-2014). Der Kardiologe. 2014;8(2):125–137.

[54] Moss AJ, Hall WJ, Cannom DS, et al. Cardiac resynchronization therapy for the prevention of heart-failure events. N Engl J Med. 2009;361:1329–1338.

[55] Daubert JC, Gold MR, Abraham WT, et al. Prevention of disease progression by cardiac resynchronization therapy in patients with asymptomatic or mildly symptomatic left ventricular

dysfunction: insights from the European cohort of the REVERSE trial. J Am Coll Cardiol. 2009;54:1837–1846.

[56] Tang ASL, Wells GA, Talajic M, et al. Cardiac-Resynchronization Therapy for Mild-to-Moderate Heart Failure. N Engl J Med. 2010;363:2385–2395.

[57] Moss AJ, Zareba W, Hall WJ, et al. Prophylactic implantation of a defibrillator in patients with myocardial infarction and reduced ejection fraction. New Engl J Med. 2002;346(12):877–883.

9 Präoperative Vorbereitungen ICD, CRT, CCM

Brigitte Osswald

9.1 ICD

Die präoperativen Maßnahmen einer ICD-Implantation ähneln in vielen Punkten jenen der Herzschrittmachertherapie.

9.1.1 Diagnostik

Die präoperative Diagnostik umfasst neben denjenigen, die auch bei Herzschrittmachern eingesetzt werden, zahlreiche Verfahren, die teilweise Bestandteil der Qualitätssicherung sind. Bei sorgfältiger Prüfung der präoperativen Befunde lassen sich viele potenzielle Probleme im Vorfeld klären, was sowohl die Implantation, als auch den Aggregatwechsel erheblich vereinfacht und zur Sicherheit des Patienten beiträgt.

Echokardiographie

Zur Beurteilung der linksventrikulären Ejektionsfraktion reicht in der Regel eine transthorakale Echokardiographie aus. Mit der Echokardiographie erhält man zudem eine Einschätzung einer möglichen Trikuspidalklappeninsuffizienz, was später zur Klärung der Frage verwendet werden kann, ob der Befund bereits vor dem Eingriff vorlag, oder Sonden-bedingt zustande kommt.

Die Dokumentation einer Flüssigkeitslamelle im Perikard, bzw. das Beschreiben, ob ein Perikarderguss bereits präoperativ vorliegt, ist einerseits für die OP-Planung relevant (simultane Ergussentlastung oder Fensterung), andererseits für die Interpretation postoperativ erhobener Befunde ausgesprochen hilfreich.

EKG

Ein aktuelles EKG kann dem Patienten eine Revision zwecks Systemerweiterung ersparen. So ist beispielsweise die QRS-Breite bei geplanter ICD-Indikation zu prüfen, um eventuell primär ein CRT-D-System zu implantieren.

Der Nachweis einer ventrikulären Tachykardie in einem EKG-Ausdruck oder Langzeit-EKG erfordert ebenso wie bei Nachweis bradykarder Herzrhythmusstörungen stets die Implantation eines transvenösen Systems, da eine antitachykarde Überstimulationsmöglichkeit mit dem derzeit verfügbaren S-ICD-System nicht möglich ist. In diesem Zusammenhang kommt dem Screening der S-ICD-Kandidaten ebenfalls eine besondere Bedeutung zu, um inadäquate Schockabgaben durch zu kleine Wahrnehmungsamplituden oder die Fehlwahrnehmung der T-Welle als ventrikuläre Aktion weitestgehend auszuschließen.

https://doi.org/10.1515/9783110431964-009

Röntgen Thorax

Die Thoraxaufnahme lässt Rückschlüsse auf mögliche Schwierigkeiten der Implantation bzw. des Aggregatwechsels zu. So kann bei massiver linksventrikulärer Dilatation bereits vor der Implantation erwartet werden, dass die Defibrillationsschwelle erhöht sein kann (Abb. 9.1). In der Dokumentation werden liegende Schleusen, Katheter oder Port-Systeme, bzw. deren Residuen nicht immer aufgeführt. Auch Frakturen im Bereich der Klavikel erschweren den Zugang; ein intraoperativer Seitenwechsel kann vermeidbar sein. Wichtig ist auch die Feststellung, ob ein Pleuraerguss oder Pneumothorax bereits präoperativ vorliegt.

Vor einem geplanten Aggregatwechsel gibt ein Thoraxbild Hinweise auf potenzielle intraoperative Probleme. Das sorgfältige Darstellen des Sondenverlaufs jeder Elektrode kann beispielsweise bei stark angezogenen Fixationsnähten im Bereich der Sleeves eineKerbe zeigen; gelegentlich kann der Sleeve durch die Ligatur durchtrennt sein (siehe Abb. 7.8). Vorwiegend per Punktion implantierte Elektroden weisen im Bereich des Kostoklavikulargelenks gelegentlich Ausdünnungen oder beginnende Leiterbrüche auf, zu einer Revision zwingen.

Dislozierte Elektroden und unkonventionell implantierte Geräte oder störende Aggregatlagen sind wesentlich leichter anzugehen, wenn ein Röntgenbild vorliegt, anhand dessen Gerätelage und -orientierung, Elektrodenverlauf und sonstige Besonderheiten festzustellen sind (Abb. 9.2).

Für die S-ICD-Planung bedeutsam sind Materialien wie beispielsweise Drahtcerclagen, die zu Fehlwahrnehmungen und inadäquaten Schockabgaben bei Reiben der Sensoren an der Cerclage führen können (Abb. 9.3).

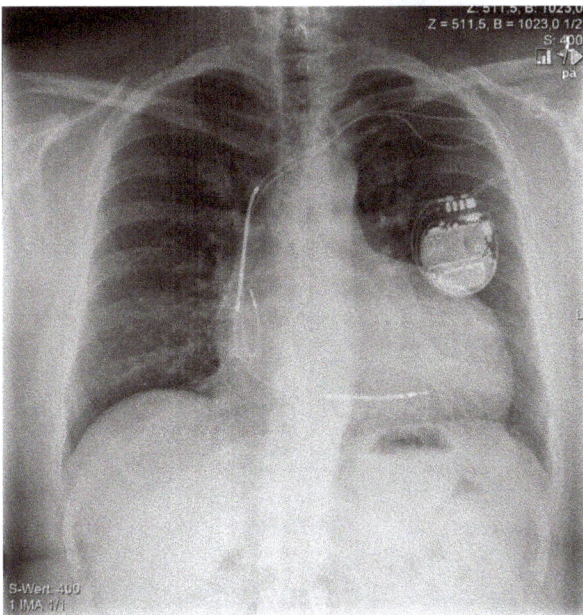

Abb. 9.1: Massive Dilatation des Herzens mit erhöhter Defibrillationsschwelle.

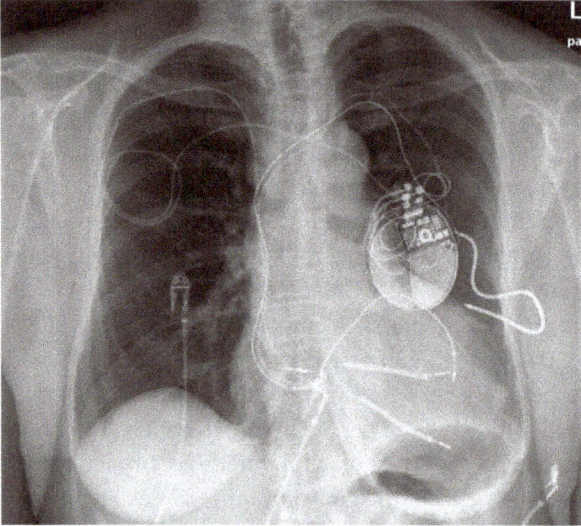

Abb. 9.2: Kaudal-mediale Gerätelage mit multiplen Elektroden.

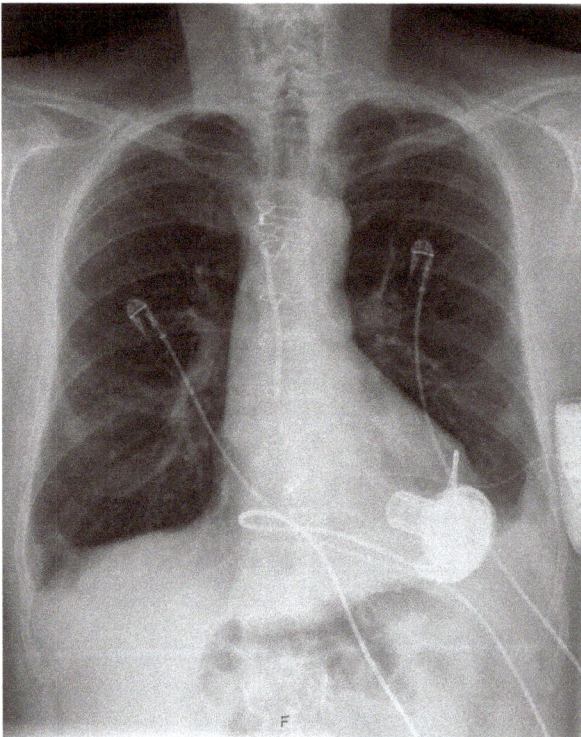

Abb. 9.3: S-ICD-Elektrode im Bereich von Drahtcerclagen – mögliche Ursache inadäquater Schockabgaben.

Labor

Die Laborwerte umfassen den für Operationen üblichen Standard, um Infektfreiheit und einen ausreichenden Gerinnungsstatus zu belegen und laborchemisch nachweisbare Begleiterkrankungen adäquat therapieren zu können. Da die perioperative Antibiose sowohl bei der Implantation, als auch beim Aggregatwechsel empfohlen wird, sind die Nierenwerte zu beachten und die Dosis entsprechend anzupassen. Hinsichtlich der ICD-Therapie ist der Kalium-Wert bedeutsamer als für sonstige kardiale Implantate, da ein niedriges Kalium Rhythmusstörungen begünstigt und beispielsweise während der Sondeninsertion oder Systemtestung prolongierte Arrhythmien verursachen kann. Insofern ist bei ICD-, CRT- und CCM-Eingriffe ein eher hochnormales Kalium anzustreben.

Für die Gerinnungswerte und die Therapie mit gerinnungshemmenden Substanzen gelten die gleichen Vorgaben wie in der Herzschrittmachertherapie (siehe Kap. 2.1.1).

Geräteabfrage

Über die Abfrage des Gerätes lassen sich Informationen über den Stimulationsbedarf sowie aufgezeichnete Episoden gewinnen, die für die optimale Geräte-, bzw. Systemwahl essentiell sind.

9.1.2 Systemwechsel

Unter einem Systemwechsel versteht man die Umwandlung eines Schrittmachers in einen ICD, oder von einem ICD in einen Schrittmacher sowie Veränderungen der Elektrodenkonfiguration unter Beibehalten der Grundfunktion eines Herzschrittmachers bzw. eines ICDs.

Wechsel eines ICD bzw. CRT-D zu einem Herzschrittmacher

Früher galt die Devise: „Einmal Defi – immer Defi!". Heute wird die Indikation und Notwendigkeit differenzierter betrachtet, dennoch ist ein Wechsel von einem ICD oder CRT-D-System auf einen Schrittmacher eher selten. Selbst traumatisierten Patienten nach inadäquater Schockabgabe und dringendem Wunsch einer Explantation oder eines *Downgrading* auf einen Schrittmacher wird in der Regel eher angeboten, die Schockabgabe über Programmierung auszustellen, als das ICD-System gegen ein Schrittmachersystem zu wechseln oder komplett zu entfernen. In früheren Studien betrug die Rate der inadäquaten Schocks 13 % und stieg nach 5 Jahren ICD-Therapie auf 18 % an [1]. In aktuellen Studien treten trotz verbesserter Algorithmen immerhin noch bei 6,8 % von Patienten mit primärprophylaktischer Indikation inadäquate Schocks auf [2]. Psychische Auffälligkeiten wie Depressionen oder Angststörungen treten bei Patienten mit ICD auffallend häufig auf (Depression: 30 %, Angststörungen:

bis zu 87 %) [3]; diese Störungen basieren einerseits auf der Tatsache, ein Gerät mit einer zwar lebenserhaltenden Funktion zu tragen, das prinzipiell jederzeit Schocks abgeben kann. Andererseits ist das Gerät ein stetiger Beleg des Vorhandenseins einer schwerwiegenden Erkrankung. Die Angst vor einem Schock ist umso größer, je häufiger ein Ereignis, vor allem ein inadäquater Schock bei vollem Bewusstsein bereits eingetreten ist. Posttraumatische Belastungsstörungen sind mit einer Prävalenz von 20 % bei ICD-Patienten ebenfalls deutlich häufiger als in der Normalbevölkerung (7,8 %) anzutreffen [3],[4]. Neuere Studien zeigen sowohl eine Korrelation zwischen einer Depression und einer adäquaten Schockabgabe [5], als auch dem Auftreten von inadäquaten Schockabgaben und einer erhöhten Mortalität [1], jedoch lässt sich der Bezug nicht in allen Studien nachweisen [2]. Patienten mit Herzschrittmachern weisen deutlich seltener eine Depression (14 %) oder Angststörung (26,9 %) auf [6].

Wechsel eines Herzschrittmachers zu einem ICD- oder CRT-D-System

Diese auch als Upgrade bezeichnete Vorgehensweise erweitert die therapeutischen Optionen des Patienten; sie ist aber in der Regel Ausdruck einer fortschreitenden Erkrankung oder zusätzlich aufgetretener Erkrankungen. Je einfacher das primäre System und je komplexer das angestrebte System ist, umso mehr Elektroden sind auszutauschen, bzw. neu zu platzieren, was die Schwierigkeit und Ausdehnung des Eingriffs in der Regel erhöht. In einer kleineren Studie an 61 Patienten wird beschrieben, dass Implantationserfolg, Operationsdauer, Röntgenzeit und -dosis sowie Ansprechen auf die Therapie bei Patienten mit de novo Implantation versus Upgrade-Prozeduren nicht differieren [7]; 13 der 18 Upgrade-Prozeduren bestanden aus Erweiterungen eines 1-Kammer-ICD- auf ein CRT-D-System. Die Aussage, ein Upgrade auf ein CRT-D-System von jedweder Schrittmacher- oder ICD-Konfiguration sei vom Aufwand und Ergebnis mit einer Neuimplantation vergleichbar, ist prinzipiell möglich, dennoch ist im Rahmen der präoperativen Vorbereitung und im Rahmen der präoperativen Vorbereitungen und intraoperativ von einem höheren Aufwand auszugehen. Bei bereits implantierten dysfunktionalen Elektroden oder der Erweiterung eines Schrittmacher- auf ein ICD-, bzw. CRT-D System ist der Aufwand höher und erfordert das Einplanen einer längeren Intervention aufgrund des bereits implantierten Materials (ggf. Sondenextraktion nicht-funktionaler Sonden).

Wechsel eines Herzschrittmacher- zu einem anderen Herzschrittmachersystem oder eines ICD- zu einem anderen ICD-System

Wird ein Einkammer- auf ein Zweikammersystem aufgerüstet (Upgrade), bzw. ein Einkammer- oder Zweikammer- auf ein CRT-System, erfolgt mindestens die erforderliche zusätzliche Anlage einer Elektrode. Da Adhäsionen im Venensystem bei bereits einliegenden Elektroden in Abhängigkeit der Dauer seit Erstimplantation und die Anzahl bereits einliegender Elektroden die Schwierigkeit für zusätzliche Elektrodeninsertionen erhöhen, können Verfahren wie die Phlebographie oder Dopplerverfahren zusätzliche Informationen liefern. Da die Aussagekraft der Untersuchungen jedoch begrenzt ist, ist es empfehlenswert, einen „Plan B" vorzuhalten, falls ein ipsilateraler Zugang massiv erschwert oder unmöglich ist. Dieser Plan B kann alternative Venenzugänge (thorakal, V. jugularis, kontralaterale Venen), aber auch den epikardialen Zugang einschließen. Präoperativ sind für alle Varianten, die ins Auge gefasst werden, entsprechende Vorbereitungen bezüglich Anästhesie, Material und Aufklärung zu treffen.

9.1.3 Aufklärung

Die Aufklärung von ICD-Eingriffen erfordert die Darstellung der gleichen Grundvoraussetzungen wie Zugangswege, geplantes System, mögliche Komplikationen und Hinweise für das Verhalten nach der Operation analog der Vorgehensweise wie unter Kap. 2 für die Herzschrittmachereingriffe beschrieben. Insbesondere Hinweise zur Fahrtauglichkeit (siehe Kap. 1.1), mögliche berufliche Konsequenzen, aber auch Belange des täglichen Lebens (Hobbies etc.) sind bezüglich möglicher Einschränkungen anzuführen.

Für die ICD-Therapie spezifisch ist es mehr als nur empfehlenswert, den Patienten über die Einstellung und Bedeutung von ICD-bedingten akustischen oder mechanischen (Vibration) Signalen hinzuweisen und die entsprechenden Signale im Rahmen einer der ersten Nachkontrollen auszulösen, um den Patienten auf Bedeutung und Verhaltensmaßnahmen bei Auftreten solcher Ereignisse vorzubereiten. Die Verwendung eines starken Magneten für die Vermeidung der ICD-Therapie ist ebenso wie die Ruhigstellung der betroffenen Schulterregion im Falle einer bei vollem Bewusstsein erlebten Schockabgabe bis zum Eintreffen des Notarztes ein wichtiger Hinweis.

Nach jeder Schockabgabe ist eine möglichst rasche Abfrage des Gerätes notwendig.

9.1.4 Antibiose

Das perioperative antibiotische Regime entspricht exakt jenem der Herzschrittmachertherapie (siehe Kap. 2).

9.2 CRT-D

Der Aggregatwechsel bei CRT-D-System setzt voraus, dass der Patient von der Therapie profitiert. Bei einem *Non-Responder*, dessen linksventrikuläre Elektrodenparameter eine kontinuierliche linksventrikuläre Stimulation gewährleisten, ist zu überlegen, ob durch eine Konfigurationsveränderung der linksventrikulären Elektrode eine Verbesserung zu erzielen ist; die Folge ist dann jedoch eine Systemrevision, die ab Kap. 16 ausführlich beschrieben ist.

Bei primär dysfunktionaler linksventrikulärer Elektrode und dennoch klinisch stabilem bis verbesserten Befinden, kann ein Downgrading auf ein Ein- oder Zweikammersystem erfolgen, sofern die ICD-Indikation weiterhin besteht.

Hat sich der Patient unter der CRT-D-Therapie erheblich verbessert, sind im CRT-D-Speicher keine ventrikulären Arrhythmien gespeichert und besteht zum Zeitpunkt des Aggregatwechsels auch aus sonstigen Gründen keine ICD-Indikation, ist unter der Voraussetzung einer vorhandenen IS-1-RV-Elektrode ein Downgrading auf ein CRT-Schrittmachersystem möglich. In einer kürzlich veröffentlichten Studie wurde der Frage nachgegangen, inwieweit die immerhin 21 % von Patienten, die bei Ansprechen der Therapie zum Zeitpunkt des geplanten Austausches keine ICD-Indikation mehr besitzen, dennoch ein Risiko ICD-Therapie-bedürftiger Herzrhythmusstörungen besteht. Insgesamt 7 % der Patienten, bei denen ohne weiterbestehende Indikation eines ICD dennoch ein CRT-D-System gewechselt wurde, zeigten im Verlauf therapiebedürftige ventrikuläre Tachykardien. Insofern besteht derzeit kein genereller Konsens bei *Respondern* ohne fortbestehende ICD-Indikation die Therapie auf ein CRT-P-System einzuschränken [8].

In der Aufklärung der Patienten zur CRT-D-Implantation ist die verglichen mit rechtsatrialen und rechtsventrikulären Elektroden höhere Dislokationsrate der LV-, bzw. Koronarsinus-Elektrode zu berücksichtigen. Bereits präoperativ sollte im Aufklärungsgespräch die Möglichkeit besprochen sein, dass die Elektrodenimplantation für die Stimulation des linken Ventrikels gegebenenfalls frustran verlaufen kann. Um eine weitere gesonderte Operation zu umgehen, ist es günstig, eine simultane epimyokardiale Elektrodenimplantation, deren Zugangsweg und mögliche Komplikationen in die Aufklärung und die OP-Planung einzuschließen.

9.3 CCM

Für die CCM-Implantation gelten ähnliche Voraussetzungen wie für die ICD- und CRT-Therapie. Auch hier ist ein Röntgenbild hilfreich, um bereits präoperativ einige Hemmnisse auszuschließen und eine grobe Orientierung über die Herzgröße und -lage.

Im Rahmen der ersten CCM-Studien wurde neben einer arteriellen Druckmessung zusätzlich transfemoral ein Millar-Katheter zur Überprüfung der Effektivität des Systems platziert. Dies wird heute noch in einigen Kliniken durchgeführt, die etwas größere Invasivität veranlasst jedoch zumeist, sich auf Veränderungen arterieller Parameter zu begrenzen.

Im Gegensatz zu Herzschrittmachern und ICDs, bei denen die Aggregate über Jahre halten und am Ende der Laufzeit ersetzt werden, handelt es sich beim CCM-System um ein wiederaufladbares System. Da es sich um einen prinzipiell handelsüblichen Akkumulator handelt, bedeutet dies, dass trotz Wiederaufladbarkeit nach ca. 8–10 Jahren ein Aggregatwechsel notwendig wird. Dies muss im Vorfeld mit dem Patienten besprochen sein, da es sich wie bei den anderen Aggregaten auch um eine Reoperation handelt, die streng genommen bereits mit der Implantation „geplant" ist.

Literatur

[1] van Rees JB, Borleffs JW, de Bie M, et al. Inappropriate implantable CardioverterDefibrillator shocks: incidence, predictors, and impact on mortality. JACC. 2011;57:556–562.

[2] Fernandez-Cisnal A, Arce-Leon A, Arana-Rueda E, et al. Analyses of inappropriate shocks n a Spanish ICD primary prevention population: Predictors and prognoses. Int J Cardiol. 2015;195:188–194.

[3] Shiga T, Suzuki T, Nishimura K. Psychological distress in patients with implantable cardioverter defibrillator. J Arrhythmia. 213;29:310–313.

[4] Kessler RC, Sonnega A, Bromet E, et al. Posttraumatic stress disorder in the national comorbidity survey. Arch Gen Psychiatry. 1995:1048–1060.

[5] Whang W, Albert CM, Sears SF, et al. Depression as a predictor for appropriate shocks among patients with implantable cardioverter-defibrillators: results from the Triggers of Ventricular Arrhythmias (TOVA) study. JACC. 2005;45:1090–1095.

[6] Angelliki M, Fotoula B, Panagiota F, et al. Anxiety and depression in patients with permanent cardiac pacemaker. Perioperative Nursing. 2017;6:107–123.

[7] Duray GZ, Israel CW, Pajitnev D, et al. Upgrade to biventricular pacing / defibrillation systems in right ventricular paced congestive heart failure patients: prospective assessment of procedural parameters and response rate. Europace. 2008;10:48–52.

[8] Narducci ML, Biffi M, Ammendola, E et al. Appropriate implantable cardioverter-defibrillator interventions in cardiac resynchonization therapy-defibrillator (CRT-D) patients undergoing device replacement: time to downgrade from CRT-D to CRT-pacemaker? Insights from real-world clinical practice in the DECODE CRT-D analysis. Europace. 2018;20(9):1475–1483. doi: 10.1093/europace/eux323.

10 Implantation von implantierbaren Kardioverter-Defibrillatoren

Brigitte Osswald

Prinzipiell bestehen während der Implantation von ICDs ähnliche Abläufe wie bei der Implantation eines Herzschrittmachers. Generell handelt es sich allerdings um eine Patientengruppe mit kardialer Vorerkrankung sowie um sehr unterschiedliche Ansätze der potenziellen ICD-Therapie („konventionelle", transvenöse ICD-Implantation, epikardiale Lösungen, subkutane ICDs), die ihrerseits spezielle Implantationstechniken erfordern.

10.1 Historie

Noch in den späten 80er Jahren und frühen 90er Jahren des letzten Jahrhunderts war die ICD-Therapie Patienten nach überlebtem Herztod vorbehalten (Sekundärprophylaxe). Dies unter anderem aufgrund der damals noch weit überwiegend praktizierten Implantation mittels Thorakotomie und abdomineller Platzierung der damals sehr großen Aggregate (> 200 cc). Die Funktionalität der Aggregate umfasste ausschließlich die Erfassung ventrikulärer tachykarder Rhythmen, die jeweils mittels Hochenergieimpuls (damals 30 J) behandelt wurden. Eine differenzierte Therapie von ventrikulären Tachykardien mittels antitachykarder Stimulation (ATP) war anfangs nicht möglich und eine Schrittmacherfunktion nicht vorhanden. Erste transvenöse Implantationen wurden zu Beginn der 90er Jahre durchgeführt, wobei die ersten Elektroden im Langzeitverhalten Probleme aufwiesen [1]. Rasch wurde die Funktionalität und Reliabilität der Systeme bei immer kleiner werdenden Geräten so weit entwickelt, dass die Implantation der Systeme jener von Herzschrittmachern sehr ähnlich kommt, jedoch die Funktionalität der Geräte so weit fortgeschritten ist, dass mit Hilfe spezieller Algorithmen jegliche Art von Schocks (adäquate bei ventrikulärer Tachykardie, inadäquate bei Elektrodenbruch oder Fehlwahrnehmung extra- und intrakardialer Signale, z. B. T-Wellen) weitgehend vermieden werden. Die Funktionalität der Geräte wird in den folgenden Unterkapiteln kurz skizziert.

10.2 Funktionalität des ICD

10.2.1 Schockabgabe

Die Geräte der ersten Generationen gaben lediglich die Energie an spezielle Elektroden (z. B. Patchelektroden) ab und waren kein Bestandteil des Hochenergiestromkreises. Dies war einerseits dem Umstand geschuldet, dass die ersten ICDs abdominell

https://doi.org/10.1515/9783110431964-010

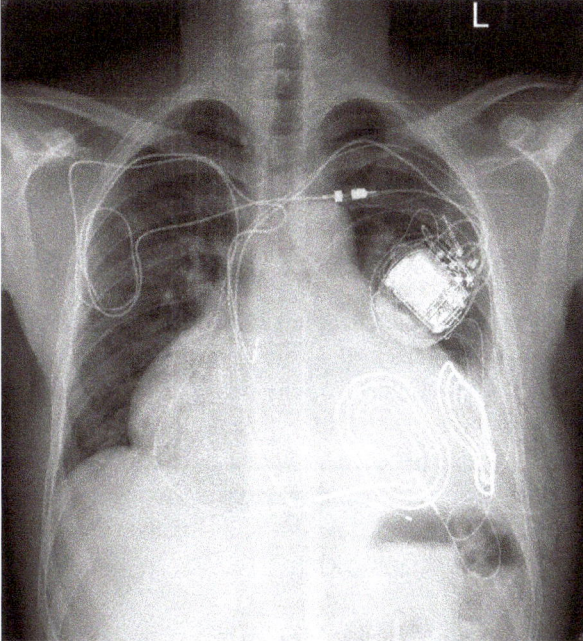

Abb. 10.1: Zwar nur noch selten, aber dennoch werden auch heute noch epikardiale Patchelektroden bei hoher Defibrillationsschwelle verwendet.

implantiert und die damit notwendigen zwei Patchelektroden epi-, bzw. perikardial platziert wurden (Abb. 10.1). Seit Einführen der transvenösen Implantationstechnik ist das ICD-Gerät in den Hochenergiestromkreis zumeist als Anode eingebunden. Die (distale) Schockwendel der rechtsventrikulären Elektrode fungiert als Kathode. Sofern eine sogenannte *dual coil* Elektrode mit einer weiteren Schockwendel im Bereich der V. cava superior implantiert ist, besteht die gleiche Polarität des Gerätes mit dieser „proximalen" Schockwendel. Bei einigen Geräten lässt sich das Aggregat als sogenannte *cold can* aus dem Stromkreis mittels entsprechender Geräteprogrammierung „entfernen", jedoch ist dann die Verwendung einer *dual coil*-Elektrode oder spezieller Schockelektrode (Patch-Elektroden, subkutane Fingerelektroden) notwendig, um ein elektrisches Feld zur Hochenergieabgabe aufbauen zu können.

Ging man noch vor einigen Jahren davon aus, dass die rasche Terminierung ventrikulärer Hochfrequenzepisoden ein entscheidender Faktor für die Effektivität der Therapie ist, wird heute eher auf die Vermeidung von Schockabgaben Wert gelegt. Die Advamce III-Studie belegte, dass bereits eine verlängerte Detektionsdauer (30 aus 40 Intervallen) 39 % und die zusätzliche antitachykarde Stimulation während des Ladevorgangs weitere 52 % von Schockabgaben unnötig werden lässt [2].

10.2.2 Single versus dual Coil-Elektroden

War in den späten 90er Jahren vielfach die Devise, durch Implantation einer *dual coil*-Elektrode für den Patienten eine möglichst sicherere Versorgung durch das zur V. cava superior vergrößerte elektrische Feld zu erhalten, wurde seither in einigen Studien belegt, dass die minimale notwendige Energie für die Defibrillation (Defibrillations-schwelle oder *defibrillation threshold* [= DFT]) für die *dual coil*-Elektrode keine Ver-besserung bringt [3]. Im Langzeitverlauf gilt das Vorliegen einer *dual coil*-Elektrode gegenüber einer *single coil*-Elektrode als unabhängiger Risikofaktor für die Sonden-extraktion [4], weswegen heute zumeist eine Elektrode mit ausschließlich rechtsven-trikulärer Schockwendel (*Single coil*) verwendet wird. Analog der Herzschrittmacher-elektroden können ICD-Elektroden aktiv (retrahierbare Schraube) oder passiv (Anker) fixiert werden. Weit überwiegend werden aktive Fixationsmechanismen verwendet, da vor allem der rechtsventrikuläre Apex nicht selten im Rahmen einer Ischämie ein-geschränkte elektrische Eigenschaften aufweist (erhöhte Reizschwelle, verminderte Wahrnehmung) und die Platzierung einer aktiven Elektrode mühelos auch in alterna-tiven Kompartimenten (Septum, Ausflusstrakt) möglich ist.

10.2.3 Polarität des Schockvektors

Die Polarität des Schockvektors kann bei den meisten Aggregaten für sämtliche Therapieabgaben gesondert programmiert werden. Interessanterweise ist die werks-seitige Einstellung der Hersteller unterschiedlich. Die Angabe der Schockpolarität bezieht sich stets auf die rechtsventrikuläre Schockwendel, die als Gegenpol das Gerät und / oder gegen die proximale (V. cava superior) Schockwendel bei einer *dual coil*-Elektrode, bzw. eine alternative Elektrode (Patchelektrode, subkutane Finger-elektrode) verwendet. Somit ist bei der kathodalen Polarität die rechtsventrikuläre Schockwendel die Kathode, und das Gerät, gegebenenfalls im Zusammenschluss mit weiteren Komponenten (s. o.) oder ausschließlich die weiteren Komponenten (= *cold can*), die Anode. Bei der anodalen Polarität verhalten sich die weiteren Systemkom-ponenten als Kathode. Obwohl sich bei schlichter Umkehr der Polarität das elektri-sche Feld nicht wesentlich verändert, ist der anodale Vektor in den meisten Studien als günstigerer Vektor mit einer 16 %igen Reduktion der Defibrillationsschwelle be-schrieben [5],[6],[7].

10.2.4 Schockformen

Im Gegensatz zu den alten, ausschließlich monophasisch therapierenden Geräten, erfolgt die Schockabgabe heute in der Regel biphasisch. Einige Hersteller bieten op-tional monophasische Schockformen an, jedoch vermindert der biphasische Schock

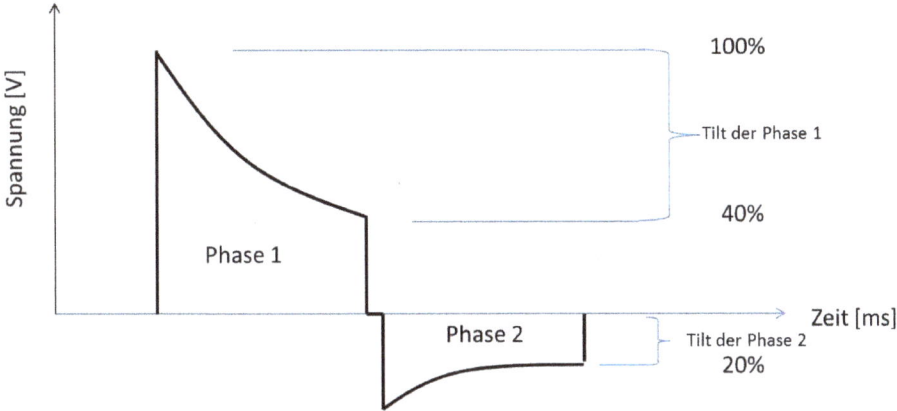

Abb. 10.2: Darstellung des Hochenergie-ICD-Impulses mit den oftmals programmierbaren Anteilen.

die Defibrillationsschwelle um bis zu 40 % [8]. Viele Geräte erlauben, die Schockform zu programmieren, um die Ansprechrate mit möglichst geringem Energieaufwand zu erhöhen. Das Beispiel einer biphasischen Schockkurve ist in Abb. 10.2 dargestellt. Die erste Phase entspricht einer monophasischen Schockform. Die geladene Energie entspricht 100 %, der sogenannte *Tilt* der Restenergie am Ende der Phase. Am Ende der ersten Phase entspricht die *Tilt*-Energie der *switching voltage*, nach der eine Phasenumkehr eingeleitet wird. Der *Tilt* am Ende der zweiten Phase wird als *cut-off voltage* bezeichnet und entspricht der verbleibenden Kondensatorenergie am Ende der Schockabgabe. Ein *Tilt* der ersten Phase von 40 % bedeutet, dass während der ersten Phase 60 % der geladenen Energiemenge abgegeben werden, somit stehen für die zweite Phase rechnerisch 40 % zur Verfügung. Beträgt der *Tilt* der zweiten Phase 50 %, werden somit 50 % der verbleibenden 40 % Energie mit umgekehrter Polarität abgegeben, so dass eine *cut-off* Spannung oder ein *Tilt* der zweiten Phase von 20 % verbleibt. Die *Tilt*-Werte lassen sich in bestimmten Grenzen programmieren, wobei nicht selten anstelle des zweiten *Tilt* die Zeitspanne der zweiten Phase programmierbar ist. Eine Verkürzung der zweiten Phase empfiehlt sich vor allem bei Patienten mit erhöhter Defibrillationsschwelle, beispielsweise auch im Rahmen einer Amiodarontherapie.

10.2.5 Antitachykarde Stimulation

Die Antitachykarde Stimulation wird bei ventrikulären Tachykardien eingesetzt und ermöglicht ca. 90 % der ventrikulären Arrhythmien ohne potenziell schmerzhafte Schockabgabe zu terminieren [9]. Das Prinzip basiert auf dem Durchbrechen der zur ventrikulären Tachykardie führenden kreisenden Erregung (Reentry-Tachykardie). Die Parameter der jeweiligen Impulsfolge lässt sich bei praktisch allen Herstellern in bestimmten Grenzen programmieren. Üblicherweise beträgt die Zyklusverkürzung im Rahmen der Stimulation 10–20 %. Die Effektivität der antitachykarden Stimulation ergibt sich aus der räumlichen Entfernung der Stimulation zum Ursprung der kreisenden Erregung, aus der Zykluslänge der Tachykardie und damit der Größe der erregbaren Lücke. Je weiter entfernt vom Ursprungsort und je geringer die Zykluslänge, umso weniger effektiv ist die antitachykarde Therapie. Jegliche Stimulation während einer laufenden ventrikulären Tachykardie kann zu einer Akzelleration führen, weswegen die Therapieoption einer Kardioversion, bzw. Defibrillation bei erfolgloser Überstimulation erforderlich ist. Um die Stimulation sicherzustellen, wird in der Regel mit einer hohen Stimulationsenergie überstimuliert.

Die Anzahl der Impulse pro Überstimulationssequenz kann programmiert werden. In der Praxis beträgt die Anzahl der Stimuli meist 8. Zur Überstimulation stehen im Wesentlichen zwei Impulsfolgen zur Verfügung:

Burst
Der Burst besteht aus einer starren Frequenz zumeist 8 aufeinanderfolgender schmerzfreier Impulse über die rechtsventrikuläre Elektrode. Einstellbar ist der Verkürzungsgrad des detektierten Herzzyklus, um eine Überstimulation der Tachykardie zu erreichen. In unterschiedlichen Studien hat sich gezeigt, dass ein Wert von 88 % die höchste Ansprechrate für ventrikuläre Tachykardien mit Frequenzen zwischen 188 und 250/min zeigt [10],[11].

Ramp
Ein *Ramp* verkürzt während der Stimulationssequenz zusätzlich die Abstände der einzelnen Impulse. Es ist also einerseits die prozentuale Verkürzung bei Einsetzen der Stimulationssequenz sowie die prozentuale Verkürzung der weiteren Impulse zu programmieren.

Mischformen
Es gibt Mischformen beider Stimulationsmuster. Eine eindeutige Präferenz oder ein weit überlegenes Konzept gibt es hierfür jedoch nicht.

10.2.6 Kardioversion

Die Möglichkeit, einen Patienten synchronisiert intern zu defibrillieren, besteht ebenfalls. Dennoch wird in vielen Kliniken bei einer indizierten Kardioversion selbst bei vorhandenem implantierten Kardioverter-Defibrillator auf die externen Geräte zurückgegriffen, um die Gerätelaufzeit nicht schockbedingt zu reduzieren. Wird eine externe Kardioversion durchgeführt, ist vor allem bei rechtsseitig implantierten

Systemen darauf zu achten, dass der Schockpfad der Paddels nicht unmittelbar im Bereich des Gerätes liegt.

10.3 Implantationstechnik

Das Vorgehen der transvenösen Implantation unterscheidet sich bis auf die Anpassung der Schnittgröße für das größere Aggregat nicht wesentlich von der Schrittmacherimplantation. Als primärer Zugangsweg dient die V. cephalica, gegebenenfalls die V. subclavia. Der präferierte ICD-Implantationsort ist links pektoral, um ein möglichst optimales elektrisches Feld für die Defibrillation zu erhalten. Bei rechtsseitiger ICD-Implantation wird eine erhöhte Defibrillationsschwelle beschrieben [12]. Mit den aktuellen Hochenergiegeräten ist in der Regel eine ausreichende Sicherheitsmarge (≤ 10 J) zu erreichen, jedoch wird empfohlen, zumindest bei rechts pektoraler Gerätelage oder axillärer Implantation mit lateraler Aggregatposition eine intraoperative Systemtestung durchzuführen [12],[13].

10.3.1 Submuskuläre versus subfasziale Tasche

Die erhebliche Verkleinerung und Gewichtsreduktion der ICDs über die letzten Dekaden hinweg sowie die erhebliche Verschiebung der Prozeduren von chirurgischen zu kardiologischen Einheiten und die Zunahme der unter Lokalanästhesie durchgeführten Implantationen haben zu einer vermehrten subfaszialen Implantationsweise beigetragen. Dennoch gilt vor allem bei schmalen oder kachektischen Personen zur Vermeidung von Geräteperforationen die submuskuläre Implantation als die Methode der Wahl. Nicht selten berichten auch normgewichtige Patienten, den ICD deutlich zu spüren, insbesondere beim Vornüberbeugen oder vermehrter Aktivität im Bereich des Schultergürtels; zudem ist das kosmetische Ergebnis auch aktueller ICD-Generationen bei unter- aber normgewichtigen Patienten nach subfaszialer deutlich schlechter als nach subpektoraler Implantation. Durch eine Aggregatverlagerung nach subpektoral kann Abhilfe geschaffen werden, jedoch bedeutet dies einen erneuten Eingriff, der seinerseits ein Komplikationsrisiko birgt. Generell ist die Komplikationsrate sogenannter „subkutaner" versus subpektoraler Gerätelage mit 4,1 % versus 2,5 % insgesamt gering, dennoch erscheint die subpektorale Implantation günstiger [14]. Ein messbarer Unterschied der Defibrillationsschwelle besteht nicht [15].

10.3.2 Venöser Zugang

In den aktuell veröffentlichten Daten des Deutschen Herzschrittmacherregisters ist für die ICDs in den letzten drei Jahren (2013–2015) der Anteil der Verwendung der V. subclavia leicht gesunken, liegt derzeit aber noch über 70 % [16]. Ähnlich wie im Kap. 7 beschrieben, ist bei dem Zugang über die V. cephalica der Stress auf die Elektrode deutlich geringer. Da die ICD-Elektroden durch die Notwendigkeit der Schockwendel nach wie vor etwas dicklumiger als Schrittmacherelektroden sind, ist der Einfluss der anatomisch gegebenen „Druckpunkte" nach Punktion der V. subclavia somit eher verstärkt. Dies lässt sich klinisch anhand der Beobachtungen an Elektroden mit erhöhter Ausfallrate (beispielsweise Sprint fidelis®, Riata®) gut belegen, dass weit überwiegend (nahezu 90 % [17]) Elektroden Auffälligkeiten zeigen, die über die V. subclavia per Punktion inseriert worden sind [18]. Neben einer Fehlprogrammierung sind Elektrodendefekte am häufigsten mit inadäquaten Schockabgaben verbunden; diese traumatisierenden Ereignisse sind somit zumindest teilweise durch die Präferenz der V. cephalica vermeidbar.

10.3.3 Elektrodenplatzierung

Rechtsventrikuläre Elektrode

Die Platzierung der rechtsventrikulären Elektrode ist für die Funktion des ICD entscheidend, da einerseits eine möglichst hohe Wahrnehmungsamplitude die Diskriminierung der ventrikulären Aktion auch niedrig-amplitudiger Aktionen (Kammerflimmern) sicher erlauben muss und die für den Schock aktive Metallwendel in der Regel im Bereich des rechten Ventrikels zu liegen kommt und somit eine wichtige Determinante des Schockpfades darstellt. In der Schrittmachertherapie hat sich zur Vermeidung rechtsventrikulärer Perforationen und einer elektrophysiologisch günstigeren Position zeitweise die mittseptale Elektrodenplatzierung als günstigster Stimulationsort ermitteln lassen. Für ICD-Patienten bedeutet die mittseptale Position jedoch ein erhöhtes Risiko für suboptimale Defibrillationsschwellen; zudem kommt es innerhalb der ersten 12 Monate nach Implantation häufiger zu Revisionen der rechtsventrikulären Elektrode. Ebenfalls relevant erscheint die Beobachtung, dass teilweise VT / VF-Episoden selbst mit maximaler Energie nicht terminiert wurden, was in einer randomisierten Studie bei der Gruppe von Patienten bei apikaler Platzierung bei keinem Patienten vorkam [19].

Bei Patienten mit kleinem Cavum ist die Implantation der ICD-RV-Elektrode nicht einfach, da einerseits die Sorge besteht, dass die Schockwendel die Funktion der Trikuspidalklappe noch wesentlich mehr als eine relativ leichte Schrittmacherelektrode belasten. Andererseits ragt die Schockwendel teilweise in den Bereich des Vorhofes und führt dazu, dass kein idealer Schockpfad besteht. Gelegentlich führt die Platzierung einer VDD-ICD-Elektrode für eine optimale atriale Wahrnehmung zu

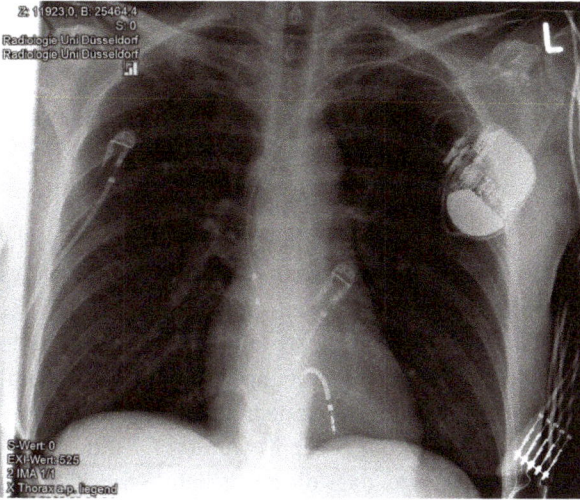

Abb. 10.3: VDD-ICD bei sehr kleinem Herzen mit einem Kompromiss bezüglich atrialer Detektion und adäquater RV-Schockwendel-Lage.

einem Kompromiss bezüglich der Schleifengröße im Vorhof, bzw. auf Trikuspidal-klappenebene; hier ist es sinnvoll, die Alternative einer separaten Vorhofelektrode zu prüfen oder eine Elektrode mit relativ kurzem Abstand zwischen Vorhofdetektion und Schockwendel zu wählen (Abb. 10.3).

In einer weiteren Studie wurde die apikale mit einer Position im Bereich des rechtsventrikulären Ausflusstraktes verglichen und kein relevanter Unterschied der Effektivität und Komplikationsrate, bis auf eine leicht erhöhte Wahrscheinlichkeit der Sondendislokation bei Platzierung im Ausflusstrakt beobachtet [20].

Da im Bereich des rechtsventrikulären Apex vor allem im Rahmen ischämischer Erkrankungen oftmals erhöhte Reizschwellen und eine verminderte Wahrnehmung aufgrund der veränderten Endo-/Myokardstruktur zu beobachten sind, bleibt somit der Bereich des Ausflusstraktes als mögliche alternative Platzierung der RV-Elektrode.

Atriale Elektrode

Bei Anlage einer atrialen Elektrode ist analog der Herzschrittmacherimplantation vorzugehen. Sie ist vor allem bei Patienten mit bestehender Indikation zu einem DDD-Schrittmachersystem, aber auch bei Patienten mit supraventrikulären sowie ventri-kulären Tachykardien für die exaktere Differenzierung und Therapie der Rhythmus-störungen sinnvoll.

Linksventrikuläre Elektroden

Die Platzierung und das Vorgehen bei linksventrikulären Elektrodenanlagen ist in Kap. 11 beschrieben.

Zusatzelektroden

Um das elektrische Feld bei unzureichender Defibrillationsschwelle zu verändern, steht eine Reihe von unterschiedlichen Sondentypen zur Verfügung, die je nach individueller Gegebenheit verwendet werden. Einerseits hat sich durch die breite Anwendung hochenergetischer Geräte (35–40 J) die Notwendigkeit für zusätzliche Elektroden verringert, andererseits werden systematische Testungen der implantierten Systeme nur noch selten (2015: 13,9 %) durchgeführt [16].

SVC-Elektroden Bereits seit dem Beginn der transvenösen ICD-Implantation gab es eine 6F Elektrode, die eine stumpfe Kunststoffspitze aufwies und eine 5 cm lange Schockwendel mit dem sogenannten DF-1-Anschluß besaß. Interessanterweise wurde bereits 1994 veröffentlicht, dass unter klinischen Bedingungen die mit der Implantation verbundene Verminderung der Schockimpedanz dennoch keinen Vorteil bezüglich der Defibrillationsschwelle ergibt [21]. Das Ergebnis wurde 1997 unter experimentellen Bedingungen evaluiert und belegte, dass die zusätzliche Schockwendel im Bereich der V. cava superior zu keinerlei Verbesserung der Defibrillationsschwelle führt [22]. Die Elektrode ist auf Anfrage nach wie vor verfügbar, wird heute aber nur ausgesprochen selten implantiert.

Array-Elektroden Array-Elektroden werden für die Veränderung des elektrischen Schockpfades verändert. Da die „übliche" Konfiguration einer im rechten Ventrikel liegenden Coil versus ventral pektoral liegendem Gerät, vor allem bei zierlichen Patienten mit massiver linksventrikulärer Dilatation, keine ausreichende Effektivität auf das Myokard des linken Ventrikels besitzt, kann durch zusätzliche, reine Hochenergie-Elektroden, das Feld entsprechend verändert werden. In der Literatur ist der Begriff *Array* nicht auf einen Typ der Zusatzelektroden beschränkt, sondern umfasst im Wesentlichen die ursprünglich drei-armige *Array*-Elektrode (Boston Scientific Endotak SQ XP 0085, Endotak SQ Array 0048, 0049) [23], die subkutane Fingerelektrode (Medtronic 6996 SQ) [24], aber auch Patchelektroden, die zu Beginn der internen Kardioverter-Defibrillatoren-Therapie noch intraperikardial [25], später subkutan implantiert wurden [26] und teilweise auch heute noch bei Patienten mit speziellen Konstellationen Verwendung finden.

Seitens der Effektivität ist die subkutane Fingerelektrode (Abb. 10.4) dem Array und der subkutanen Patchelektrode überlegen, wobei die niedrigste Defibrillationsschwelle mit der intraperikardialen Patchkonfiguration besteht, die jedoch ein deutlich invasiveres Vorgehen bedeutet.

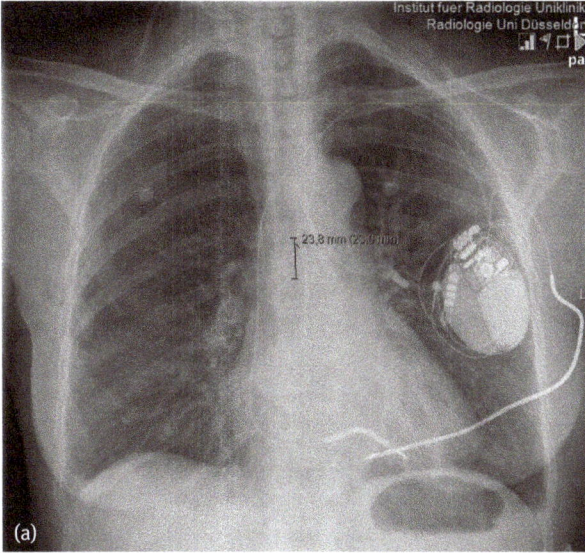

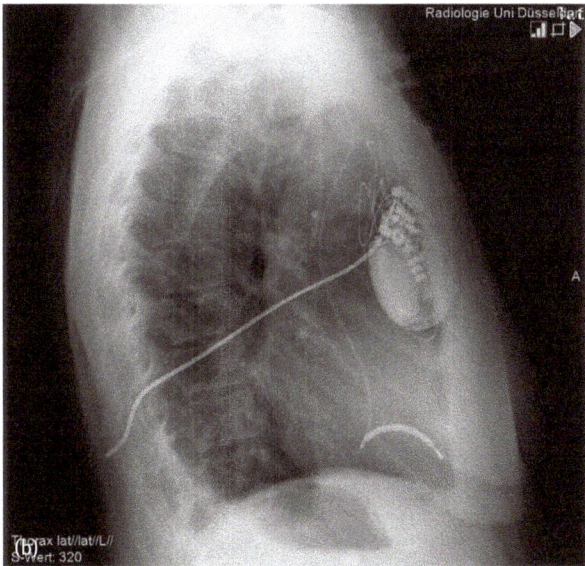

Abb. 10.4: Verminderung der Defibrillationsschwelle durch eine subkutane Fingerelektrode (a) p. a. Ansicht und (b) laterale Ansicht.

10.4 Systemtestung

Bezüglich der intraoperativen oder früher auch durchgeführten *pre discharge*-Testung eines implantierten ICD gibt es eine große Brandbreite von Gegnern [27] und Befürwortern [28]. Allerdings wird bei rechtsseitiger Implantation, ICD-Wechsel, hypertropher Kardiomyopathie, Kanalerkrankungen und bei S-ICDs auch von Kutyfa und Moss [27] eine Systemtestung empfohlen.

10.5 Risiko von Helfern in Notfallsituationen

Durch Notfall-Defibrillationen am Krankenbett ist der Ausruf: „Weg vom Bett" vielen geläufig. Sinn ist das Vermeiden einer zumindest schmerzhaften Übertragung des applizierten Impulses vom Patienten auf die Helfer. Im Rahmen einer Notfallsituation ist zunächst unwichtig, ob der Patient einen ICD trägt oder nicht, da die Manöver der kardiopulmonalen Reanimation im Zweifel Vorrang vor einer potenziellen Beschädigung des ICD-Systems haben. Intakte Defibrillatoren geben bis zu ihrer maximalen Schockzahl im Rahmen einer Episode Schocks ab. Es wurde zwar vereinzelt berichtet, Helfer hätten vorübergehende Schmerzen und passagere Nervenleitfähigkeitseinschränkungen während Schockabgaben von ICDs im Rahmen einer Reanimation beobachtet [29]. Die Stromstärke, die während einer Schockabgabe von der Patientenoberfläche gemessen werden kann ist jedoch so gering, dass selbst bei repetitiven Schocks kein wesentliches Risiko für die Helfer besteht [34]. Aus Gründen des Infektionsschutzes wird das Tragen von Handschuhen ohnehin empfohlen, die das Risiko einer spürbaren Impulsübertragung weiter senken.

10.6 Varianten der ICD-Konfiguration

10.6.1 Axilläre Implantation

Sofern beidseits bereits Infektionen von Herzschrittmacher- oder ICD-Geräten vorlagen, ist die Implantation eines neuen Systems via V. axillaris mit einer lateralen Gerätelage eine mögliche Variante, sofern das Venensystem noch als Zugangsweg offensteht und eine antitachykarde und / oder antibradykarde Stimulation erforderlich ist; ansonsten ist der S-ICD eine denkbare Alternative (siehe Kap. 10.7).

10.6.2 Kombination epimyokardialer und subkutaner Fingerelektroden mit subkostaler Gerätelage

Bei verschlossenem Venensystem, komplexen angeborenen Vitien oder bei Zustand nach Elektroden-bedingter Endokarditis, aber auch bei schmalen Patienten, (Klein-) Kindern und Jugendlichen, für die ein S-ICD-System zu groß oder aus anderen Gründen nicht indiziert ist, können epikardiale bipolare Elektroden für die Wahrnehmung und Stimulation implantiert und zwei subkutane Fingerelektroden (eine parasternal, eine weitere dorsal linksthorakal) mit einem aktiven oder inaktiven subdiaphragmal implantierten ICD verbunden werden [30].

10.6.3 Kombination einer transvenösen Schrittmacherelektrode und subkutaner Fingerelektroden mit subkostaler Gerätelage

Eine Alternative zu der epikardialen Elektrodenimplantation ist die Konfiguration einer konventionellen transvenösen, über die V. cephalica implantierten Schrittmacherelektrode, die entweder bereits mit Überlänge implantiert (86–101 cm), oder mittels Adapter bis nach subkostal links reichend verlängert wird (Abb. 10.5); die Kombination von zwei subkutanen Fingerelektroden in gleicher Weise wie oben beschrieben komplettiert das Einkammer-ICD-System, das bei zusätzlicher Implantation einer RA-Elektrode auch zu einem Zweikammer-ICD-System erweitert werden kann.

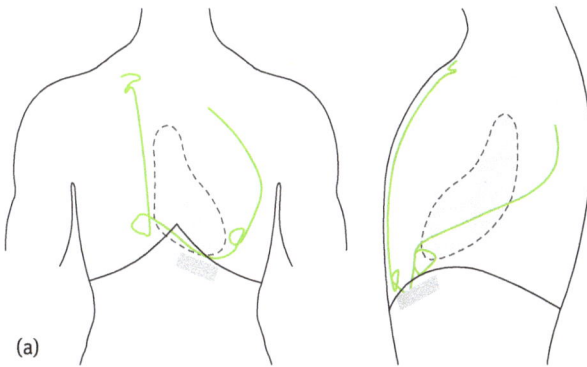

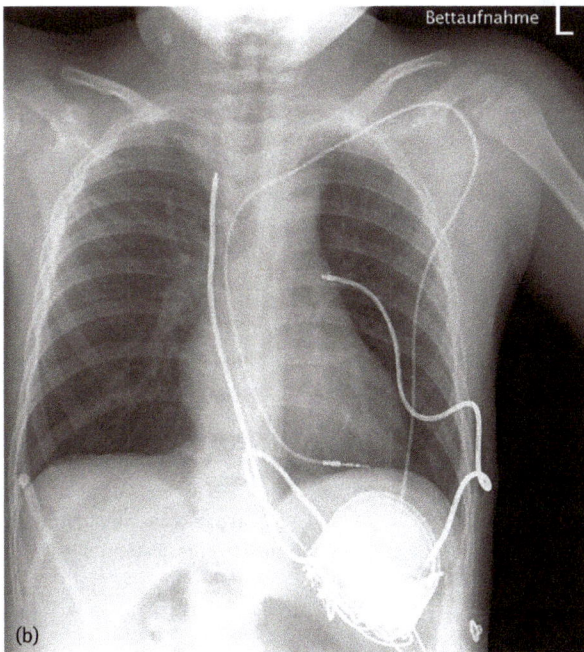

Abb. 10.5: (a) Schema, (b) Beispiel der Platzierung von subkutanen Fingerelektroden und ICD-Aggregaten bei Kindern.

10.7 S-ICD-Implantation

Seit 2009 steht in Europa, seit 2012 auch in den U.S.A. mit dem S-ICD ein ICD-System ohne transvenöse Elektroden zur Verfügung, das bei Patienten mit primärem Kammerflimmern oder zur Primärprophylaxe ohne Stimulationsbedarf eingesetzt wird. Das System besteht aus einer parasternal links (überwiegend) oder rechts (selten) implantierten Elektrode, die eine *Schock-Coil* sowie distal und proximal der *Coil* je einen Ring zur Wahrnehmung der kardialen Signale trägt. Das Aggregat wird links lateral epithorakal entweder submuskulär oder intermuskulär implantiert (Abb. 10.6).

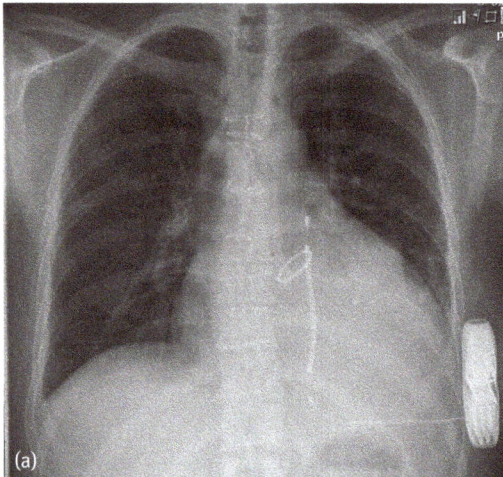

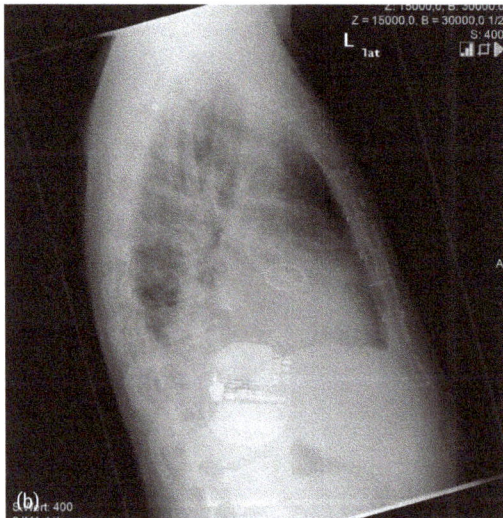

Abb. 10.6: (a) p. a. Ansicht und (b) laterale Ansicht eines Patienten mit S-ICD.

10.7.1 Vorbereitende Maßnahmen

Nicht alle Patienten weisen im Bereich der Thoraxwand Vektoren auf, die zu einer sicheren Erkennung intrakardialer Signale ausreichen. Aus diesem Grund wird präoperativ ein Screening durchgeführt, in dem durch Klebeelektroden an den Stellen, an denen nach Implantation die Sensoren der Elektrode und des Gerätes subkutan das EKG erfassen, die Wahrnehmung des S-ICD simuliert wird. Da Lageveränderungen bei einigen Patienten die erfassten Vektoren erheblich beeinflussen können, werden die präoperativen Untersuchungen im Liegen und Sitzen durchgeführt. Mittlerweile ist ein komfortables Programm für das Screening im Programmiergerät von Boston Scientific integriert. Ohne Verwenden des Programmes steht ein spezielles Screening-Lineal zur Verfügung, mit dem ausgemessen werden kann, dass die T-Welle nicht als ventrikuläres Signal erkannt wird. Dieses Screening ergab sich aus der Beobachtung, dass inadäquate Schockabgaben weit überwiegend durch eine Wahrnehmung der T-Welle oder primär sehr kleine Wahrnehmungsamplituden zustande kamen. Ca. 8 % aller Patienten mit S-ICD-Indikation sind nach Anwenden des Screenings für die S-ICD-Implantation ungeeignet. Um inadäquate Schockabgaben zu vermeiden, ist die konsequente Berücksichtigung der Screening-Ergebnisse für die Therapiewahl nachgewiesenermaßen von entscheidender Bedeutung [31].

10.7.2 Elektrodenimplantation

Die Elektrode des S-ICD wird über eine Inzision paraxyphoidal links oder rechts mittels Tunnelierung und Verwenden eines herkömmlichen kurzen 11 F Dilatator-*Sheaths* parasternal inseriert. Die Elektrodenspitze hat eine Öse, die zur Fixation verwendet werden kann. Früher umfasste die sogenannte „Dreischnitt-Technik" neben der paraxiphoidalen auch eine weitere kollare Inzision ipsilateral parasternal, um auch das distale Ende der Elektrode mit einer Naht am Gewebe zu fixieren. Mittlerweile wird weitestgehend auf diese Inzision verzichtet („Zweischnitt-Technik"), einerseits da sich gezeigt hat, dass auf die Fixation ohne Risiko einer Dislokation verzichtet werden kann, andererseits aus kosmetischen Gründen [32]. Wichtig ist jedoch die sichere Fixation der Elektrode im Bereich des Sleeves (2 cm proximal der elektrisch aktiven Kompartimente). In der neueren Elektrodengeneration ist der Sleeve bereits am Konduktor integriert, so dass ein akzidentelles „Überdecken", bzw. „Isolieren" der elektrisch aktiven Anteile durch den Sleeve nicht möglich ist.

10.7.3 Implantation des S-ICD-Aggregates

Der Begriff „subkutaner ICD" suggeriert eine subkutane Gerätelage. De facto ist das Gerät idealerweise submuskulär oder intermuskulär zu platzieren und in ausreichendem Maße zu fixieren. Da die Gerätelage eine erhebliche Rolle für die korrekte Funktion des S-ICD-Systems darstellt, ist dringend zu empfehlen, unmittelbar vor Beginn der Implantation unter Durchleuchtung die für den Patienten optimale Lage von Elektrode und Gerät festzustellen und mit geeigneten Stiften zu skizzieren. Eine subkutane Implantation führt unweigerlich dazu, dass die Tasche sehr mobil ist und damit nicht in allen Positionen eine adäquate Therapie sichergestellt werden kann. Zudem „stört" ein mobiles Aggregat an der lateralen Thoraxwand den Patienten vor allem beim Sitzen und Liegen erheblich. Um die Aggregatlage konstant zu halten ist mindestens eine Fixation im Bereich der Muskelfaszie oder der Thoraxwand essentiell. Insofern ist eine Implantation unter reiner Lokalanästhesie praktisch nicht möglich und selbst unter Sedierung eine ausreichende Analgesie nur schwer herzustellen.

10.7.4 Systemtestung

Die Systemtestung erfolgt über eine Burstabgabe, die durch die transthorakale Stimulation vor allem bei muskelstärkeren Patienten zu einer massiven Kontraktion der gesamten thorakalen Muskulatur führt. Bei erfolgreich induziertem Kammerflimmern erfolgt die Schockabgabe von 65 J über den identischen Schockpfad, was erneut eine meist heftige Kontraktion des gesamten Oberkörpers bewirkt. Auch für diesen obligaten Schritt der S-ICD-Implantation ist eine Analgosedierung nur bei extrem an die Situation angepasster Medikation empfehlenswert. Sicherer und für den Patienten im Zweifelsfall weniger belastend ist daher eine Vollnarkose.

Zu Beginn des Kammerflimmerns ist der externe Defibrillator auf die maximale Energiemenge für den Fall zu laden, dass die „interne" Schockabgabe die induzierte ventrikuläre Flimmerphase nicht terminiert. Dies unter anderem aus dem Grund, dass das Aufladen des S-ICD durch die höhere abgegebene Energiemenge erheblich länger als beim konventionellen ICD dauert.

Bei fehlender Induktion programmierten Kammerflimmerns oder nicht erfolgreicher primärer Terminierung des induzierten Kammerflimmerns mit 65 J über den S-ICD ist mittels Durchleuchtung zu prüfen, ob Elektrode und Gerätelage tatsächlich in der zuvor bestimmten Position sind. Selten ist Luft zwischen Aggregat und / oder Elektrode und dem Gewebe durch den isolierenden Effekt der Grund für die Fehlfunktion, sollte jedoch durch „Ausstreichen" bzw. entsprechenden Druck auf den Elektrodenkanal und die Gerätetasche vor dem Taschen- bzw. Hautverschluss weitgehend ausgeschlossen sein. Häufiger ist jedoch eine zu weit kaudale oder kraniale Position des Aggregates zu sehen und relativ leicht zu beheben. Bei Veränderung der Tasche ist eine entsprechende Fixation des Aggregates mit zusätzlicher Anpassung der Taschengröße nötig. Verschiebungen um 2–3 cm können bereits zu einer Fehlfunktion führen, so dass eine sehr sorgfältige Beurteilung der Implantatposition über Erfolg und Misserfolg entscheidet.

Bei erfolgreicher Testung wird der S-ICD auf die volle Energieabgabemenge von 80 Joule eingestellt. Nach der Testung ist als einzige Angabe des S-ICD eine Aussage über die Impedanz im zulässigen Bereich möglich. Weitere Messwerte können nicht abgelesen werden. Bei Problemen ist in wenigen Fällen hilfreich, die Impedanzen der drei Elektrodenkompartimente zu bestimmen, um massive Isolationsschäden oder einen Elektrodenbruch auszuschließen. (Messkabel wechselweise an die drei Ringe anschließen und mittels externem PSA die Impedanzen bestimmen).

10.7.5 Post-shock pacing

Die ersten S-ICD-Modelle waren ohne antibradykarde Funktion. Heutige Aggregate verfügen zur Überbrückung einer Asystolie infolge des Hochenergie-Impulses über ein bis zu 30 Sekunden andauerndes Post-Shock-Pacing mit einer Frequenz von 50/min. Die antibradykarde Stimulation erfolgt über den gleichen Pfad wie die Hochenergieabgabe und induziert damit die Kontraktion zumindest der linksseitigen Thoraxwandmuskulatur. Ca. 25 % der Patienten weisen nach erfolgreicher Terminierung des Kammerflimmerns eine Asystolie, bzw. zunächst erhebliche Bradykardie unter 50/min auf [33].

Literatur

[1] Tullo NG, Sakensa S, Krol RB, et al. Management of complications associated with first generation endocardial defibrillation lead system for implantable cardioverter-defibrillators. Am J Cardiol. 1990;66:411–414.

[2] Arenal A, Proclemer A, Kloppe A, et al. Different impact of long-detection interval and anti-tachycardia pacing in reducing unnecessary shocks: data from the ADVANCE III trial. Europace. 2016;18:1719–1725.

[3] Aoukar PS, Poole JE, Johnson GW, et al. No benefit of a dual coil over a single coil ICD lead: evidence from the Sudden Cardiac Death in Heart Failure Trial. Heart Rhythm. 2013;10:970–976.

[4] Brunner MP, Cronin EM, Duarte VE, et al. Clinical predictors of adverse patient outcomes in an experience of more than 5000 chronic endovascular pacemaker and defibrillator lead extractions. Heart Rhythm. 2014;11:799–805.

[5] Kroll MW, Efimov IR, Tchou PJ. Present understanding of shock polarity for internal defibrillation: the obvious and non-obvious clinical implications. Pacing Clin Electrophysiol. 2006;29:885–891.

[6] Kanjwal K, Mainigi SK. Defibrillation threshold testing: a primer. The Journal of Innovations in Cardiac Rhythm Management. 2012;3:5–15.

[7] Baccillieri MS, Gasparini G, Benacchio L, et al. Multicentre comparison of shock efficacy using single vs. dual coil lead systems and anodal vs. cathodal polarity defibrillation in patients

undergoing transvenous cardioverter-defibrillator implantation. J Interv Card Electrophysiol. 2015;43:45–54.

[8] Yamanouchi Y, Garrigue SX, Mowrey KA, et al. Optimal biphasic waveforms for internal defibrillation using a 60 µF capaciton. Exp Clin Cardiol. 2003;7:188–192.

[9] Heisel A, Neuzner J, Himmrich E, et al. Safety of antitachycardia pacing in patients with implantable cardioverter defibrillators and severely depressed left ventricular function. PACE. 1995;18(Pt. II):137–141.

[10] Wathen MS, Sweeney MO, DeGroot PJ, et al. Shock reducing using antitachycardia pacing for spontaneous rapid ventricular tachycardia in patients with coronary artery disease. Circulation. 2001;104:796–801.

[11] Wathen MS, DeGroot PJ, Sweeney MO, et al. Prospective multicentrertrial trial of empirical antitachycardia pacing versus shocks for spontaneous rapid ventricular tachycardia in patients with implantable cardioverter-defibrillators. Circulation. 2004;110:2591–2596.

[12] Keyser A, Hilker MK, Ucer E, et al. Significance of intraoperative testing in right-sided implantable cardioverter-defibrillators. J Cardiothorac Surg. 2013;8:77–82.

[13] Köbe J, Reinke F, Dechering DG, et al. Evaluation of defibrillation safety margin in modern implantable cardioverter defibrillators after administration of amiodarone. Clinical Research in Cardiology. 2012;101:185–190.

[14] Gold MR, Peters RW, Johnson JW, et al. Complications associated with pectoral cardioverter-defibrillator implantation: comparison of subcutaneous and submuscular approaches. Worldwide Jewel Investigators. J Am Coll Cardiol. 1996;28:1278–1282.

[15] Iskos D, Lock K, Lurie KG, et al. Submuscular versus subcutaneous pectoral implantation of cardioverter-defibrillators: effect on high voltage pathway impedance and defibrillation efficacy. J Interv Card Electrophysiol. 1998;2:47–52.

[16] Jahresbericht 2015 des Deutsches Herzschrittmacher- und Defibrillatorregisters. Teil 2: Implantierbare Cardioverter-Defibrillatoren (ICD) online unter: http://pacemaker-register. de/2015/jahresbericht-2015-des-deutschen-herzschrittmacher-und-defibrillatorregisters-teil-2-implantierbare-cardioverter-defibrillatoren-icd/

[17] Beukema RJ, Ramdat Misier AR, Delnoy PPHM, et al. Characteristics of Sprint Fidelis lead failure. Neth Heart J. 2010;18:12–17.

[18] Aizawa Y, Negishi M, Kashimura S, et al. Predictive factors of lead failure in patients implanted with cardiac devices. Int J Cardiol. 2015;199:277–281.

[19] Kolb C, Solzbach U, Biermann J, et al. Safety of mid-septal electrode placement in implantable cardioverter defibrillator recipients – results of the SPICE (Septal Positioning of ventricular ICD Electrodes) study. Int J Cardiol. 2014;174:713–720.

[20] Crossley GH, Boyce K, Roelke M, et al. A prospective randomized trial of defibrillation thresolds from the right ventricular outflow tract and the right ventricular apex. Pacing Clin Electrophysiol. 2009;32:166–171.

[21] Bardy GH, Dolack GL, Kudenchuk PJ, et al. Prospective, randomized comparison in humans of a unipolar defibrillation system with that using an additional superior vena cava electrode. Circulation. 1994;89:1090–1093.

[22] Mouchawar GA, Wolsleger WK, Doan PD, et al. Does an SVC electrode further reduce DFT in a hot-can ICD system? PACE. 1997;20:163–167.

[23] Higgins S, Alexander DC, Kuypers CJ, et al. The subcutaneous array: a new lead adjunct for the transvenous ICD to lower defibrillation thresholds. PACE. 1995;18:1540–1548.

[24] Osswald BR, DeSimone R, Most S, et al. High defibrillation threshold in patients with implantable defibrillator: how effective is the subcutaneous fingerlead? Eur J Cardiothorac Surg. 2009;35:489–492.

[25] Frame R, Brodman R, Furman S, et al. Long-term stability of defibrillation thresholds with intra-pericardial defibrillator patches. Pacing Clin Electrophysiol. 1993;16:208–212.

[26] Jafar MZ, Schloss EJ, Mehdirad A, et al. Long-term survival and complications in patients with malignant ventricular tachyarrhythmias: treatment with a nonthoracotomy implantable cardio-verter defibrillator with or without a subcutaneous patch. PACE. 1997;20[Pt. I]:1305–1311.

[27] Kutyfa V, Moss AJ. Defibrillation testing is not required during routine ICD implantation. European Heart Journal. 2015;36:2508–2509.

[28] Ziegelhöffer T, Siebel A, Markewitz A, et al. Intraoperative Defibrillation testing should not be generally abandoned for all ICD procedures – a multicentre study on 4572 consecutive patients. Thorac Cardiovasc Surg. 2016;64:679–687.

[29] Stockwell B, Bellis G, Mortona G, et al. Electrical injury during "hands on" defibrillation: a potential risk of internal cardioverter defibrillators? Resuscitation. 2009;80:832–834.

[30] Osswald BR, Tochtermann U, Tanzeem A, Hagl S. Minimal touch surgical implantable cardio-verter defibrillator implantations. Interact Cardiovasc Thorac Surg. 2006;5:343–344.

[31] Groh CA, Sharma S, Pelchovitz DJ, et al. Use of an electrocardiographic screening tool to de-termine candidacy for a subcutaneous implantable cardioverter-defibrillator. Heart Rhythm. 2014;11:1361–1366.

[32] Knops RE, Olde Nordkamp LRA, de Groot JR, et al. Two-incision technique for implantation of the subcutaneous implantable cardioverter-defibrillator. Heart Rhythm. 2013;10:1240–1243.

[33] Verma N, Prutkin JM, Patton KK, et al. Post-shock pacing the subcutaneous implantable cardio-verter-defibrillator (S-ICD): Results from the IDE trial. Circulation. 2016;134;A11818.

[34] Peters W, Kowallik P, Reisberg M, et al. Body surface potentials during discharge of the implan-table cardioverter defibrillator. J Cardiovasc Electrophysiol. 1998;9:491–497.

11 Implantation von CRT-Systemen

Wilko Weißenberger

11.1 Grundsätzliche Erwägungen

Die Implantation von CRT-Systemen ist deutlich komplexer als die Implantation von Ein- oder Zweikammersystemen und erfordert somit entsprechende Vorüberlegungen und Planung. Grundsätzlich sollte wie bei jedem anderen medizinischen Eingriff die Indikation durch den durchführenden Arzt nochmals überprüft werden. Dabei müssen die aktuellen Empfehlungen und Guidelines berücksichtigt werden [1]. Somit muss ein Operateur wissen, ob sein Patient beispielsweise die geforderte NYHA-Klasse aufweist, ob er tatsächlich einen Linksschenkelblock hat und wenn ja, welche QRS-Breite vorliegt. Auch die Entscheidung, ob ein CRT-P-System oder ein CRT-D-System implantiert werden soll, muss überdacht werden. Da ein Großteil der Patienten, die für ein CRT-System in Frage kommen auch die Kriterien der MADIT-II-Studie erfüllt, ist zumindest in der Mehrzahl der Fälle ein CRT-D-System indiziert. Hier in Deutschland, wo die entsprechenden Versicherungssysteme die nicht unerheblichen Kosten eines CRT-D-Systems tragen, wird in der weitaus größten Zahl der Fälle auch ein solches implantiert. Dennoch kann es auch hier Gründe geben, im Einzelfall davon abzuweichen. Nicht zuletzt der Patientenwunsch kann hier ausschlaggebend sein.

Patienten, die zur Implantation eines ICD-Systems anstehen sind naturgemäß im Rahmen ihrer Herzinsuffizienz häufig in einem eingeschränkten Allgemeinzustand und weisen eine erhöhte Komorbidität auf. Dies ist bei der Planung des Eingriffes und der Narkoseart zu bedenken. Da die Eingriffe häufig in Lokalanästhesie, gegebenenfalls um eine Analgosedierung erweitert, durchgeführt werden können, ist eine grundsätzliche Operabilität jedoch meistens gegeben. Viele herzinsuffiziente Patienten weisen auch eine Niereninsuffizienz auf, hier ist je nach Nierenfunktion eine entsprechende Vortherapie oder eine postoperative Dialyse in Betracht zu ziehen, da in der Regel eine Kontrastmittelexposition erfolgt. Bei Patienten mit fortgeschrittener Niereninsuffizienz kann sich auch eine Kontrastmittelexposition verbieten. Hier sind alternative Verfahren, wie zum Beispiel eine epimyokardiale Sondenplatzierung anzuraten. Gegebenenfalls ist es möglich, die linksventrikuläre Sonde ohne Kontrastmitteldarstellung des Venensystems zu platzieren.

Eine weitere Besonderheit der CRT-Implantation ist der hohe Anteil an Patienten, die bereits Device-Träger sind, also bereits ein Schrittmacher- oder ein ICD-System implantiert haben bzw. häufig schon eine Systemumstellung von einem Schrittmacher auf einen ICD in der Vorgeschichte haben. Viele dieser Patienten sind bereits mehrfach voroperiert und es ist teilweise schwierig nachzuvollziehen, zu welchem Zeitpunkt welches System implantiert oder revidiert wurde. Häufig finden sich bei diesen Patienten auch funktionslose, bzw. stillgelegte Sonden. Dies stellt den Operateur vor die Frage, inwieweit ein Gefäßzugang noch möglich ist oder ob eine Extraktion von

https://doi.org/10.1515/9783110431964-011

funktionslosen Sonden sinnvoll ist. Die Frage nach der Extraktion von Sonden stellt sich grundsätzlich bei der Systemumstellung von Schrittmachern auf CRT-D Systeme, da zumindest die rechtsventrikuläre Elektrode implantiert, bzw. ausgetauscht werden muss. In der Mehrzahl der Fälle wird die alte Sonde verbleiben und stillgelegt, sie kann aber auch bei stabilen Werten als Pace-Sense-Sonde weiterverwendet oder später reaktiviert werden. Dies gilt jedoch nur für Systeme mit konventionellem IS-1/DF-1-Anschluss. Um bei verschlossenen Gefäßen einen Zugang zu erhalten, kann es sinnvoll sein, entlang einer überflüssigen Elektrode mittels Extraktionswerkzeugen einen Kanal für die Implantation der neuen Elektroden zu schaffen [2]. Solche Operationen erfordern ein gänzlich anderes Setting als eine unkomplizierte Neuimplantation eines CRT-Systems (siehe Kap. 16 ff). Bei Extraktionen von Sonden, die länger als einige Monate liegen, muss die Möglichkeit zur Notfallthorakotomie und zur Anwendung der Herz-Lungen-Maschine gegeben sein, somit müssen solche Systemumstellungen entsprechend der geltenden Leitlinien obligat in einem herzchirurgischen Umfeld stattfinden [1].

11.2 Vorbereitung des Eingriffes

Zunächst muss sich der Operateur einen Überblick über die durchgeführte Diagnostik und die bestehende Bildgebung (EKG, Echokardiographie, Herzkatheter, evtl. Speckle-tracking etc.) verschaffen. Ein Röntgen-Thorax, vorzugsweise in zwei Ebenen ist zur Planung der Operation unerlässlich. Häufig finden sich weitere wertvolle Informationen in bereits durchgeführter Bildgebung: so kann beispielsweise in der Echokardiographie, einem kardialen Computertomogramm oder einem Kardio-MRT der Sinus coronarius identifiziert werden, auch Hindernisse auf dem Zugangsweg zu diesem wie ein Chiari-Netzwerk oder eine Thebesische Klappe können sich in der Bildgebung bereits präoperativ zeigen. Bei Betrachtung der Linksherzkathetersequenzen kann es sich lohnen, auf eine Überlaufangiographie zu achten, bei der sich das venöse System des Herzens nach arterieller Kontrastmittelinjektion zeitverzögert darstellt.

Ein Blick auf die präoperative Blutuntersuchung ist obligat, eine manifeste Infektion muss vor einer intravasalen Fremdkörperimplantation ausgeschlossen sein, auch der Gerinnungsstatus muss bekannt sein. Eine große Anzahl der Patienten vor einer CRT-Implantation steht unter Antikoagulation. Ein *Bridging*, also ein präoperatives Umsetzen von Vitamin-K-Antagonisten auf Heparin ist weitgehend verlassen worden, es traten vermehrt Blutungskomplikationen unter diesem Regime auf. ASS und Clopidogrel werden in aller Regel vor der Operation ebenfalls nicht abgesetzt. Problematisch können Thrombozytenaggregationshemmer der neuen Generation sein (Ticagrelor), hier ist ein Umsetzen der Antikoagulation möglicherweise erforderlich. Auch Substanzen der NOAK-Gruppe stellen ein erhöhtes Blutungsrisiko dar [3]. Ein Umsetzen oder Pausieren der Antikoagulation ist hier ebenfalls in Betracht zu ziehen. Besondere Vorsicht erfordert auch die Umstellung auf niedermolekulares

Heparin, dieses kann in Volldosis bei Niereninsuffizienz akkumulieren und ebenfalls das Blutungsrisiko erhöhen. Ansonsten ist das Vorgehen wie im Kap. 2 für die Schrittmachertherapie beschrieben.

Ein wesentlicher Punkt der Vorbereitung des Eingriffes ist das Patientengespräch und die körperliche Untersuchung des Patienten, idealerweise durch den Operateur selbst. Hier kann sich der Operateur selbst ein Bild des Zustandes des Patienten verschaffen, Patientenwünsche abklären und das Operationsgebiet selbst in Augenschein nehmen. Bei voroperierten Patienten kann die Aggregattasche untersucht werden, häufig ist im Rahmen der anstehenden CRT-Implantation eine Verlagerung der Tasche nach subpektoral oder medial angezeigt. Bei dieser Untersuchung ist bei voroperierten Patienten auf eine etwaige verstärkte Venenzeichnung zu achten, die Anzeichen für einen Verschluss der Vena subclavia sein kann. In Zweifelsfällen kann hier eine einfache Phlebographie über eine Venenverweilkanüle im Arm weitere Hinweise geben, jedoch ist eine Phlebographie nicht immer richtungsweisend.

11.3 Durchführung der Implantation

11.3.1 Sondenwahl

Die Sondenwahl der atrialen und ICD- Elektrode ist an bezeichneter Stelle (Schrittmacherimplantation, ICD-Implantation) beschrieben. Die linksventrikulären Sonden haben in den letzten Jahren eine stetige Weiterentwicklung erfahren, von der unipolaren Sonde über die bipolare Sonde bis zur aktuellen quadripolaren Sonde (Abb. 11.1).

Mit quadripolaren Sonden gelingt es häufiger eine optimale Stelle zur linksventrikulären Stimulation zu finden. Die Phrenikusstimulation ist deutlich seltener und je nach System ist die Möglichkeit für ein Multisite-Pacing gegeben.

Diese neueren Sonden sind häufig mit 4–6 Fr. sehr schmal und somit auch für kleinere Zielvenen geeignet. Für den überwiegenden Anteil der Elektroden ist die sogenannte *„Over-the-wire-Technik"* anwendbar, mit der die Elektrodenplatzierung über einen zuvor bis weit in das distale Koronarvenensystem reichenden Führungsdraht erfolgt. Die Verankerung in der Zielvene erfolgt in aller Regel über eine vordefinierte zwei- oder dreidimensionale Form (häufig, L-, S-, oder helikal) die zum Vorschein kommt, sobald der Mandrin oder Koronardraht zurückgezogen wird. Hiermit gelingt in den meisten Fällen eine stabile Verankerung.

Aktiv verankerte linksventrikuläre Sonden im Koronarvenensystem (z. B. Medtronic StarFix etc.) können hinsichtlich einer später eventuell notwendigen Extraktion (Systeminfektion) höchst problematisch sein.

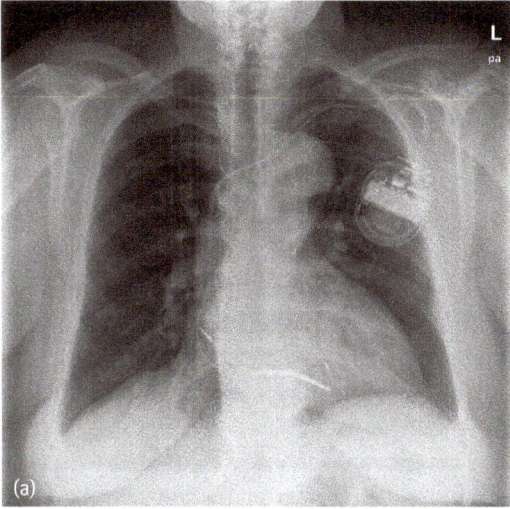

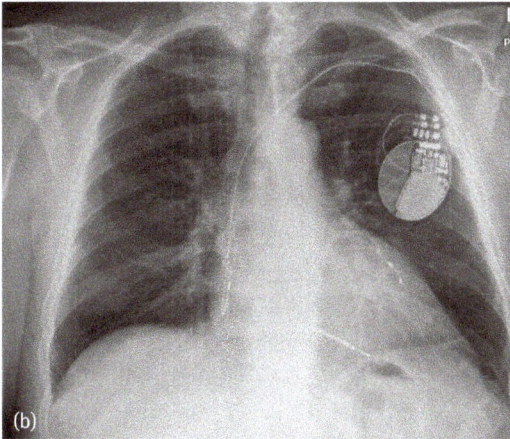

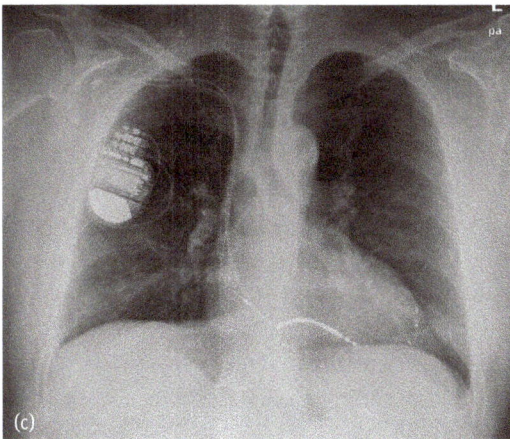

Abb. 11.1: Unipolare (a), bipolare (b) und quadripolare (c) linksventrikuläre Elektrode.

11.3.2 Implantationsort

Bevorzugt werden CRT-Systeme von links pektoral implantiert. Dies hat, wie bereits bei der ICD-Implantation beschrieben den Vorteil, dass das elektrische Feld, das während der Defibrillation zwischen Sonde und ICD aufgespannt wird, für eine erfolgreiche Terminierung der Rhythmusstörung günstiger liegt, da eine größere Herzmuskelmasse erreicht wird.

Die Implantation der linksventrikulären Sonde ist von der linken Seite in aller Regel einfacher durchzuführen, da die verfügbaren vorgeformten Schleusen der Sinus coronarius auf die anatomischen Verhältnisse bei linksventrikulärem Zugang ausgerichtet sind. Von der rechten Seite erfahren diese Sonden eine zusätzliche Richtungsänderung im Bereich des Venenwinkels und sind somit schwerer zu steuern. Dennoch kann es sinnvoll sein, ein CRT-System von rechts zu implantieren, wenn beispielsweise ein Schrittmacher oder ICD-System bereits von rechts liegt und aufgerüstet werden soll oder wenn links ein Venenverschluss oder Zustand nach Infektion vorliegt. Auch die Anzahl von Dialysepatienten, welche einen Shunt am linken Arm haben ist unter den CRT-Patienten relativ hoch. Die Implantation eines Schrittmacher- oder ICD-Systems sollte möglichst nicht an der Körperseite mit einem Shuntarm durchgeführt werden.

11.3.3 OP-Feld

Die Durchführung der Implantation unterscheidet sich grundsätzlich nicht von anderen Eingriffen der Rhythmuschirurgie. Sie kann in einem Herzkatheterlabor mit entsprechender Raumluftklasse, einem Hybrid-OP oder in einem chirurgischen Operationssaal mit einer mobilen Durchleuchtungseinheit (C-Bogen) durchgeführt werden. Weitergehende intraoperative bildgebende Verfahren (z. B. 3-D-Mapping, intraoperatives CT etc.) sind derzeit nicht Standard in der CRT-Implantation

Die Anforderungen an Sterilität und Hygiene sind hoch, es wird intravasal Fremdmaterial implantiert. Die Operationszeiten von CRT-Implantationen liegen deutlich über denen von Ein- und Zweikammersystemen, somit ist das perioperative Infektionsrisiko höher. Auf die entsprechenden Standards bezüglich der OP-Feld-Vorbereitung, Abdeckung, Instrumentenaufbereitung etc. ist daher exakt zu achten. Die präoperative Antibiose unterscheidet sich nicht; eine Einmalgabe vor oder mit Beginn der Operation von Cephalosporinen, bei Penicillinallergie beispielsweise Clindamycin ist empfohlen.

Die Infiltration des Gewebes nach dem sterilen Abdecken unter sterilen Kautelen ist unabhängig von der gewählten Anästhesieform ratsam.

Eine sorgfältige Lagerung, die für den Patienten bequem ist, sowie wärmende Decken o. ä. sind bei den durchschnittlichen Operationszeiten für eine CRT-Implantation unerlässlich.

11.3.4 Gefäßzugang

Wie bei anderen Sondenimplantationen kommen hauptsächlich zwei Zugangswege in Betracht: Zunächst die chirurgische Freilegung der Vena cephalica in der Mohrenheim'schen Grube. Alternativ dazu der Zugang zur Vena subclavia in Seldinger-Technik. Da bei der CRT-Implantation jedoch in aller Regel drei und nicht nur eine oder zwei Sonden ihren Platz finden müssen und häufig auch bereits alte Sonden liegen, müssen einige Dinge bedacht werden. Das Risiko eines *subclavian crush* Phänomens (Zerreiben von Sonden zwischen erster Rippe und Clavicula) steigt mit der Anzahl der Sonden und mit einer medialen Eintrittsstelle in das Gefäß. Es empfiehlt sich daher auch im Rahmen der CRT-Implantation, einen möglichst lateralen Zugang zu wählen. Hier bietet sich primär die Vena cephalica an, insbesondere für die rechtsventrikuläre Sonde, die bei ICD-Systemen häufig auch den größten Durchmesser aufweist, ansonsten die möglichst laterale Punktion und Implantation in Seldinger-Technik. Bei der Punktion bei bereits liegenden, alten Sonden kann ihre Lage durch Palpation und gegebenenfalls durch Durchleuchtung identifiziert werden; eine Verletzung ist damit weniger wahrscheinlich.

Sollte es nicht möglich sein, bei schwierigen Punktionsverhältnissen einen Gefäßzugang zu schaffen, bieten sich unterschiedliche Alternativen an. So kann zum Beispiel chirurgisch die Vena subclavia selbst oder die ipsilaterale Vena jugularis externa oder interna freigelegt werden; dies jedoch nur unter Analgosedierung oder Allgemein-Narkose. Alternativ kann auch eine Muskelvene im Bereich des Musculus pectoralis major oder eine kleine Vene im Bereich der Mohrenheim'schen Grube mit einem Koronardraht oder einem hydrophilen Kunststoffdraht sondiert werden und somit unter Opferung der entsprechenden Vene ein Einführbesteck in die Vena subclavia vorgebracht werden.

11.3.5 Reihenfolge der Sondenplatzierung

Die Platzierung der rechtsventrikulären und gegebenenfalls rechtsatrialen Sonde erfolgt wie bei der Implantation eines Ein- oder Zweikammersystems. Die rechtsventrikuläre Sonde kann apexnah oder septal verankert werden [4]. Es empfiehlt sich, die rechtsventrikuläre Sonde zuerst zu platzieren, da bei Patienten mit den hier vorliegenden Erkrankungen mit Linksschenkelblock leicht bei Manipulation mit der Einführschleuse für die linksventrikuläre Sonde im Bereich des AV-Knotens oder des Septums ein kompletter atrioventrikulärer Block ausgelöst werden kann. In diesem Fall erlaubt die bereits liegende Sonde im rechten Ventrikel eine problemlose passagere Stimulation. Auch die rechtsatriale Sonde, sofern implantiert, kann zunächst verankert werden. Einige Operateure bevorzugen es, die rechtsatriale Sonde zunächst nur bis in den Vorhof vorzuschieben, um sie nach erfolgreicher linksventrikulärer

Sondenimplantation zu verankern. Somit wird eine Dislokation der Sonde durch die Manipulation mit der Einführschleuse vermieden.

11.3.6 Aufsuchen des Sinus coronarius

Der Sinus coronarius, die Mündungsstelle des venösen Blutabflusses des Herzens liegt im kaudalen Anteil des rechten Vorhofes dorsal der Trikuspidalklappe und kaudal der Fossa ovalis. Ziel ist es, zunächst mit einer speziell gebogenen Einführschleuse diesen aufzusuchen und die Schleuse typischerweise bis in die Vena cardiaca magna vorzuführen. Diese Einführschleuse oder Kurve, deren Innendurchmesser so gewählt ist, dass die linksventrikuläre Sonde hindurchpasst, wird meistens durch eine kurze, dickere Einführschleuse eingebracht. Dies hat den Vorteil, dass entsprechend der vorgefundenen Anatomie, die Kurve problemlos gewechselt werden kann. Die Hersteller bieten Kurven in verschiedensten Ausführungen an, so gibt es beispielsweise Kurven in Multipurpose- oder AL-2-Form, bogenförmige Kurven in verschiedenen Radien oder dreidimensionale Kurvenformen. Ebenso gibt es spezielle Kurven für die Implantation von der rechten Seite. Zusätzlich können in diese Kurvenkatheter teleskopartig noch Innenkatheter mit kleinen Radien an der Biegung der Spitze eingebracht werden. Somit ist ein dreidimensionales Manövrieren der Katheterspitze unter Durchleuchtung möglich.

Typischerweise wählt der Operateur zunächst eine Kurve, beispielsweise eine Multipurposeform aus und bringt diese über einen langen Seldinger-Draht in den rechten Vorhof vor. Nun kann versucht werden, unter Durchleuchtungskontrolle den Kurvenkatheter vor den Sinus coronarius zu bringen und diesen mit dem weichen Seldinger-Draht zu passieren. Dabei wird der Kurvenkatheter gegen den Uhrzeigersinn gedrückt, um dorsal der Trikuspidalklappe an den Sinus coronarius zu gelangen. Dabei kann die Richtung der Durchleuchtung der Situation angepasst werden, statt AP ist hier häufig eine LAO-Projektion hilfreich, um die dorsale Ausrichtung des Kurvenkatheters zu beurteilen. Die Manipulation des Kurvenkatheters kann durch viele Umstände erschwert sein. So können bereits liegende Sonden ein Hindernis darstellen, oder ein sehr kleiner Vorhof die Drehung des Katheters erschweren. Auch Strukturen im Herzen selbst können problematisch sein wie zum Beispiel ein Chiari-Netzwerk oder eine ausgeprägte Thebesische Klappe.

Bei Schwierigkeiten, den Sinus coronarius zu finden, stehen dem Operateur mehrere Möglichkeiten zur Verfügung. So kann er eine andere Kurvenform wählen, bei sehr großen Vorhöfen beispielsweise einen sogenannten *Extended hook*, also einen Bogen mit großem Radius. Es kann gezielt Kontrastmittel über den Kurvenkatheter appliziert werden, um im vermuteten Zielgebiet den Sinus zu identifizieren. Die Zuhilfenahme eines Innenkatheters ist eine weitere Möglichkeit, um die dreidimensionale Beweglichkeit des Kurvenkatheters zu verbessern. Auch das Einbringen eines

Koronarkatheters (zum Beispiel AL-2) über den Katheter kann gegebenenfalls das Aufsuchen des Sinus erleichtern.

Bei intubiertem Patienten ist auch die TEE-gesteuerte Intubation des Sinus coronarius möglich.

Wenn der Sinus coronarius zum Beispiel über eine Kontrastmittelgabe identifiziert ist, jedoch der Seldinger-Draht sich nicht einbringen lässt, kann der Operateur versuchen, durch einen Wechsel des Drahtes auf einen hydrophil beschichtetet Kunststoffdraht, die Passage in die Vena cardiaca magna zu erreichen, auch hier können Innenkatheter hilfreich sein, insbesondere wenn der Gefäßabgang syphonförmig ist oder eine ausgeprägte Thebesische Klappe vorhanden ist.

Ein steuerbarer EP-Katheter, über einen Kurvenkatheter eingebracht, stellt eine zusätzliche Möglichkeit dar, den Sinus coronarius zu intubieren; dies kann insbesondere bei steil nach dorsal abgehendem Venensystem hilfreich sein. Sollte keine dieser Wege zum Ziel führen, kann der Sinus coronarius über die Leiste beispielsweise mit einem AL-2-Katheter dargestellt werden, um die Intubation durch Markierung des Zielgebietes zu unterstützen.

Ist der Draht in die Vena cardiaca magna eingebracht, wird der Kurvenkatheter vorsichtig nachgeschoben, bis er sicher ebenfalls in der Vena cardiaca magna zu liegen kommt. Der Seldinger-Draht kann nun zurückgezogen werden.

Bei Stenosen in der Vene ist empfehlenswert, zunächst nur einen Innenkatheter über den Draht vorzubringen und dann den eigentlichen Kurvenkatheter über diese nun stabilere Kombination aus Draht und Innenkatheter nachzuschieben.

11.3.7 Auswahl des Zielgebietes

Über den liegenden Kurvenkatheter kann nun eine Angiographie des Venensystems durchgeführt werden. Dies kann entweder über den Katheter selbst erfolgen, wobei eine Zielvene nur dann identifiziert werden kann, wenn der Katheter direkt vor deren Abgang liegt, da das Kontrastmittel in der Regel schnell ausgewaschen wird und keine sichere Beurteilung weiterer Zielvenen ermöglicht. Typischerweise erfolgt die Angiographie über einen Wedge-Ballon. Dieser wird über einen zuvor eingebrachten Koronardraht eingeführt, da die Spitzen dieser Ballons relativ hart sind und eine Dissektion des Koronarsinus bzw. der Vena cardiaca magna verursachen können.

Über den geblockten Wedge-Ballon gelingt zumeist eine ausreichende, bzw. gute Darstellung des Koronarvenensystems proximal des Ballons.

Das Ziel der Implantation der linksventrikulären Sonde ist es, das Gebiet mit der spätesten Erregung im Rahmen des QRS-Komplexes zu erreichen um eine möglichst hohe Ansprechrate zu erzielen [5]. Typischerweise befindet sich diese Gebiet posterolateral im Versorgungsgebiet der Vena posterior ventriculi sinistri, eher basal als apikal. Allerdings variiert die Anatomie dieser Vene und diejenige der Vena cardiaca magna. Häufig gibt es mehrere posterolaterale Äste, die für eine Implantation infrage kommen. Bei vielen Patienten gibt es nur eine größere laterale Vene, einige Patienten weisen jedoch keine Vene auf, die für die Implantation einer linksventrikulären Sonde geeignet ist. Sollte im Rahmen der präoperativen Untersuchungen ein Speckle-tracking erfolgt sein, hat der Operateur eine recht genaue Vorstellung über den gewünschten Implantationsort. Sofern in diesem Bereich eine Zielvene verläuft ist diese als erste Wahl für den Implantationsort anzusehen.

In der klinischen Routine hat sich dieses Verfahren aber nicht als Standard etabliert. Somit wird der Operateur unter der Operation versuchen, das oben beschriebene posterolaterale Zielgebiet zu erreichen. Intraoperativ steht ihm neben der Fluoroskopie das EKG zur Beurteilung der erfolgreichen Platzierung zur Verfügung. Die Vektorumkehr bei links- versus rechtsventrikulärer Stimulation ist ein Indiz für eine suffiziente Platzierung. Objektiver, jedoch nicht zu 100 % sicher ist die Bestimmung der linksventrikulären Wahrnehmung innerhalb des nativen QRS-Komplexes im Oberflächen-EKG; angestrebt ist ein möglichst später Zeitpunkt. Hier kann es sein, dass je nach Lage der Zielvenen Kompromisse eingegangen werden müssen, insbesondere wenn ansonsten eine Phrenikusstimulation ausgelöst wird. Hier sind quadripolare Sonden meist im Vorteil, in aller Regel findet sich ein Stimulationsvektor mit akzeptabler Reizschwelle mit ausreichendem Sicherheitsabstand zur Phrenikusstimulation [6].

11.3.8 Einführen und Verankern der linksventrikulären Sonde

Hat man in der Angiographie eine Zielvene identifiziert, wird ein Koronardraht in das entsprechende Gefäß eingebracht. Die aktuellen Elektrodentypen sind in der Regel sogenannte *over the wire*-Elektroden, die über einen Koronardraht bis in den distalen Anteil der Zielvene vorgeschoben werden (Abb. 11.2). Dies kann sich als schwierig herausstellen, insbesondere wenn ein syphonartiger oder spitzwinkliger Abgang der Zielvene vorliegt oder Engstellen passiert werden müssen. Die Verwendung eines Innenkatheters kann auch hier das Einführen des Koronardrahtes erleichtern. Die zusätzliche Gabe von Kontrastmittel direkt in das Zielgefäß ist so ebenfalls möglich. Alle Manipulationen im venösen System erfordern eine entsprechende Vorsicht, da eine Dissektion jederzeit möglich ist. Ist der Koronardraht in der Zielvene platziert, kann

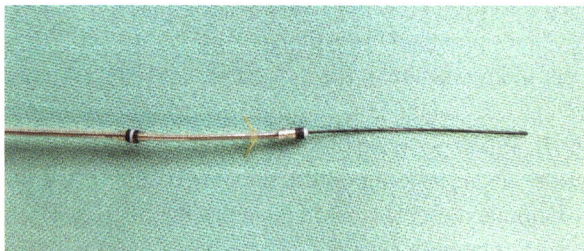

Abb. 11.2: Darstellung einer *over the wire* Koronarsinuselektrode.

die gewählte Sonde über den liegenden Draht eingebracht werden. Um eine stabile Position zu erhalten, wird sie zumeist in der Zielvene bis zu einer Wedge-Position vorgebracht. Auch die Lage mit dem Sondenköpfchen in einer Seitenvene der Zielvene kann stabil sein. Insgesamt hat der Operateur aber wenig Spielraum. So ist es häufig nicht möglich, Sonden wahlweise eher basal oder eher apikal zu verankern. Hier sind quadripolare Sonden gegenüber bipolaren Sonden deutlich im Vorteil, da trotz apikaler Positionierung eine basisnahe Stimulation möglich ist.

Sollte die Passage der Sonde über einen stark gebogenen oder spitzwinkligen Abgang der Zielvene aus der Vena cardiaca magna nicht gelingen, stehen auch hier weitere Möglichkeiten zur Verfügung. Es kann neben dem liegenden Koronardraht ein möglichst fester zweiter Koronardraht eingebracht werden, der die Kurve streckt *(Buddy-wire-technique)*. Mit dieser Technik können auch häufig Engstellen passiert werden. Oder es kann erneut ein Innenkatheter zu Hilfe genommen werden, durch den eine schmalkalibrige Sonde passt. Auch der Wechsel auf einen anderen, dünneren Sondentyp ist eine Möglichkeit.

Einige Operateure bevorzugen statt des Koronardrahtes zunächst die Sonde, welche durch ihre Form steuerbar sein kann, in die Nähe des Abganges der Zielvene zu bringen, um dann erst mit einem Koronardraht einen stabilen Halt in der Zielvene zu suchen und die Sonde dann nachzuschieben.

Wenn der Führungsdraht zurückgezogen ist und die Sonde eine stabile Position aufweist, können die Werte der Sonde gemessen werden. Insbesondere die Reizschwelle ist von Interesse, jedoch liegen die Werte für Sinus-coronarius-Sonden häufig über denen von rechtsventrikulären oder rechtsatrialen Sonden. Insbesondere bei einer ischämischen Kardiomyopathie müssen häufig höhere Reizschwellen akzeptiert werden. Es kann jedoch auch immer, insbesondere bei Phrenikusstimulation eine Umpositionierung der Sonde erforderlich sein.

Im Rahmen der Messungen kann auch überprüft werden, wie spät im QRS-Komplex die Stelle der Sonde nun wirklich ist, wie schmal der biventrikulär stimulierte QRS-Komplex wird und ob bei linksventrikulärer Stimulation im EKG auch eine Vektorumkehr auftritt. Eine möglichst seitliche Durchleuchtung sichert die posterolaterale Position der Sinus-coronarius-Sonde (Abb. 11.3).

Bei frustranem Implantationsversuch in eine posterolaterale Zielvene kann auch eine basale Platzierung in der Vena cardiaca media erfolgen. Hier ist die Responderrate allerdings geringer. Auch hier kann eine Messung, wie spät im QRS-Komplex die elektrische Erregung den Implantationsort erreicht, wertvolle Erkenntnisse liefern. In manchen Fällen kann auch an dieser Implantationsstelle eine signifikante Verkürzung des QRS-Komplexes und ein gutes Ansprechen auf die Resynchronisationstherapie erreicht werden. Analog gilt dies auch für eine anterolaterale Positionierung der Sonde. Eine Position der Sonde an der Vorderwand in der Vena interventricularis anterior ist zumeist jedoch nicht erfolgversprechend.

Wenn die gefundene Position der Sonde akzeptiert wird, muss der Kurvenkatheter um die Sonde herum entfernt werden. Dafür wird die Sonde mit einem Mandrin oder

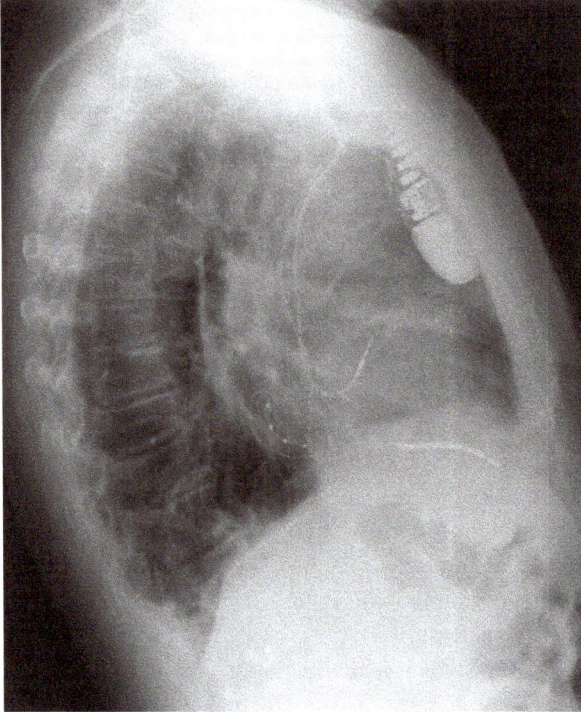

Abb. 11.3: Posterolaterale Lage einer vierpoligen linksventrikulären Elektrode.

Koronardraht stabilisiert, dieser wird jedoch nicht bis zur Spitze vorgeschoben um die Verankerung der Sonde nicht zu lösen. Die Schleuse wird nun nach dem *Peel-away*-Prinzip entfernt oder, wie zumeist üblich, mit einem speziellen Messer geschlitzt und dabei über die Sonde zurückgezogen. Bei beiden Systemen ist darauf zu achten, dass die Sonde mit dem Mandrin gut fixiert wird und nicht vor- oder zurückbewegt wird.

Alle Sonden müssen fixiert werden, dies geschieht durch Annähte bzw. Ligaturen an den Silikonmanschetten, keinesfalls dürfen die Sonden direkt auf ihrer Isolation ligiert werden.

Sollte es beim Versuch der Implantation der linksventrikulären Sonde zu einer Dissektion der Vena cardiaca magna kommen, kann eine erfolgreiche Implantation in vielen Fällen dennoch gelingen. Falls bereits ein Koronardraht im Zielgefäß liegt kann versucht werden die Sonde über die Dissektion hinweg zu führen und dennoch in das Zielgefäß einzubringen. Sollte noch kein Koronardraht liegen und die Dissektion im distalen Bereich der Vene aufgetreten sein, kann die Suche nach einer proximaleren Zielvene zum Erfolg führen.

11.3.9 Taschenpräparation

Bei einer Neuimplantation eines CRT-Systems ohne ein zuvor bereits vorhandenes Schrittmacher- bzw. ICD-Systems kann der Operateur eine ausreichend große Tasche nach seiner Präferenz schaffen. Bei CRT-P-Systemen kann diese durchaus subfaszial sein, bei den deutlich voluminöseren CRT-D-Systemen sollte diese eher subpektoral angelegt werden. Viele der Herzinsuffizienz-Patienten nehmen im Laufe ihres Lebens Gewicht ab oder erleiden sogar eine kardiale Kachexie. Dann drohen auch zuvor gut von subkutanem Gewebe gedeckte Systeme, durch die Haut zu perforieren (Abb. 11.4).

Da bei CRT-Systemen in aller Regel drei Sonden vorhanden sind, häufig sogar noch zusätzliche stillgelegte Sonden, ist es unbedingt erforderlich, diese sorgfältig zu ordnen und hinter dem Aggregat einzudrehen. Je ungeordneter die Sonden liegen und je mehr Sonden in diesem Bereich sind, desto größer ist die Gefahr von Überkreuzungen der Sonden und somit einer Dysfunktion im Laufe der Zeit durch *Lead-to-lead* oder *Lead-to-can*-Abrasion. Eine Fixierung des Aggregates ist in einer Tasche unerlässlich.

Bei den zahlreichen Systemumstellungen ist bereits eine Aggregattasche vorhanden. Hier muss der Operateur entscheiden, ob er die Tasche weiterverwendet und eventuell anpasst bzw. vergrößert oder ob er die Tasche reseziert und eine neue Tasche schaffen muss. Gründe hierfür können eine weit laterale, in die Axilla hinein-

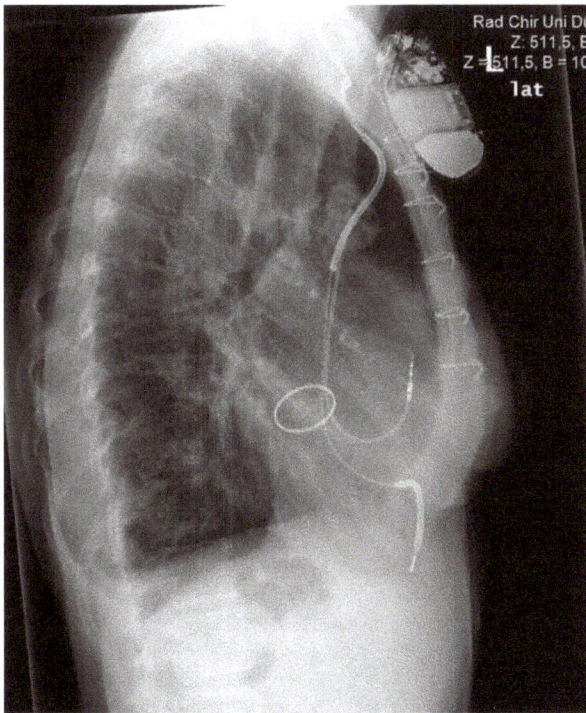

Abb. 11.4: Potenzielle Gerätelage nach subkutaner Implantation bei ausgeprägter Kachexie.

reichende Tasche oder eine sehr oberflächliche Tasche sein. Auch kann es nötig sein, bereits liegende alte Sonden bei geringer Gewebedeckung tiefer zu legen.

Bei subtiler Blutstillung vor dem schichtweisen Verschluss der Tasche sollte auch bei vorliegender Antikoagulation oder Exzision einer alten Aggregattasche keine Drainageneinlage nötig sein, diese birgt das Risiko einer aszendierenden Infektion der Tasche über den Drainagekanal. Ein leichter Druckverband über dem Operationsgebiet wird häufig aufgebracht, jedoch auch dies wird durchaus kontrovers diskutiert.

11.3.10 Anlage einer epimyokardialen Sonde

Bei frustranem Anlageversuch der linksventrikulären endovaskulären Sonde steht als Alternative die Anlage einer epimyokardialen Sonde zur Verfügung. Gründe dafür können beispielsweise das Fehlen einer sinnvollen Zielvene, Phrenikusstimulation oder eine ineffektive Stimulation sein. Bei einigen Patienten ist aber auch die primäre Anlage einer epimyokardialen Sonde in Betracht zu ziehen. So kann bei einem niereninsuffizienten Patienten auf die Gabe von Kontrastmittel verzichtet werden oder bei bestimmten Patientengruppen eine nicht unerhebliche Strahlendosis eingespart werden.

Die verwendeten epimyokardialen Schrittmachersonden sind heute in der Regel bipolar. Es stehen Sonden zum Aufnähen und Sonden zum Einschrauben in das Myokard zur Verfügung. Die Sonden sind meist steroideluierend und weisen sehr gute Langzeitergebnisse auf [7].

Je nach operativem Setting kann die Implantation in einer Sitzung mit der weiteren CRT-Implantation durchgeführt werden. Hierzu ist eine Intubationsnarkose allerdings unerlässlich.

Der Eingriff kann zumeist in normaler Rückenlage über eine anterolaterale Minithorakotomie erfolgen. Die Hautinzision erfolgt kosmetisch günstig etwas unterhalb der Submammärfalte und ist lediglich ca. 5–6 cm lang (Abb. 11.5). Die Höhe des Einge-

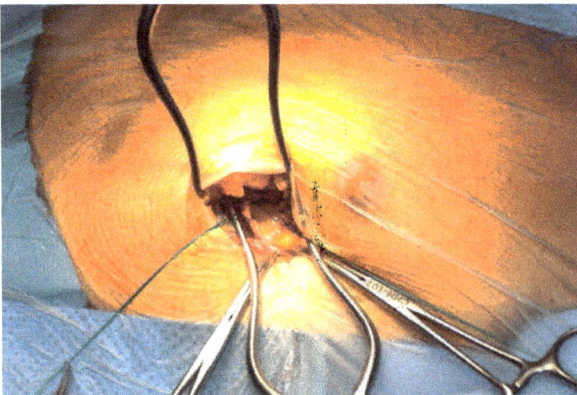

Abb. 11.5: Epimyokardiale linksventrikuläre Elektrodenanlage über eine linksanteriore Minithorakotomie.

hens in den Thorax sollte zuvor anhand des Röntgenbildes oder der Durchleuchtung abgeschätzt werden. Häufig ist der vierte Interkostalraum sinnvoll. Nach Einsetzen eines Spreizers liegt typischerweise das perikardiale Fettgewebe direkt im OP-Feld. Dieses kann bei Bedarf abpräpariert werden, der Nervus phrenicus, welcher meist dorsal des einsehbaren Bereiches läuft, ist zu schonen. Nach Eröffnung des Perikardes und einigen Hochnähten kann das Herz vorsichtig nach anterior luxiert werden und eine Region posterolateral unter dem linken Herzohr identifiziert werden, welche für die Sondenimplantation geeignet ist. Nach der Implantation der Sonde werden auch hier die Sondenwerte gemessen. Anschließend wird die Sonde in die Aggregattasche durchgeführt. In der Regel wird eine Thoraxdrainage eingelegt und danach die Wunde verschlossen. Der gesamte Vorgang dauert meist weniger als 30 Minuten.

Bei am Herzen voroperierten Patienten erfordert die Anlage der Sonde etwas mehr Zeit, da vorsichtig Verwachsungen in der Pleura und im Perikard gelöst werden und eventuell vorhandene Bypässe unbedingt geschont werden müssen.

Eine klassische posterolaterale Thorakotomie zur Anlage der Sonde oder eine thorakoskopische Sondenanlage stellen Alternativen zur anterolateralen Minithorakotomie dar.

Postoperativ ist eine ausreichende Analgesie nötig, da durch den kleinen Zugang meist keine Regionalanästhesie (Interkostalblock) möglich ist.

11.4 Postoperative Nachsorge

Die postoperative Nachsorge der Wunde geschieht analog zu anderen Schrittmacher- oder ICD-Implantationen, dazu gehören Wechsel der sterilen Verbände, Kontrolle auf ein Taschenhämatom und gegebenenfalls die Entfernung von Wundfäden oder Klammern.

Die weitere postoperative Nachsorge des CRT-Systems unterscheidet sich von einfachen Schrittmacher- und ICD-Systemen. Sie ist trotz vieler Automatikfunktionen der Systeme aufwändiger. So sollte die Optimierung der Systeme im Rahmen der turnusmäßigen Abfragen zumindest anfangs auch echogesteuert sein, um einen möglichst hohen Anteil an Respondern unter den Patienten zu erzielen.

Literatur

[1] Brignole M, Auricchio A, Baron-Esquivias G, et al. 2013 ESC Guidelines on cardiac pacing and cardiac resynchronization therapy. The Task Force on cardiac pacing and resynchronization therapy of the European Society of Cardiology (ESC). Developed in collaboration with the European Heart Rhythm Association (EHRA). Eur Heart J. 2013;34:2281–2329.

[2] Maciąg A, Syska P, Sterliński M, et al. Lead extraction: The road to successful cardiac resynchronization therapy. Szwed H.Cardiol J. 2015;22(2):188–193. doi: 10.5603/CJ.a2014.0064.

[3] Deharo JC, Sciaraffia E, Leclercq C, et al. Perioperative management of antithrombotic treatment during implantation or revision of cardiac implantable electronic devices: the European Snapshot Survey on Procedural Routines for Electronic Device Implantation (ESS-PREDI). Europace. 2016;18(5):778-784.

[4] Zografos TA, Siontis KC, Jastrzebski M, et al. Apical vs. non-apical right ventricular pacing in cardiac resynchronization therapy: a meta-analysis. Europace. 2015;17(8):1259–1266.

[5] Kydd AC, Khan FZ, Watson W,D et al. Prognostic benefit of optimum left ventricular lead position in cardiac resynchronization therapy: follow-up of the TARGET Study Cohort (Targeted Left Ventricular Lead Placement to guide Cardiac Resynchronization Therapy). JACC Heart Fail. 2014;2(3):205–212.

[6] Behar JM, Bostock J, Zhu Li AP, et al. Cardiac Resynchronization Therapy Delivered Via a Multipolar Left Ventricular Lead is Associated with Reduced Mortality and Elimination of Phrenic Nerve Stimulation: Long-Term Folluw-Up from a Multicenter Registry. J Cardiovasc Electrophysiol. 2015 May;26(5):540–546.

[7] Buiten MS, van der Heijden AC, Klautz RJ, et al. Epicardial leads in adult cardiac resynchronization therapy recipients: a study on lead performance, durability, and safety. Heart Rhythm. 2015;12(3):533–539.

12 Implantation von Cardiac Contractility Modulation (CCM)-Systemen

Brigitte Osswald

Neben der allgemein bekannten Resynchronisationstherapie (CRT) steht mit der *Cardiac Contractility Modulation* (CCM) für die Herzinsuffizienztherapie ein weiteres System, bestehend aus zwei rechtsventrikulären Elektroden und einem Gerät zur Verfügung. Das Prinzip der CCM-Therapie ist die Hochenergieabgabe in der absolut refraktären Phase der ventrikulären Aktion. Somit ist die CCM-Therapie keine Rhythmus-, sondern eine direkte Kontraktionsmodulation. Die Wirkweise für die CCM-Therapie ist unter Kap. 8 beschrieben.

12.1 Historie

Während die ersten CCM-Systeme noch aus drei Elektroden bestanden (eine rechts-atriale, zwei rechtsventrikuläre) und der Sinusrhythmus als Grundvoraussetzung für die Implantation galt, werden seit 2016 lediglich zwei rechtsventrikuläre Elektroden implantiert und das System auch bei Patienten mit intermittierendem oder permanenten Vorhofflimmern implantiert. Während die ersten Aggregate nicht wieder aufladbar waren und alle 9–12 Monate bei Erschöpfung gewechselt werden mussten, sind seit 2006 sämtliche Folgegenerationen der CCM-Geräte die derzeit einzigen kardialen Implantate, die von außen aufladbar sind. Die alte Gerätegeneration vor 2006 war mit 64 cc und einer Größe von 73,5 mm Breite und 70 mm Höhe bei ca. 10 mm Gerätedicke sehr groß. Vor allem bei schmalen, zierlichen Personen war es alleine aufgrund der Gerätegröße sehr schwierig, das Gerät zu implantieren. Seit der Optimizer IV-Generation beträgt die Gerätebreite 47,2 mm und die Höhe 60 mm, so dass nun auch bei schmalen Personen eine problemlose Implantation möglich ist.

12.2 Das System und seine Komponenten

Für die Neuimplantation spielt heute nur noch die Implantation von zwei rechtsventrikulären Elektroden eine Rolle. Dass grundsätzlich sogar nur eine Elektrode ausreicht, um die komplexen Algorithmen der Signalerkennung und präzisen Therapieabgabe während der Refraktärperiode zu steuern, wurde kürzlich in einer Studie belegt [1]. Vor der Implantation ist abzuwägen, ob eine zusätzliche Indikation für eine ICD-Therapie besteht. Ist dies der Fall, können in einer Operation ICD und CCM-System implantiert werden. Sofern die Implantation der Systeme zweizeitig erfolgt, ist zunächst dem ICD (lebenserhaltende Therapie) der Vorzug zu geben (Abb. 12.1). Anders verhält es sich bei grenzwertiger oder nicht bestehender ICD-Implantation. Gerade bei

https://doi.org/10.1515/9783110431964-012

einer Herzinsuffizienz, die noch nicht die Kriterien für eine primärprophylaktische ICD-Implantation erfüllt, kann durch die CCM-Therapie oftmals eine Verbesserung der Herzleistung erzielt werden, die die Indikation einer ICD-Therapie in weite Ferne rücken lässt. Die präferenzielle Seite für die CCM-Implantation ist auch bei fehlender ICD-Indikation rechts pektoral (Abb. 12.2), um die bezüglich Schockpfad „günstigere" linke Seite für eine eventuell im weiteren Verlauf indizierte ICD-Implantation nach Möglichkeit frei zu halten.

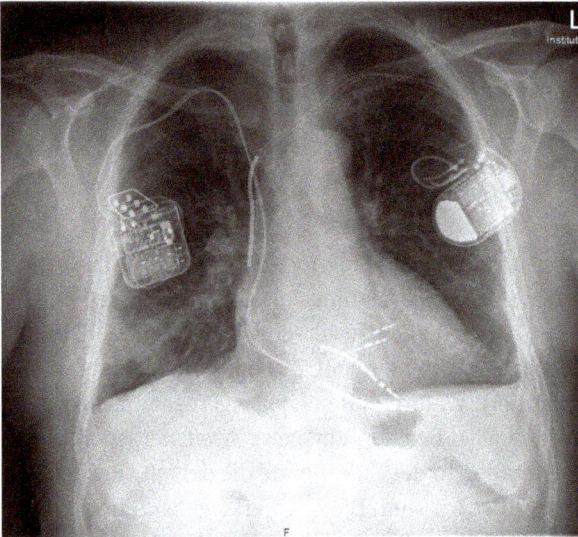

Abb. 12.1: CCM-System rechts pektoral und ICD-System links pektoral.

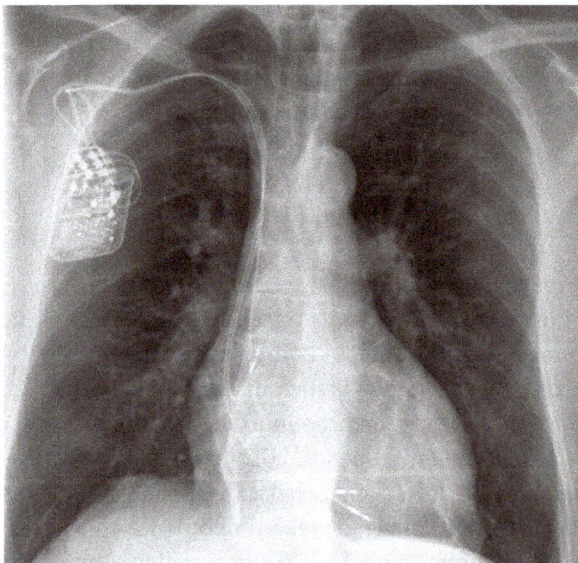

Abb. 12.2: CCM-System rechts pektoral bei fehlender ICD-Indikation.

12.2.1 Elektroden

Da die Herstellerfirma keine eigenständige Elektrodenproduktion vorhält, sind ausschließlich einige zertifizierte Herzschrittmacher-Elektrodentypen für das System zugelassen. Der besondere Zertifizierungsbedarf ergibt sich aufgrund der Abgabe von Hochenergieimpulsen, deren Stärke mit den üblichen Energiemengen einer konventionellen Schrittmachertherapie nicht vergleichbar ist. Der Gerätehersteller hat daher einige Elektroden entsprechenden Tests unterworfen und kann für nicht zertifizierte Elektroden keine zuverlässige Gerätefunktion garantieren.

Zurzeit sind Elektroden der Fa. Biotronik (Setrox- und Solia-Serie) sowie der Fa. St. Jude Medical / Abbott (Tendril 1688, 1788, 1888, 2088) zugelassen. Da es sich um Standard-Schrittmacherelektroden handelt, ist die Platzierung bezüglich der Schleifenbildung im Vorhof, Überwinden der Trikuspidalklappe mit der Schleife und Darstellen der Elektrodenspitze im Bereich der A. pulmonalis identisch zur Schrittmacher- oder ICD-Implantation der rechtsventrikulären Elektrode. Lediglich die Platzierung im Bereich des rechten Ventrikels ist im Vergleich zu konventionellen Herzschrittmacher-, bzw. ICD-Systemen different und wird detailliert unter Kap. 12.2.3. beschrieben.

12.2.2 Aggregat

Das Aggregat des derzeit aktuellen Optimizer Smart® entspricht bezüglich Konnektor und Gehäuse exakt seinem Vorgänger, dem Optimizer IV® (Abb. 12.3). Obwohl der Anschluss einer Vorhofelektrode nicht erforderlich ist, finden sich am Konnektor-

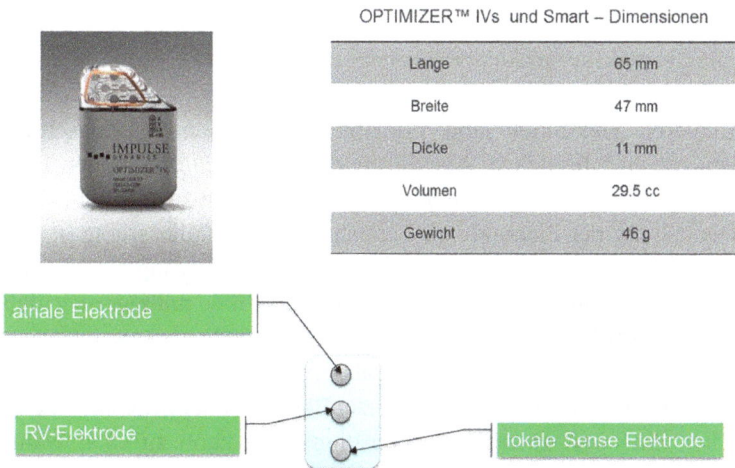

OPTIMIZER™ IVs und Smart – Dimensionen

Länge	65 mm
Breite	47 mm
Dicke	11 mm
Volumen	29.5 cc
Gewicht	46 g

atriale Elektrode

RV-Elektrode

lokale Sense Elektrode

Abb. 12.3: CCM-System: Gerätedimensionen und Headerkonfiguration. (Mit freundlicher Genehmigung von Impulse Dynamics).

block drei Anschlüsse (rechtsatrial [RA], rechtsventrikulär [RV], und die sogenannte *local sense* [LS]-Elektrode). Um die Integrität des Gerätes zu gewährleisten ist es erforderlich, bei Implantation den RA-Anschluss mit einer IS-1-geformten Kunststoffverschluss zu isolieren. Dieser Blindstopfen wird mit den Madenschrauben analog einer inserierten Elektrode fixiert. Er ragt sehr weit aus dem Anschluss vor, kann aber bedenkenlos bis zum Beginn des Konnektors gekürzt werden. Die Orientierung des Aggregates ist frei wählbar, da die Antenne für die Datenübertragung und den Aufladevorgang im Konnektorblock integriert ist. Die wenig physiologische, rechteckige Form kann gerade bei schmalen oder kachektischen Patienten kutane Perforationen begünstigen, weswegen die subfasziale und nicht subkutane Implantation dringend zu empfehlen ist. Bei beleibten Patienten ist zu bedenken, dass die subkutane Schicht im Rahmen einer Gewichtsreduktion erheblich ausdünnen kann und dass sie relativ schlecht durchblutet ist. Zudem besteht eine relative Nähe zur offenen Wunde, bzw. Naht, was Infektionen begünstigt. Sehr empfehlenswert ist die Fixation des Gerätes, um eine konstante, vom externen Pad zur Datenübertragung und Aufladung gut erreichbare Position, langfristig weitestgehend sicherzustellen.

12.2.3 Spezielle Maßnahmen während der Implantation

Für die CCM-Implantation muss ungefähr so viel Zeit wie für eine Zweikammer-Schrittmacherimplantation plus minimal ca. 10 Minuten gerechnet werden. Da die Effektivität des Systems im Wesentlichen von einer optimalen Elektrodenposition abhängt, ist es erforderlich, nach erfolgter Platzierung abzuwarten, ob sich nachweisbare Effekte durch das Monitoring belegen lassen.

12.2.4 Platzierung der rechtsventrikulären Elektroden

Die rechtsventrikulären Elektroden sind prinzipiell konventionelle Herzschrittmacherelektroden, die sich bezüglich ihrer Eigenschaften und vorhandenen Platzierungsdrähte nicht unterscheiden. Um eine septale Stimulation zu erhalten, ist es sinnvoll, nach Darstellung der Elektrode im Bereich der Pulmonalarterie (s. o.) ein Stylet mit einer ca. 60°-Krümmung der distalen 5 cm oder eine Art Amplatzer-Styletform [2] (Abb. 12.4) herzustellen, um bei Retraktion der Elektrode mit einer leichten Linksdrehung des Styletkopfes den septalen Anteil des rechten Ventrikels anzusteuern. Da sich die mittseptale Position (Abb. 12.5) als generell sehr günstige Position erwiesen hat, kann bei vorsichtiger Retraktion dieser Bereich in der Durchleuchtung angesteuert werden. Eine weit anteroseptale Positionierung kann zu einer Wahrnehmung der Impulse über die Interkostalmuskulatur führen, weswegen eine eher mittseptale, bzw. apikoseptale Position anzustreben ist [3]. Es empfiehlt sich eine Darstellung in unterschiedlichen Winkeln (LAO 30-40°, RAO 40°), gegebenenfalls

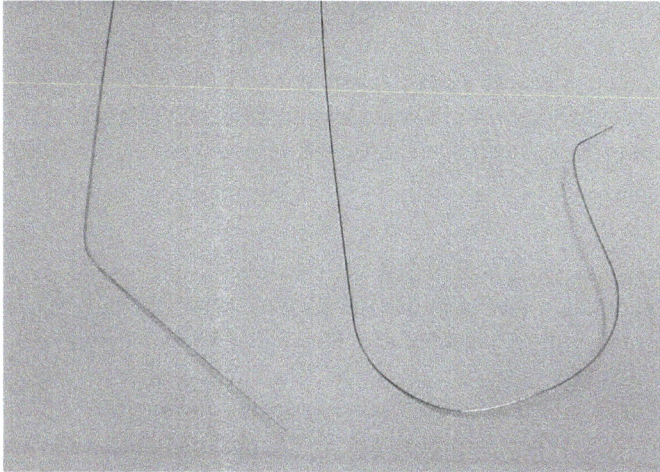

Abb. 12.4: Stylet-Konfigurationen für die septale Elektroden-Positionierung.

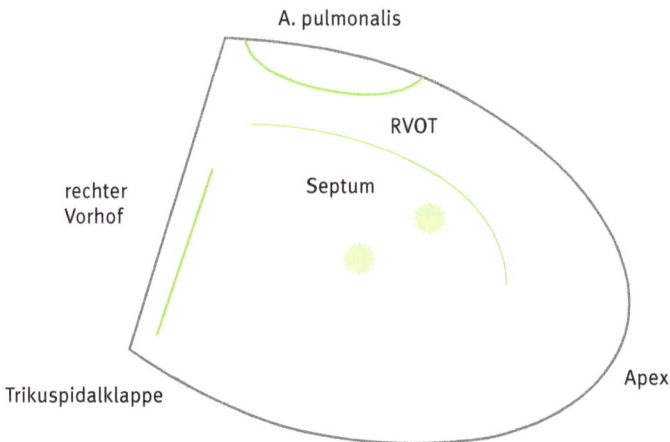

A. pulmonalis

RVOT

rechter
Vorhof

Septum

Trikuspidalklappe

Apex

Abb. 12.5: Schematische Darstellung der „idealen" Elektrodenposition im Bereich des rechtsventrikulären Septums.

eine EKG-Auswertung mit Stimuli über die implantierten Elektroden um die Position zu sichern [2]. Nach Fixation der Elektrode folgt die Insertion der zweiten rechtsventrikulären Elektrode, die ebenfalls septal mit einer Distanz von ca. 2 cm zur primär implantierten Elektrode inseriert wird. Ist der Abstand der Elektroden zu kurz, ist die Diskrimination des zu bestimmenden V-V-Intervalls erschwert und es kann gegebenenfalls zu Funktionseinschränkungen führen. Ein Abstand von wesentlich mehr als 2 cm birgt das Risiko, dass die Elektrode im Randgebiet des Septums zu liegen kommt und somit nur eine geringe Wirkung auf den linken Ventrikel besitzt. Prinzipiell ist egal, in welcher Sequenz die Elektroden (*Local Sense*, bzw. RV-Elektrode) implantiert werden. Die Sequenz des Signals bestimmt die korrekte Zuordnung der Elektrode. Diese Sequenz erschließt sich aus den intraoperativen Messungen. Als grobe Faustregel befindet sich die *local sense*-Elektrode in der Regel Apex-näher und etwas weiter kaudal als die RV-Elektrode.

12.2.5 Messungen

Die Messungen sind im Rahmen der CCM-Implantation üblicherweise mit dem größten Zeitaufwand der Implantation verbunden. Je geduldiger und sorgfältiger die Platzierungen bzw. Umplatzierungen erfolgen, umso wahrscheinlicher ist der Therapieerfolg.

Messung von Wahrnehmungs- und Stimulationseigenschaften

Wahrnehmungs- und Stimulationseigenschaften der Elektroden geben einen ersten Aufschluss darüber, inwieweit die Konnektion der Elektroden an das Septum eine einwandfreie Funktion des CCM-Systems ermöglicht. Idealerweise sind die Wahrnehmungsamplituden hoch, minimal ist ein Wert von 5,0 mV ausreichend, Werte um 10 mV geben jedoch indirekt den Hinweis, dass die Konnektion gut ist und sich vitales Myokard im Bereich der Elektrodenspitze befindet. Höhere Wahrnehmungsamplituden bedeuten letztlich auch eine bessere Anpassungsfähigkeit und geringere Störanfälligkeit des Systems. Insofern ist die radiologisch „ideale" Elektrodenlage keineswegs immer diejenige mit den optimalen elektrischen Eigenschaften. Kompromisse sind für dieses System keine gute Lösung. Da das Septum selten im Rahme ischämischer Prozesse vollständig narbig umgebaut ist, lohnt sich im Sinne einer bestmöglichen Therapieabgabe gegebenenfalls auch eine länger dauernde Suche und mehrfache Umplatzierung bis oben genannte Werte bei nachgewiesener septaler Elektrodenlage tatsächlich erzielt werden.

Passagere CCM-Messungen und Impulsabgaben

Das CCM-Messkabel ist 6-adrig und ermöglicht Messungen der bipolaren Vorhof-, RV- und LS-Elektrode (Anschluss der Elektroden jeweils an Spitze und Ring), wobei die blau- und weiß-markierte Krokodilklemme (atriale Anteile) aufgrund der fehlenden Notwendigkeit einer atrialen Elektrode nicht mehr anzuschließen ist. Zunächst wird die Signalfolge ermittelt. Bei korrektem Anschluss finden zunächst die passageren Anpassungen der Zeitfolgen für die Energieabgabe in der absolut refraktären Phase des QRS-Komplexes statt. Erkennt das System korrekt und befindet sich die programmierte Phase in einem validen Bereich, wird die Impulsabgabe aktiviert. Die Impulsabgabe (siehe Abb. 8.4) kann durch den extrem hohen Ausschlag im Bereich des absteigenden Schenkels des QRS-Komplexes bereits am Monitor über das Oberflächen-EKG kontrolliert werden. Ist die Erkennung ausreichend und sind die Parameter adäquat programmiert, ist die Therapieabgabe kontinuierlich zu sehen. Lediglich bei Extrasystolen, bzw. Konfigurationsänderung des QRS-Komplexes wird die Therapie zur Vermeidung möglicher Stimulation innerhalb der vulnerablen Phase ausgesetzt.

Crosstalk-Test für Patienten mit ICD

Sofern Patienten bereits ICD-Träger sind, muss die antitachykarde Therapie des ICD-Gerätes vor der CCM-Implantation ausgeschaltet werden. Es empfiehlt sich, bereits während der Systemtestung, bzw. der ersten Applikation von Stimuli durch das CCM-System den ICD bezüglich eines *Cross-Talk*, d. h. Fehlwahrnehmung des CCM-Impulses als Flimmer- oder Tachy-Wahrnehmung zu untersuchen. Die Spanne zwischen der ventrikulären Wahrnehmung und dem CCM-Impuls darf vom ICD nicht wahrgenommen werden; um inadäquate Therapieabgaben oder die Detektion des CCM als ventrikuläre Episode (die zumindest als Episode gespeichert wird) zu vermeiden. In der Regel eignet sich die optimale Wahl des gewählten CCM-Stimulationszyklus, um Fehlwahrnehmungen des ICD zu vermeiden.

Hämodynamik

Da das CCM-System einen unmittelbaren Effekt auf die Kontraktilität besitzt, kann anhand des arteriellen Blutdrucks eindrücklicher mit Hilfe eines Millar-Katheters (Messung von dp/dt_{max}) eine Einschätzung der Effektivität erfolgen.

Sehr selten ist ein unmittelbarer Abfall des Blutdruckes, bzw. der Kontraktilität zu beobachten. Grund hierfür ist in der Regel eine Elektrodenposition im Bereich der freien Wand, des Ausflusstraktes oder weit im Apex. Bei Belassen des Systems wird sich mit hoher Wahrscheinlichkeit auch im weiteren Verlauf keine positive Entwicklung ergeben. Insofern ist es empfehlenswert, nach Ausschluss „externer" Faktoren wie der Gabe von Analgetika, bzw. Anästhetika oder sonstigen blutdrucksenkenden Mitteln eine Umplatzierung der Elektrode(n) vorzunehmen.

Wesentlich häufiger findet sich innerhalb der ersten fünf bis zehn Minuten nach Therapiebeginn ein deutlicher Anstieg des systolischen, weniger ausgeprägt des mittleren arteriellen Drucks. Druckanstiege um mehr als 10 mmHg systolisch ohne sonstige „externe" Faktoren wie Schmerzen, Wachheit mit erhöhter Vigilanz, Unruhe des Patienten, Katecholamin- oder Calciumgabe sprechen für eine hohe Wahrscheinlichkeit, dass der Patient von der Therapie profitieren wird.

Deutlicher und einfacher sind die hämodynamischen Effekte über einen linksventrikulär platzierten Millar-Katheter erfassbar. Die Platzierung des Katheters erfordert vor Platzieren der 6F Schleuse in die A. femoralis die Gabe von Heparin, um thrombembolische Ereignisse zu vermeiden. Ein Bolus reicht in der Regel aus, bei mehrfacher Umplatzierung und länger einliegendem Katheter kann eine wiederholte Gabe sinnvoll sein. Der Millar-Katheter erlaubt eine detaillierte Darstellung des Therapieeffektes, der durch mehrfaches Aus- und Anstellen der Therapie validiert werden kann.

Ist nach 10 Minuten keinerlei Effekt vorhanden, spricht dies für eine suboptimale Elektrodenlage. Ist trotz mehrfacher Umplatzierung kein Effekt nachweisbar, gibt es sehr wenige Patienten, die auf längere Sicht dennoch profitieren. Ein höherer Anteil dieser Patienten wird jedoch zu den *Non-Respondern* der CCM-Therapie gehören.

Der Patient ist bei den Eingriffen in der Regel unter einer Analgosedierung oder unter Lokalanästhesie und kann daher befragt werden, ob es durch die enorme Energie zu negativen Begleiterscheinungen wie Phrenikusstimulation oder sonstigen Impuls-synchronen Sensationen kommt. Bei vollständig septaler Lage treten diese Erscheinungen in der Regel nicht auf, so dass auch spürbare Sensationen bei Stimulation einen Indikator für suboptimale Elektrodenpositionen darstellen.

Nach Abschluss der Messungen werden die Elektroden an das Gerät konnektiert. Da die Impulsabgabe bipolar erfolgt, beginnt die Therapie unmittelbar nach Elektrodenkonnektion. Da die Einstellung der Therapieabgabe in der Regel etwas konservativer als bei der Testung erfolgt, ist für Patienten mit kontralateralem ICD eine erneute Geräteabfrage erforderlich, um CCM-bedingte Interaktionen auszuschließen (siehe oben).

12.3 Postoperative Messungen

Aufgrund der Elektrodeneinheilung ist nicht auszuschließen, dass gerade in der Frühphase nach Implantation der CCM-Elektroden Funktionsstörungen auftreten können. Diese erklären sich oftmals durch veränderter Zeiten der gemessenen Signale im Rahmen der Einheilung. Daher sind erneute Messungen mit Anpassung des Therapiefensters am Ende des stationären Aufenthaltes notwendig. Weitere Kontrollen erfolgen dann ambulant alle 6 Monate.

12.3.1 Mikrodislokation

Mikrodislokationen führen eventuell zu veränderten Elektrodenparametern und können die Therapieabgabe inhibieren (Wahrnehmung der ventrikulären Eigenaktion zu gering). Weiterhin ist bei veränderter Morphologie sowohl eine zu frühe, als auch zu späte Therapieabgabe möglich. Somit besteht ein theoretisches Risiko des „R auf T"-Phänomens mit konsekutiven ventrikulären Herzrhythmusstörungen. Seit Beginn der CCM-Therapie ist eine solche Komplikation jedoch nicht beschrieben, so dass die Wahrscheinlichkeit ausgesprochen gering erscheint. Dennoch erfordert die Therapie gerade im frühen postoperativen Verlauf zumindest eine telemetrische Überwachung des Herzrhythmus. Bestätigen sich die Einstellungen und die Morphologie bei der am ersten oder zweiten postoperativen Tag durchgeführten Kontrolle, sind weitere Maßnahmen nicht notwendig. Bei Veränderungen, die durch Umlagern, Bewegung oder veränderten Volumenstatus erklärt sein können, ist eine Anpassung der Programmierung indiziert.

12.3.2 Makrodislokation

Eine Makrodislokation kann einerseits zu Herzrhythmusstörungen führen, die die Therapieabgabe vollständig inhibieren, andererseits sind transseptale oder transmyokardiale Perforationen möglich. Bei Perforationen besteht häufig eine erhebliche Verminderung der wahrgenommenen Amplitude, weswegen auch hier meist keine Therapieabgabe erfolgt. Ist die Elektrode dennoch stabil, kann die Positionsveränderung ggf. durch eine Anpassung der CCM-Systemeinstellung ohne Revisionsoperation erfolgreich behandelt werden. Ansonsten ist eine Revision unumgänglich.

12.3.3 Weitere Komplikationen

Die wesentlichen Komplikationen der ICD-, CRT- und CCM-Therapie sind in Kap. 15 detailliert beschrieben. Sofern bei einer Elektrodenrevision aufgrund einer nicht-infektiösen Ursache eine Elektroden-Neuimplantation erfolgen muss, kann bei „älteren" Systemen mit atrialer Elektrode sowohl die defekte, als auch die atriale Elektrode als „Schiene" verwendet werden und ggf. eine Reduktion der einliegenden Elektrodenzahl durch Entfernen der atrialen Elektrode erreicht werden.

12.4 Schulung des Patienten

Da die CCM-Therapie derzeit die einzige Device-Therapie darstellt, die durch Induktion eine Wiederaufladung des Gerätes ermöglicht, stellen Kooperationsfähigkeit und -wille des Patienten die wesentlichste Voraussetzung der Therapie dar. Die wöchentliche Aufladung wird seitens der Herstellerfirma empfohlen. Auch wenn die Energie des Akkumulators für die Therapieabgabe über zwei Wochen hinweg ausreicht, ist es einfacher, zu einem bestimmten Zeitpunkt in der Woche regelhaft die ca. 40–60 Minuten dauernde Aufladung und Abfrage durchzuführen. Das Aufladegerät besitzt nicht nur Informationen über den Ladezustand der Batterie, sondern führt bei jeder Auflage eine Systemüberprüfung durch, die bestimmte Fehler durch entsprechende Codierung recht exakt beschreibt (Elektrodenproblem, geringe Therapieabgabe etc.).

Wesentlich intensiver als bei konventionellen Herzschrittmachern oder ICDs muss der Patient in der Lage sein, verlässlich das Ladegerät zu verwenden und im Falle von Problemen oder Hinweisen des Ladegerätes auf Fehler den behandelnden Arzt und ggf. den betreuenden Mitarbeiter der Herstellerfirma zu kontaktieren. Da nicht in jeder Ambulanz oder bei jedem niedergelassenen Kardiologen ein Abfragegerät vorhanden ist, ist eine enge Anbindung des Patienten an die nächstgelegene Einrichtung, die die weiterführenden Kontrollen vornimmt, von Beginn an notwendig.

Ebenso wie für andere Implantate erhält der Patient auch nach CCM-Implantation einen Implantatausweis, den er stets mitführt.

Literatur

[1]   Röder S, Said S, Kloppe A, et al. Cardiac contractility modulation in heart failure patient: randomized comparison of signal delivery through one versus two ventricular leads. Journal of Cardiology. 2017;69:326–332.

[2]   Mond HG. The road to right ventricular septal pacing: techniques and tools. PACE. 2010;33:888–898.

[3]   Nägele H, Behrens S, Eisermann C. Cardiac contractility modulation in non-responders to cardiac resynchronization therapy. Europace. 2008;10:1375–1380.

13 Aggregatwechsel ICD, CRT, CCM

Brigitte Osswald

Während die CCM-Implantation nach wie vor wenigen Patienten vorbehalten bleibt, führt bezüglich der ICD-Systeme mit 39 % die Einkammer-ICD-Versorgung vor den CRT-D-Systemen (33 %) und den Zweikammersystemen (22,8 %). Der Anteil der Aggregatwechsel bezogen auf die Gesamtzahl der ICD-Eingriffe liegt bei knapp 20 % und hat sich in den letzten Jahren stetig erhöht [1].

Für die Aggregatwechsel von ICD-, CRT- und CCM-Geräten gelten bezüglich der Antikoagulation gleiche Voraussetzungen wie für die Implantation. Auch beim Aggregatwechsel ist das Absetzen der oralen Antikoagulation und die überbrückende Heparingabe obsolet (siehe Kap. 2.1).

13.1 ICD-Aggregatwechsel

Der Aggregatwechsel ist analog weiterer Gerätewechsel nicht nur auf die Batterie beschränkt, was der langläufige Begriff „Batteriewechsel" suggeriert, sondern umfasst sämtliche im Gerät integrierten Komponenten. Gerade bei den relativ großen ICD-Aggregaten kann im Rahmen eines Aggregatwechsels ein mögliches Stören der Gerätelage (nahe der Clavikel, axillär, nach kaudal „abgerutscht" etc.) korrigiert werden.

13.1.1 Fakten und Zahlen

In Deutschland wurden 2015 über 10.000 Aggregatwechsel von ICD-Systemen (incl. CRT) durchgeführt [1]. Somit steigt die Zahl der Aggregatwechsel gegenüber dem Vorjahr um ca. 700 an.

Die Laufzeiten der aktuellen ICD-Systeme ist von der Komplexität der Systeme abhängig. Über 23 % der 1-Kammer-Aggregate weisen Laufzeiten über neun Jahre auf, 64 % sechs bis acht Jahre und 12 % 3–5 Jahre. Dagegen ist bei Zweikammer- oder VDD-Systemen nur bei 5 % mit Laufzeiten über neun Jahren zu rechnen, bei 68 % sechs bis acht Jahre und bei 27 % drei bis fünf Jahre [1].

Nahezu 70 % der ICDs (68 %) haben weder eine adäquate, noch inadäquate Therapie abgegeben. Die Zahl inadäquater Schocks erscheint mit 2 % relativ gering, allerdings werden die auf technischen Problemen basierenden inadäquaten Schocks bei einem Aggregatwechsel nicht einbezogen [1].

Aus der letzten, 2011 veröffentlichten weltweiten Übersicht über die Implantation und den Aggregatwechsel von Herzschrittmachern und ICDs geht hervor, dass im Jahr 2009 328.027 ICDs implantiert und 105.620 gewechselt wurden [2].

https://doi.org/10.1515/9783110431964-013

Während vor dem Jahr 2003 die Diskrepanz zwischen erwarteter und beobachteter Laufzeit der Aggregate bei einigen Herstellern erheblich war, ist für die neueren Aggregate weitestgehend ein Erreichen von mindestens 80 % der herstellerseitig angegebenen erwarteten Laufzeit tatsächlich gegeben [3], wobei die mittlere Laufzeit der ICDs ca. 5 Jahre beträgt. Die Laufzeit hängt von Faktoren des Gerätetyps (Einkammer- versus Zweikammergerät), der Arbeitsweise (Anzahl abgegebener Schocks, Stimulationshäufigkeit) und der Batteriekapazität ab. Allerdings gibt es weitere Faktoren, die die Laufzeit beeinflussen können wie technische Probleme oder vermutete technische Probleme (Rückruf) sowie patientenbedingte Gründe wie die Notwendigkeit einer Aufrüstung, Infektionen oder Tod des Patienten [4].

13.1.2 Technik des Aggregatwechsels

Der ICD-Aggregatwechsel gleicht seitens der operationstechnischen Aspekte weit überwiegend einem Herzschrittmacher. Da viele Geräte subpektoral implantiert sind und die Wundfläche größer als beim Herzschrittmacher und auch bei kleineren Geräten eine Taschenerweiterung notwendig ist, empfiehlt sich zumindest eine Analgosedierung. Unter dem Aspekt, die Operationsdauer möglichst kurz zu halten, wird gerne der Elektrokauter eingesetzt, um das Aggregat, bzw. die Aggregattasche zu präparieren. In einer Studie von Lim et al. [5] wurde untersucht, wie sich die Energie des Elektrokauters unter Verwendung von 10, 20 und 30 W über 3 und 6 Sekunden in paralleler oder senkrechter Orientierung der Kauterspitze auf die Isolationsmaterialien der Elektroden auswirkt. Die Verwendung von 30 W, unabhängig von der Applikationsdauer, bei senkrechter Kauterorientierung führt zum Aufbrechen von Polyurethanisolationen. Jedoch kommt es auch bei Silikonisolationen ab einer Energie von 20 W und senkrechter Kauterorientierung zu einem nachweisbaren mechanischen Isolationsschaden [5]. Da in der Praxis oftmals höhere Energiemengen verwendet werden und gerade im Rahmen eines Aggregatwechsels der Elektrodenverlauf durch die Fibrosierung nicht immer offensichtlich ist, ist es schonender, schrittweise die Präparation zunächst stumpf, die Fibrosekapsel um das Aggregat dann scharf zu präparieren. Da die Elektroden gelegentlich auch ventral des Gerätes zu liegen kommen, ist Vorsicht geboten, da jegliche Isolationsverletzung unweigerlich eine Ausdehnung des Eingriffs im Sinne einer Elektrodenrevision (zumindest -neuimplantation) bedeutet. Jeglicher Versuch der „Reparatur" einer ICD-Elektrode macht den Operateur zum Elektrodenhersteller, der dann im Zweifelsfall für Schäden des Patienten haftet. Da eine sichere Isolation durch Umwicklung mit oder ohne Klebung der Elektrode nicht möglich ist, kann daher aus forensischer Sicht nur empfohlen werden, im Zweifelsfall eine neue Elektrode zu legen und die beschädigte Elektrode mit einer Blindkappe isoliert stillzulegen. Eine Extraktion, beziehungsweise ein Extraktionsversuch der beschädigten Elektrode kann erwogen werden, sofern die Risiken mit dem Patienten präoperativ ausführlich dargestellt und sämtliche Maßnahmen für eine Extraktion getroffen wurden (siehe Teil III).

13.1.3 ICD-Konnektoren

Abgesehen von wenigen Patienten mit sehr alten Konnektor-Systemen (Abb. 13.1), ist die Anordnung der Anschlüsse vor allem bei den DF-1-kompatiblen Geräten ausgesprochen variabel. Diese Variabilität betrifft nicht nur die unterschiedlichen Hersteller, sondern auch die Produktlinien eines Herstellers. Insofern ist anders als beim Herzschrittmacher mit klarer Verteilung des atrialen Anteils „oben" und des ventrikulären Anteils „unten" immer darauf zu achten, wo die Anschlüsse für IS-1 RV, ggf. RA, DF-1 RV und eventuell DF-1 SVC lokalisiert sind. Oft enthält die Isolation der Elektroden Hinweise wie „distal" oder „RV" sowie „proximal" oder „SVC", um die DF-1-Anschlüsse korrekt konnektieren zu können. Manchmal sind diese Markierungen durch Fibrosierung oder andere Umstände schlecht oder nicht lesbar. Dies ist vor einer Dekonnektion zu prüfen, um sicherzustellen, dass eine korrekte Rekonnektion am neuen Gerät erfolgt. Die Anschlüsse am neuen Gerät sind wie oben berichtet gegebenenfalls nicht mehr identisch. Ein technisch problemlos möglicher Fehlanschluss

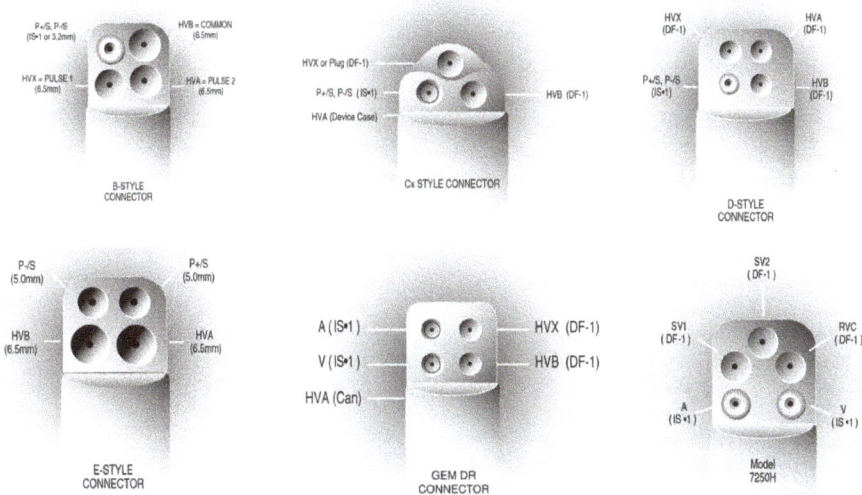

Abb. 13.1: Unterschiedliche Konnektoren von ICD-Systemen. Die Anschlüsse können heutzutage ggf. die Verwendung von Adaptern erfordern, sofern sie keinen IS-1- oder DF-1-Standard besitzen. A (IS•1): atriale Konnektion, Can: Gerät, DF-1: Hochenergie-Anschluss, HVA Hochenergieanschluss A, HVB Hochenergieanschluss B, HVX Hochenergieanschluss X, P-/S (isolierter Anschluss der Pace-Sense-Kathode; kein IS-1-Standard), P+/S (isolierter Anschluss der Pace-Sense-Anode; kein IS-1-Standard), RVC rechtsventrikuläre Schockwendel, SV1 Schockwendel in der V. cava superior, V (IS•1) rechtsventrikuläre Konnektion. (Mit freundlicher Genehmigung der Medtronic GmbH).

einer DF-1-SVC-Schockwendel am RV-Konnektor, bzw. eines RV-DF-1 Anschlusses an den SVC-Konnektor ist primär kaum feststellbar; eine Ausnahme stellt die integriert bipolare Elektrode dar, bei der sich das elektrische Feld für die Wahrnehmung und Stimulation gegenüber einer korrekten Konnektion erheblich verändert. Eine Fehlkonnektion führt in der Regel dazu, dass die Therapieabgabe wirkungslos bleibt.

Konnektoren der neueren Generation vereinfachen die Konnektion dahingehend, dass beim Einkammergerät tatsächlich nur ein Konnektoranschluss bedient werden muss, der den Wahrnehmungs- und Schrittmacherstimulationsanteil sowie sämtliche Hochenergiebestandteile der Elektrode enthält (DF-4); dies unabhängig davon, ob es sich um eine *single coil* oder *dual coil* Elektrode handelt. Erstmals implantiert wurde dieser Konnektor 2009, damals noch in der Nomenklatur von St. Jude Medical, daher erfolgte die Veröffentlichung dieses ICD-Konnektors zunächst unter der Bezeichnung SJ-4 (Abb. 13.2). Mit diesem neuen Standard ist die Anordnung des Konnektors bei Einkammersystemen ein singulärer Port. Beim Zweikammersystem liegt der IS-1-Anschluss für die Konnektion der atrialen Elektrode in der Regel „oberhalb" des DF-4-Anschlusses. Ein DF-4-VDD-System ist derzeit noch nicht verfügbar.

Um zumindest eine begrenzte „Aufwärtskompatibilität" von DF-1-Zusatzelektroden (Patch, Fingerelektrode, Array etc.) zu erhalten, gibt es eine Adapterlösung, die die Konnektion einer DF-4-Elektrode und einer DF-1-Elektrode an einen DF-4 Konnektor ermöglicht (Abb. 13.3). Dies ist vor allem dann hilfreich, wenn ein bestehendes System gewechselt oder aufgerüstet werden soll. Nur mit Hilfe eines solchen Adapters lässt sich beispielsweise eine subkutane Fingerelektrode an einen DF-4-Konnektor anschließen. Einen Adapter für die Konnektion einer IS-1/DF-1 oder IS-1/DF-1/DF-1-

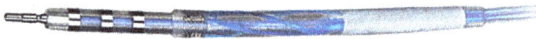

Abb. 13.2: Beispiel einer DF-4-Elektrode, früher auch als SJ-4-Elektrode bezeichnet.

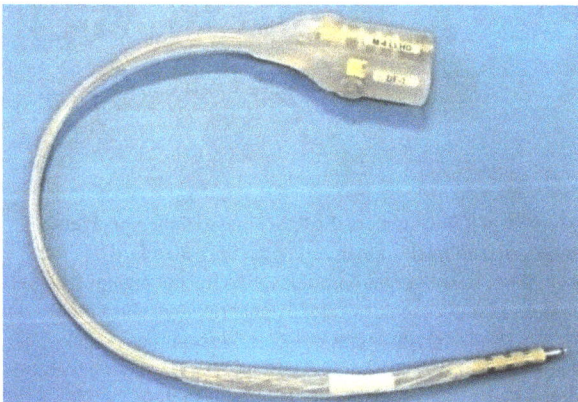

Abb. 13.3: Adapter zur Verbindung einer DF-4-Elektrode und einer zusätzlichen DF-1-Elektrode, z. B. subkutane Fingerelektrode. (Mit freundlicher Genehmigung der Medtronic GmbH).

Elektrode gibt es derzeit nicht, so dass für Aggregatwechsel derzeit noch „alte" Konnektoren mit entsprechenden Anschlüssen zur Verfügung stehen. Dies erfordert, sich präoperativ zu informieren, gegebenenfalls durch Geräteabfrage und / oder einem Röntgenbild zu klären, welcher Konnektortyp vorliegt.

13.1.4 Systemtestung

Eine Systemtestung schließt nicht nur aus, dass patientenspezifische Faktoren wie beispielsweise das Fortschreiten einer kardialen Grunderkrankung eine Erhöhung der Defibrillationsschwelle bedingen. Im Falle eines DF-1-Konnektors bestätigt eine erfolgreiche Terminierung induzierten Kammerflimmerns den korrekten Anschluss der Stecker an das Gerät. Dass eine Systemtestung auch zur Detektion von Elektrodenschäden sinnvoll ist, beschreiben Inoue und Umemura [6]. Bei einem Patienten konnte während der Testung lediglich eine Energiemenge von 0,2 J abgegeben werden, obwohl der Kondensator auf zunächst 20 J, dann 30 J, schließlich 35 J aufgeladen wurde. Nach Wechsel des Generators und erneutem Anschluss mit gleichem Effekt, war schließlich klar, dass der Hochenergieanteil der Elektrode einen nicht offensichtlichen Isolationsdefekt aufwies; tatsächlich war das Problem nach dem Austausch der Elektrode behoben und induziertes Kammerflimmern konnte mit 20 J terminiert werden [6]. Immerhin 3,4 % der Patienten, die im Rahmen eines Aggregatwechsels getestet werden, weisen erhöhte Defibrillationsschwellen mit Interventionsbedarf auf [7].

Eben jener „Interventionsbedarf" ist unter Bedingungen einer Lokalanästhesie kaum zu erfüllen. Sei es die Neuimplantation einer Elektrode, die Umplatzierung des Aggregates oder beispielsweise die Insertion einer subkutanen Fingerelektrode; all diese Maßnahmen sind nur eingeschränkt im Rahmen einer örtlichen Betäubung durchführbar. Jedoch bietet gerade die zusätzliche Implantation einer subkutanen Fingerelektrode den Vorteil, das Venensystem nicht zu belasten und hocheffektiv zu sein [8].

Eine Systemtestung ist beim Aggregatwechsel analog der Implantation bei Patienten mit Vorhofflimmern ohne Ausschluss eines kardialen Thrombus oder bei hochgradig hämodynamisch instabilen Patienten nicht indiziert.

13.2 CRT

Die CRT-Systeme unterliegen ähnlich wie die ICDs einer steten Fortentwicklung seitens Funktionalität, Gerätegröße und Header-Konfiguration, so dass die Kombination der üblicherweise drei Elektroden des Systems mittlerweile eine gewisse Herausforderung darstellt.

Überlegungen bezüglich etwaiger Verbesserung der klinischen Symptomatik, Erweiterung des Systems um die zusätzliche Implantation eines CCM-Systems oder die

Umwandlung eines CRT-D auf ein CRT-P setzen eine intensive Beschäftigung mit dem Patienten und der bestehenden Geräteeinstellung voraus.

Da bei erfolgreicher CRT-Therapietherapie mit nachgewiesenem *reverse remodeling* das Aussetzen der Therapie bereits nach 72 Stunden zu nachweisbaren Veränderungen im Sinne einer Verminderung des maximalen systolischen linksventrikulären Druckes und einer Erhöhung der Mitralklappeninsuffizienz führt, ist bei Aussetzen, bzw. Beenden einer erfolgreichen CRT-Therapie mit einer klinischen Verschlechterung des Patienten zu rechnen [9]. Während des Aggregatwechsels ist die passagere fehlende Stimulation des linken Ventrikels in der Regel unproblematisch, jedoch bedingt der permanente Ersatz eines CRT-Systems durch ein Ein- oder Zweikammersystem ein erneutes *remodeling.*

13.2.1 Fakten und Zahlen

55,7 % der CRT-D-Aggregate stehen nach drei bis fünf Jahren zum Aggregatwechsel an, weitere 40,2 % nach sechs bis acht Jahren [1]. Somit ist die Laufzeit der CRT-D-Systeme generell erheblich kürzer als jene der Ein- oder Zweikammersysteme. Da herstellerseits die Laufzeiten für bestimmte Parametereinstellungen ermittelt und hochgerechnet werden, die dem klinischen Alltag vor allem bezüglich der linksventrikulären Reizschwelle nicht unbedingt entsprechen, ist die Diskrepanz zwischen erwarteter und beobachteter Laufzeit größer als bei den sonstigen kardialen Rhythmusgeräten.

13.2.2 Technik des Aggregatwechsels

Die Technik des Aggregatwechsels gleicht jener der unter Kap. 13.1.2 beschriebenen Technik. Erwähnenswert ist die Tatsache, dass die linksventrikuläre Elektrode durch ihre Länge von ca. 75–85 cm oftmals einen erheblich längeren Elektrodenrest mit sich bringt, der im Rahmen eines Aggregatwechsels ein erhöhtes Risiko einer Elektrodenverletzung im Rahmen der Aggregatpräparation und -luxation bedeutet. Die Coronarsinus-Elektroden sind oftmals dünnlumiger als die RA- und RV-Elektrode und damit bei der Präparation auch fragiler.

13.2.3 Konnektoren

Die Konnektoren der biventrikulären Geräte der neueren Generation haben durch den DF-4-Anschluss der rechtsventrikulären Elektrode „nur noch" drei Anschlüsse, allerdings sind noch viele Patienten mit „alten" DF-1-Anschlüssen versorgt, bei denen die Zahl der Anschlüsse des Konnektorblocks bis zu fünf beträgt. Da es keine einheitlichen Konnektoren für die unterschiedlichen Firmen gibt, ist hier ein besonderes

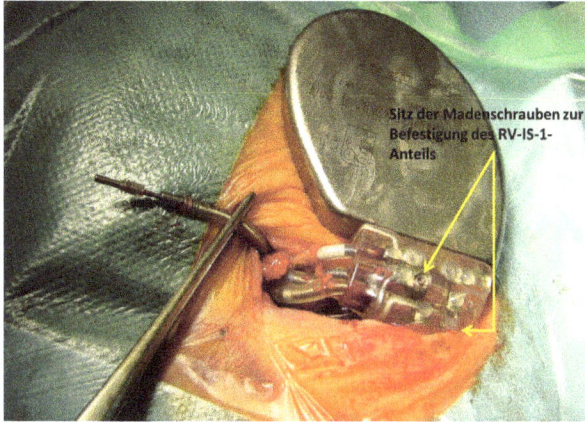

Abb. 13.4: Zerstörung des Konnektorstiftes durch massiven Zug bei um 90° versetzter Madenschraube zur Befestigung der Elektrodenspitze.

Augenmerk auf die sehr unterschiedlichen Positionen der Madenschrauben zu legen. Gelegentlich werden bipolare Anschlüsse auch mit zwei Madenschrauben fixiert, so dass es sein kann, dass bis zu acht Schrauben (3 bipolare P/S-Anteile der RA-, RV- und LV-Elektrode und zwei DF-1-Anschlüsse) bedient werden müssen. Wie Abb. 13.4 eindrücklich zeigt, reicht es für die Dekonnektion einer IS-1-Elektrode, die am Ring und an der Spitze mit Madenschrauben am Konnektor befestigt ist, nicht aus, lediglich die Madenschraube des Rings zu lösen, selbst wenn dabei die Schraubenisolation entfernt wird. Massiver Zug führt zu einer Destruktion der Elektrode, die damit ihre Integrität verliert und somit nicht mehr verwendet werden kann. Bei ungewöhnlich fester Fixation kann entweder eine Madenschraube im Gewinde verkeilt sein (dann erhält man normalerweise auch keine feste Konnektion mit dem Schraubschlüssel), es kann Silikon im Header zur besseren „Fixation" verwendet worden sein (ist in der Regel anhand von überschüssigem Silikon an der jeweiligen Elektrode erkennbar), oder die Madenschraube für die Elektrodenspitze ist um 90° versetzt im Vergleich zur Schraube für den Ring. Bei genauem Hinsehen ist in Abb. 13.4 erkennbar, dass der IS-1-Anschluss für die RV-Elektrode an der „Vorderseite" die Schraube für den Ring und an der „Oberseite" des Aggregates die Schraube für die Spitze der Elektrode aufweist, was bei dem zuvor frustranen Versuch der Elektrodendekonnektion im Rahmen eines geplanten Aggregatwechsels nicht erkannt wurde.

Nicht erst seit Einführung der rechtsventrikulären DF-4-Elektroden, sondern erst recht mit LV1-Anschlüssen und den aktuell am häufigsten verwendeten IS-4-Anschlüssen ist nun eine ganze Bandbreite an unterschiedlichen Konfigurationen bei den Patienten vorhanden. Während es für den LV-1-Anschluß, der nur von Guidant (Boston Scientific) angefertigt wurde, entsprechende Adapter (IS-1) gibt, erfordern die Kombinationen unterschiedlicher RV- und LV-Elektroden das Vorhalten von Geräten mit vier unterschiedlichen Konnektorkonfigurationen. Insofern ist der Aggregatwechsel bei einem CRT-D-System mit den aktuellen Elektroden eine gewisse logistische Herausforderung. Problematisch wird es vor allem dann, wenn im Rahmen des

Aggregatwechsels nach Anschluss der Elektroden an das neue Aggregat oder nach erfolgtem Aggregatwechsel bei noch langer Restlaufzeit des Aggregates festgestellt wird, dass ein Elektrodenwechsel der RV- oder LV-Elektrode notwendig ist. Da dies eher ältere Elektroden mit entsprechenden Anschlüssen betrifft, ist es hilfreich, auch rechtsventrikuläre Elektroden mit IS-1/DF-1 Anschluss sowie linksventrikuläre uni- oder bipolare IS-1-Elektroden vorzuhalten, um Aggregate mit hoher Restlaufzeit weiterverwenden zu können.

13.2.4 Systemtestung bei CRT-D-Systemen

Bezüglich der Systemtestung im Rahmen eines CRT-D-Aggregatwechsel gelten letztlich die gleichen Voraussetzungen und Indikationen, wie für Patienten mit einem Einkammer- oder Zweikammer-ICD.

13.3 CCM

Die CCM-Therapie hat sich in den letzten Jahren durch eine Verkleinerung der Aggregate und die Reduktion des Systems auf zwei ventrikuläre Elektroden deutlich verändert. Somit kann bei einem Wechsel auf den Anschluss der atrialen Elektrode verzichtet werden. Vor allem bei jüngeren Patienten oder Patienten mit multiplen Elektroden (kontralateral ICD oder CRT-D, dysfunktionale stillgelegte Elektroden etc.) entsteht somit die Frage, ob die atriale Elektrode isoliert und stillgelegt, oder extrahiert wird.

13.3.1 Fakten und Zahlen

Bezüglich der CCM-Therapie gibt es so gut wie keine Daten über Aggregatwechsel und bestimmte Voraussetzungen, die den Eingriff limitieren. Möglicherweise wird die herstellerseitig angegebene Gerätelaufzeit von sechs bis acht Jahren durch eine weitere Minimierung der täglichen Energieabgabe verlängert; eine Studie von Kloppe et al. [10] belegt, dass die klinische Verbesserung der Patienten sich nicht verändert, wenn die Zeit der Therapieabgabe von 12 Stunden täglich auf 5 Stunden täglich reduziert wird. Derzeit wird üblicherweise die kumulative Therapieabgabe auf 7 Stunden pro Tag eingestellt. Da bei 5 Stunden Therapieabgabe eine deutlich geringere Energiemenge verbraucht und damit die Notwendigkeit einer erneuten Aufladung hinausgezögert werden kann, ist mit einer längeren Haltbarkeit des Aggregates zu rechnen. Da auch zum jetzigen Zeitpunkt bei ca. 7 Stunden Therapieabgabe das Aggregat üblicherweise für ca. 10–14 Tage ausreichende Energie vorhält, ist allerdings fraglich, ob ein Patient die 14-tägige Aufladung mit ausreichender Sicherheit einhält. Die derzeit empfohlene 7-tägige Aufladung ist vielfach einfacher, da ein gleichbleibender wöchentlicher Rhythmus wesentlich leichter als ein 14-tägiger erinnert wird [11].

13.3.2 Technik des CCM-Aggregatwechsels

Während ein CCM-Aggregatwechsel bei den früheren Modellen eine Herausforderung darstellte, sind bei den aktuellen Gerätegrößen die Anforderungen ähnlich jener eines ICD-Aggregatwechsels (siehe Kap. 13.1.2). Die Geräte sind zur besseren telemetrischen Verbindung zum Ladegerät in der Regel subfaszial, damit präpektoral implantiert und daher vergleichsweise leicht erreichbar. Da der Anschluss der atrialen Elektrode entfällt, ist bei Belassen der Elektrode eine Blindkappe zur Isolation des Konnektorstiftes notwendig. Bei Entschluss zur simultanen Elektrodenentfernung sind die Voraussetzungen entsprechend jeder Elektrodenexplantation einzuhalten (siehe Kap. 16 ff).

13.3.3 Konnektoren

Sämtliche Elektroden eines CCM-Systems entsprechen dem Standard der aktuellen Herzschrittmachertherapie. Die vom Hersteller empfohlenen kompatiblen Elektroden, die zum Zeitpunkt der Erstimplantation konnektiert wurden, sind somit auch bei den Folgemodellen verwendbar. Derzeit gibt es keinen Hinweis auf einen frühzeitigen Verschleiß der Elektroden durch die Applikation der Hochenergieimpulse, weswegen nach Überprüfen der elektrischen Eigenschaften unter der Voraussetzung adäquater Parameter (siehe Kap. 4.1.6) der Anschluss an das neue Aggregat erfolgt.

13.3.4 Systemtestung

Für das neu angeschlossene Aggregat gilt ebenso wie bei der Neuimplantation, dass intraoperativ die Funktionsfähigkeit sicherzustellen ist. Falls ein weiteres implantiertes Gerät (ICD-/CRT-System) vorhanden ist, muss auch beim Aggregatwechsel stets eine Kontrolle der anderen Systeme zeitgleich erfolgen, um die einwandfreie Funktion sämtlicher Geräte zu gewährleisten.

Literatur

[1]   Deutsches Herzschrittmacherregister Teil 2 2015. http://pacemaker-register.de/wp-content/
      uploads/Jahresbericht-2015-des-Deutschen-Herzschrittmacher-und-Defibrillatorregis-
      ters-%E2%80%93-Teil-2-Implantierbare-Cardioverter-Defibrillatoren-ICD.pdf
[2]   Mond HG, Proclemer A. The 11th world survey of cardiac pacing and implantable cardioverter-
      defibrillators: calendas year 2009 – a World Society of Arrhythmia's project. Pacing Clin Elec-
      trophysiol. 2011;34:1013–1027.
[3]   Shafat T, Baumfeld Y, Nowack V, et al. Significant differences in the expected versus observed
      longevity of implantable cardioverter defibrillators (ICDs). Clin Res Cardiol. 2013;102:43–49.
[4]   Gepner K, Przybylski A, Maciag A, et al. Causes of redo procedures in patients with an implan-
      table cardioverter-defibrillator – long-term follow-up results. Kardiol Pol. 2007;65:893–898.
[5]   Lim KK, Reddy S, Desai S et al. Effects of electrocautery on transvenous lead insulation
      materials. J Cardiovasc Electrophysiol. 2009;20:429–435.
[6]   Inoue K, Umemura J. Necessity of Defibrillation Threshold (DFT) Testing even at ICD exchange:
      lesson learnt from one case. Journal of Arrhythmia. 2011;27:PJ3_76.
[7]   Ziegelhoeffer T, Siebel A, Markewitz A, et al. Intraoperative Defibrillation testing should not be
      generally abandoned for all ICD procedures – a multicenter study on 4572 consecutive patients.
      Thorac Cardiovasc Surg. 2016;64:679–687.
[8]   Osswald BR, DeSimone R, Most S, et al. High defibrillator threshold in patients with implan-
      table defibrillator: how effective is the subcutaneous finger lead? Eur J Cardiothoracic Surg.
      2009;35:489–492.
[9]   Brandt RR, Reiner C, Arnold R, et al. Contractile response and mitral regurgitation after tempo-
      rary interruptuin of long-term cardiac resynchronization therapy. Eur Heart J. 2006;27:187–192.
[10] Kloppe A, Mijic D, Schiedat F, et al. A rondomized comparison of 5 versus 12 hours per day
      of cardiac contractility modulation treatment for heart failure patients: a preliminary report.
      Cardiol J. 2016;23:114–119.
[11] Osterberg L, Blaschke T. Adherence to medication. N Engl J Med. 2005;353:487–497.

14 Nachsorge von ICD, CRT- und CCM-Aggregaten

Christian Fastenrath

14.1 Allgemeine Vorbemerkungen

Die Zahl komplexer Rhythmusimplantate nimmt kontinuierlich von Jahr zu Jahr zu und die Menge an erforderlichen Nachkontrollen steigt dabei exponentiell, da mehr Implantationen erfolgen, als Implantat-Träger im gleichen Zeitraum versterben. Die Nachsorge komplexer Schrittmachersysteme folgt zunächst weitgehend auch den gleichen Regeln wie die für die antibradykarden Schrittmacher. Grundvoraussetzung ist das Vorhandensein eines Programmiergerätes der jeweiligen Herstellerfirma und eine zuvor erfolgte Einweisung des Untersuchers in die Hard- und Software durch eine einweisungsberechtigte Person. Die Dokumentation der Nachsorge erfolgt entweder als Ausdruck oder elektronisch über ein entsprechendes Dokumentationssystem.

Stift und Notizzettel sollten bereit liegen, sowie – wenn verfügbar – der Implantatausweis des vorliegenden Aggregates des Patienten, so dass man die Messwerte der vorherigen Kontrolle parat hat und die aktuell ermittelten neuen Messwerte sofort eintragen kann. Nicht alle Programme drucken am Ende einen umfassenden Report aus, so dass einige Werte nur auf dem Bildschirm angezeigt werden. Manchmal ist es schlicht schneller und einfacher, sofort zu notieren, als sich die Daten später mühsam aus meterlangen Ausdrucken heraussuchen zu müssen.

14.2 Allgemeines Nachsorge-Protokoll

Eine Nachsorgesitzung sollte im Regelfall nach einem standardisierten Protokoll ablaufen, um alle relevanten Messungen durchzuführen und keinen Teilaspekt zu vergessen. Dabei empfiehlt sich die folgende Reihenfolge:

14.2.1 Anamnese und körperliche Untersuchung

1. Zielgerichtete kurze (Zwischen-)Anamnese durch Befragung des Patienten:
   - Änderung des Befindens? Palpitationen? Muskelzucken? (Prä-)Synkope(n)? Wahrgenommene Überstimulationen oder ICD-Schocks?
   - Zwischenzeitliche Krankenhausaufenthalte?
2. Blutdruckmessung, Auskultation, Herzinsuffizienzzeichen wie periphere Ödeme?
3. Inspektion des Implantations-Situs: Rötung? Schwellung? Überwärmung? Unversehrtheit der Haut? Druckschmerzhaftigkeit?

https://doi.org/10.1515/9783110431964-014

14.2.2 EKG

Grundsätzlich ist während der Gerätekontrolle lediglich eine EKG-Ableitung mit möglichst guter Darstellung der P-Welle ausreichend. Üblicherweise wird der Patient aber mit freiem Oberkörper auf die Untersuchungsliege gelegt und es wird ein 12-Kanal-EKG angelegt, welches permanent auf dem Monitor angezeigt wird (alternativ: Papier-EKG, welches jeweils zu den entsprechenden Tests zur Registrierung gestartet wird). Manchmal werden multimorbide Patienten im Rollstuhl oder auf einem Transportstuhl vom Krankentransport zur Gerätekontrolle gebracht, so dass ein Umlagern auf die Untersuchungsliege nur erschwert oder gar nicht möglich ist. In solchen Ausnahmefällen ist auch eine EKG-Ableitung im Sitzen möglich, bisweilen mit etwas atypisch angelegten Ableitungen. Als Ergänzung zu dem über das im Programmiergerät integrierten und mittels Klebe-Elektroden ableitbaren EKG und zu den über den Programmierkopf übertragenen intrakardialen EKG-Ableitungen bzw. daraus abgeleiteten Markerkanälen hat man gerne noch die Information über das reguläre Oberflächen-12-Kanal-EKG. Außerdem ist bei jeder Kontrolle eine EKG-Dokumentation des Eigenrhythmus sinnvoll. Bei Patienten ohne suffizienten Eigenrhythmus registriert man einen 10-Sekunden-Streifen mit 50 mm/sec unter der temporären Programmierung VVI 30/min.

14.2.3 Röntgen

Eine routinemäßige Röntgen-Thoraxaufnahme ist nicht erforderlich und bringt in der Relation zur Strahlenbelastung kaum relevante diagnostische Aussagen. In seltenen Fällen ist allerdings eine Röntgenaufnahme erforderlich, um ein unbekanntes Aggregat an der Röntgenkennung zu identifizieren oder um bei anamnestischen Unklarheiten Klarheit über belassene Elektroden zu bekommen. Bei Patienten, die nicht durchgehend im eigenen Praxis- und/oder Klinikumfeld versorgt wurden, ist bisweilen nicht sicher nachvollziehbar, ob früher verwendete Elektroden bei Wechsel-OPs extrahiert oder belassen wurden. Ansonsten kann bei ganz speziellen Fragestellungen eine Röntgenuntersuchung indiziert sein, z. B. bei elektrisch nachgewiesener Sondendislokation oder bei Verdacht auf Sondenbruch, insbesondere bei unter genauerer Beobachtung stehenden Elektrodentypen wie der Medtronic Sprint Fidelis ® (6930, 6931, 6948, 6949) [1] oder der St. Jude Medical Riata® [2].

14.2.4 Echokardiographie

Eine begleitende echokardiographische Untersuchung stellt häufig eine sinnvolle Ergänzung dar, z. B. zur Beurteilung einer Progredienz der Herzinsuffizienz oder zum Ausmessen der zeitlichen E/A-Relation.

14.3 Zeitpunkte der Kontrollen

14.3.1 Erstkontrolle

Die Erstkontrolle erfolgt zeitnah postoperativ vor Entlassung des Patienten mit Aushändigung des Implantat-Ausweises. Dabei ist die korrekte Funktion und Programmierung des Implantates vor Entlassung des Patienten zu überprüfen und zu dokumentieren.

14.3.2 Nachgehende Kontrollen

Die erste ambulante postoperative Nachkontrolle erfolgt nach 6–8 Wochen mit endgültiger Programmierung. Sondendislokationen ereignen sich unabhängig von stationärer oder ambulanter Implantation relativ selten (Vorhofelektroden ca. 2,7, bzw. Ventrikelelektroden ca. 2,1 %), die meisten davon bis zu diesem Zeitpunkt nach Neuanlage einer Elektrode [3]. In dieser Zeit sind in der Regel auch die chronischen Reizschwellenwerte erreicht und das Gerät kann auf einen energiesparenden Output herunterprogrammiert werden. Rate-Response, Hysterese und Nachtabsenkung werden nun einprogrammiert.

Danach folgen Kontrolltermine in Abständen von 3–6 Monaten, je nach Grunderkrankung und Stabilität der medikamentösen Einstellung sowie Aktivität der Rhythmusstörungen. Bei begleitender telemetrischer Nachsorge können im Laufe der Zeit die Kontrollintervalle bei stabil eingestellten Patienten verlängert werden.

14.3.3 Außerplanmäßige Kontrollen

Von den üblichen Terminen abweichende Kontrollen erfolgen nach spontanen Episoden oder speziellen Ereignissen (externe Defibrillation, Ablation, Strahlentherapie): Da diese Ereignisse alle Parameter des Aggregates beeinflussen können, ist eine außerplanmäßige komplette Kontrolle indiziert.

14.3.4 Nachsorge-Intervallverkürzung bei erwarteter Batterie-Erschöpfung

Die von den meisten Herstellern angegebenen Restlaufzeiten sind naturgemäß nur Schätzungen und müssen durch kurzfristige Kontrollen justiert werden. Dabei sind Grundkrankheit, Schrittmacherabhängigkeit, Häufigkeit ventrikulärer Ereignisse und Lebenserwartung des Patienten mit in die Überlegung einzubeziehen.

14.4 ICD

Der implantierbare Kardioverter / Defibrillator (ICD) wird zur Rhythmusüberwachung und Therapie bei Patienten mit erwarteten lebensbedrohlichen tachykarden Rhythmusstörungen (ventrikulären Tachykardien, Kammerflimmern) implantiert. Heutzutage gibt es ICDs als Einkammer- (VVI), Zweikammer- (DDD) oder Dreikammergeräte (CRT) siehe Kap. 8. Die ersten Geräte dieser Art waren reine Schockboxen, welche die tachykarde Rhythmusstörung bei Überschreiten einer oberen Grenzfrequenz nur durch einen Gleichstromschock terminieren konnten. Die Verwendung von epimyokardialen Patches zum Kardiovertieren wurde später durch die Einführung der transvenösen ICD-Coils abgelöst, jedoch gibt es auch heute gelegentlich noch Patienten mit „alten" Konfigurationen. Als die Gerätevolumina kleiner wurden, verließ man im Regelfall die Implantation im linken Oberbauch zugunsten der subpektoralen Implantation. Die heutigen Geräte verwenden eine Spannung von bis zu 800 V und eine Energieabgabe von 30–45 Joule beim Kardioversions- bzw. Defibrillationsschock, wobei zwischen geladener und abgegebener Energie zu differenzieren ist.

Jeder implantierte transvenöse Kardioverter / Defibrillator besitzt heutzutage auch immer eine antibradykarde Funktion und erfordert daher nicht nur die Bestimmung der Tachykardie-relevanten, sondern auch der Bradykardie-therapierenden Parameter. Bei den Patienten, die keine Indikation zu einer antibradykarden Stimulation haben, wird diese Option normalerweise als reine Back-up-Funktion programmiert (in der Regel als VVI 40/min). Die Stimulationsfunktion muss aber stets effektiv arbeiten, um ggf. eine entsprechend programmierte antitachykarde Stimulation oder ein Post-Schock-Pacing zu ermöglichen. Bei Patienten, die neben der Indikation zur antitachykarden Therapie eine antibradykarde Schrittmacherindikation haben, wird der Schrittmacherteil des ICD nach den gleichen Kriterien eingestellt wie ein rein antibradykarder Schrittmacher. Lediglich die Wahrnehmungsschwelle im Ventrikel muss niedriger programmiert werden, um ggf. Kammerflimmern sicher zu detektieren.

14.4.1 Vorgehen bei der Nachsorge (Follow up)

Geräte-Erstabfrage

Diese kann nur mit dem zum implantierten Aggregat passenden Programmiergerät der entsprechenden Herstellerfirma erfolgen. Der Abfragekopf wird exakt über den durch die Haut getasteten ICD gelegt. Wenn der Abfragekopf dort schwierig stabil zu positionieren ist, kann man ihn mit einem langen Heftpflasterstreifen fixieren, damit er während der Tests nicht herunterrutschen kann.

Der Abfragekopf von Sorin-Ela®, Medtronic® und Biotronik® enthält einen Magneten; bei St-Jude Medical® muss man den runden Magneten aus dem Programmierkopf herausnehmen (der Magnet ist nur für die Abfrage sehr alter, damit heute kaum noch implantierter Herzschrittmacher von St. Jude Medical® nötig). Bei Boston Scientific®

ist in der Abfrageringspule kein Magnet enthalten. Bei dieser Spule ist es wichtig, sie so aufzulegen, dass die eingeprägte Aufschrift auf dem Ring lesbar ist. Die Auflage eines Magneten führt bei jedem ICD zu einer sofortigen temporären Inhibition des antitachykarden Teils des Systems, solange der Magnet aufliegt. Die antibradykarde Funktion ist davon unbeeinträchtigt und läuft ganz normal wie programmiert weiter. ICD-Geräte besitzen keine von den Herzschrittmachern bekannten Magnetfrequenzen. Wenn ein neuer Patient seinen ICD-Ausweis nicht mitgebracht hat und sich auch nicht an den Firmennamen erinnert, kann man also nicht wie bei antibradykarden Systemen die Magnetfrequenz als Indikator verwenden.

Je nach Hersteller, und dabei noch unterschiedlich nach ICD-Implantat, geht das Programmiergerät automatisch in den Abfragemodus oder muss durch Betätigen eines Touch-Screen-Buttons dazu aufgefordert werden. in der Regel findet das Programmiergerät den Aggregattyp und startet automatisch die entsprechend passende Software. Vorwiegend bei adipösen Patienten kann es gelegentlich vorkommen, dass das Implantat nicht erkannt wird. In dem Fall ist es hilfreich, die Typenbezeichnung des Aggregates aus der Implantatliste auszuwählen und die entsprechende Software zunächst manuell hochzuladen; danach ist dann oftmals die problemlose Aggregatabfrage möglich.

Bei der Abfrage werden dem Untersucher sofort eventuelle Alert-Meldungen angezeigt. Diese sollten zunächst weiter geöffnet und gelesen werden. Der Untersucher bewertet diese Meldungen und geht ggf. den Angaben weiter nach.

Batteriezustand und erwartete Laufzeit

Neben den Basisinformationen wie Batteriespannung, Batterieimpedanz und herstellerseitig definiertem Batteriezustand (BOS = *begin of system*, MOS = *middle of system*, ERI = *elective replacement indicator* oder RRT = *recommended replacement time*, EOS = *end of system*) ist die aktuelle maximale Ladezeit des ICD-Kondensators von Bedeutung. Zwischen ERI und EOS sind ca. 90 Tage zu erwarten. Bei den älteren Geräten heißen diese Zustände BOL, MOL und EOL, wobei diese Abkürzung sich auf *battery life* beziehen. Inzwischen scheint der Sprachgebrauch von „*begin, middle* und *end of life*" nicht gut angekommen zu sein, da die Patienten es weniger auf das Aggregat, sondern auf sich selber bezogen haben könnten. Als betroffener Laie hört man sicherlich lieber *end of system* als *end of life*.

Die Kondensatorladezeit steigt mit zunehmender Laufzeit an und ist neben Batteriespannung und Batterieimpedanz ein wichtiges Kriterium zur Beurteilung der Restlaufzeit und der Austauschindikation. Bei zwischenzeitlich stattgehabten spontanen Episoden wird die letzte tatsächliche Ladezeit angezeigt. Manchmal war das keine Ladung auf den Maximalwert, sondern, abhängig von der Programmierung beim ersten Schock, die Ladung auf eine geringere Spannung. Es lässt sich im Zweifelsfall bei der Gerätekontrolle eine manuelle maximale Kondensatoraufladung initiieren (deren Spannung dann intern verworfen wird) und deren Ladezeit dann gültig ist. Manche

Aggregate geben eine Batterierestkapazität in % an. Wichtig zu wissen ist, dass diese Werte nicht linear mit der Zeit verlaufen, so dass nicht mittels eines Dreisatzes die vergangene Gerätelaufzeit in % exakt auf die noch zu erwartende Laufzeit hochgerechnet werden kann. Es ist aber möglich, aus dem Verlauf der Prozentangaben einen Kurvenverlauf abzuschätzen. Ähnlich verhält es sich mit der Batterieimpedanz, die jahrelang kleiner 1 kOhm liegen kann und dann irgendwann anfängt, nichtlinear zu steigen. Auch hier gibt der zeitliche Verlauf einen Eindruck, welche ungefähre Restlaufzeit noch bis zum Austausch zu erwarten ist. Natürlich hängt die Entscheidung über den Aggregataustausch von mehreren patientenspezifischen Faktoren ab (absolute oder relative Schrittmacherabhängigkeit, Häufigkeit von ICD-Interventionen, verbleibende Lebenserwartung des Patienten, eventuelles Up- oder Down-Grading des Aggregates). Medtronic-Schrittmacher gehen z. B. bei Unterschreiten einer bestimmten Batteriespannung in einen nicht zu verhindernden und nicht umprogrammierbaren VVI 65/min-Modus, was bei vielen Patienten mit erhaltenem Sinusrhythmus zu einer signifikanten Verringerung des Herzzeitvolumens, zu einem Schrittmachersyndrom durch asynchrone Ventrikelkontraktion gegen die geschlossenen AV-Klappen und zu einer spürbaren klinischen Verschlechterung führen kann.

Datenspeicher und Diagnostik

Die Datenspeicher geben an, zu wieviel Prozent in den jeweiligen Kanälen (Vorhof, rechter Ventrikel, ggf. linker Ventrikel) stimuliert und wahrgenommen wurde. Manche Aggregate differenzieren noch in AS-VS, AS-VP, AP-VS, AP-VP und VES. Daraus lässt sich im antibradykarden Bereich die Schrittmacherabhängigkeit eines Patienten ableiten.

Atriale Hochfrequenzepisoden sind, wenn sie keinen Hinweis auf Oversensing bieten, genauso zu behandeln wie Angaben aus Eventrecordern. Dabei ist ein gespeichertes intrakardiales oder *Far-Field*-EKG zur Befundung gegenüber reinen Zählerständen mit Frequenzangaben im Vorteil.

Ein Patient mit Vorhofflimmern im Gerätespeicher sollte entsprechend seinem klinischen Gesamtbild behandelt und je nach CHADs-Score oral antikoaguliert werden. Eine medikamentöse Frequenzkontrolle sollte erfolgen, um tachyarrhythmische Episoden möglichst nicht auftreten zu lassen, da diese ggf. zu inadäquaten ICD-Therapien führen können.

Wenn in der Zwischenzeit ventrikuläre Tachykardien (VT) aufgetreten sind, sollten die gespeicherten Episoden immer vollständig angezeigt werden, um sie zu befunden, auch wenn das manchmal recht zeitaufwändig ist. Dabei ist die Frage nach Oversensing und Artefakten von besonderer Bedeutung hinsichtlich eventueller Elektrodendysfunktionen. Als Reaktion auf die bisherigen Elektrodenprobleme haben die Gerätehersteller automatische Wahrnehmungserkennungen implementiert. Diese setzen aber für das Sensing eine bipolare Elektronenkonfiguration voraus (die sowieso eigentlich immer besser ist). Die neueste ICD-Generation der Firma St. Jude

Medical® haben einen *Secure Sense* Algorithmus, der aber zu Oversensing der T-Welle neigt. Ein unbedarftes Unempfindlicher-Stellen des ventrikulären Sensing kann aber gefährlich sein (mögliches Undersensing von Kammerflimmern) und sollte nur mit (stationär durchgeführten) ICD-Testungen vorgenommen werden, wo induziertes Kammerflimmern nachweislich vom geänderten Sensing noch detektiert wird.

Bei verifizierten echten VT-Episoden ist die bestehende Programmierung der antitachykarden Therapie zu hinterfragen. Wenn der Patient anamnestisch zu Anfang der VT hämodynamisch nicht kompromittiert war, ist eventuell eine Verlängerung der Detektionszeit zu überlegen, um dem Patienten möglicherweise ein spontanes Terminieren seiner VT zu ermöglichen. Wenn VTs nicht erfolgreich überstimuliert worden sind oder durch Überstimulierung akzeleriert wurden, ist die Programmierung der antitachykarden Stimulation ggf. anzupassen. Bei vermehrtem Auftreten von adäquaten Therapien sollte versucht werden, eine mögliche Ursache herauszufinden, z. B. Progression der zugrundeliegenden koronaren Herzerkrankung oder Zunahme der linksventrikulären Dysfunktion bei Dilatativer Kardiomyopathie, möglicherweise durch Reduktion der Herzinsuffizienzmedikation. Elektrolytverschiebungen bei Durchfall, Erbrechen oder Änderung der Begleitmedikation, z. B. Hypokaliämie durch Diuretika oder auch QT-Zeit-Verlängerung durch hinzugefügte Medikamente können das Auftreten ventrikulärer Rhythmusstörungen begünstigen.

Bei Auftreten von VTs in einer Monitor-Zone muss ggf. die untere Interventionssequenz angepasst werden. Insbesondere die zwischenzeitliche Aufsättigung mit Amiodaron kann chronisch rezidivierende monomorphe Kammertachykardien so weit verlangsamen, dass sie unterhalb der bislang programmierten Grenzen ablaufen und somit von der bisherigen Programmierung nicht erkannt und behandelt werden.

Bei manchen Schrittmachersystemen kann das Aggregat über die vorhandenen bipolaren Stimulationselektroden eine Impedanzmessung des Thorax vornehmen. Bei Medtronic® heißt dieses Überwachungssystem *Optivol* und bei St. Jude Medial® *CorVue*. Bei sinkender Impedanz geht man von einer Volumenüberlastung des Patienten aus. Grundsätzlich ist das ein guter Ansatz, aber die Erfahrung mit diesen „Überwässerungs"-Alarmen (entweder als Patienten-Alert mittels Vibrationsalarm oder telemedizinisch) zeigt, dass diese Impedanzänderungen nur mäßig mit dem klinischen Krankheitsbild korrelieren. Nachdem häufig asymptomatische herzinsuffiziente Patienten aufgrund eines falsch positiven Impedanzalarms vorstellig wurden, programmieren die meisten Untersucher diese Volumen-Alarme auf maximal unempfindlich oder schalten sie sogar ganz aus.

14.4.2 Tests

Bei einigen ICDs laufen bei der Erstabfrage bereits einige Tests automatisch ab. Bei anderen müssen die Tests jeweils manuell initiiert werden. Die automatische Abfrage zeigt ansonsten vielfach sofort die Impedanzen aller Elektroden (bei manchen

Medtronic-ICD® muss man für die Impedanz der Schockelektroden auf eine zweite Seite schauen). Bei den weiteren Tests ist die manuelle Durchführung gegenüber automatischen Tests vorzuziehen. Biotronik® gibt bei der Erstabfrage und dem End-Report automatisch z. B. das mittlere Sensing an; das minimale Sensing ist aber für die Programmierung wichtiger. Da sowieso bei jeder Kontrolluntersuchung eine Dokumentation des Eigenrhythmus des Patienten im 12-Kanal-EKG erfolgen sollte, programmiert man das Aggregat auf VVI 30/min. und misst währenddessen das Sensing von Hand. Dabei kann man kurzzeitig auch das minimale, mittlere und maximale Sensing am Bildschirm ablesen (allerdings nicht ausdrucken). Sobald man dieses Fenster schließt, ist diese Information nicht mehr verfügbar. Deshalb sollte man sich diesen minimal gemessenen Sensing-Wert auf einem bei der Gerätekontrolle immer zu verwendenden Notizzettel notieren.

Automatische Reizschwellenmessungen sind in der Regel sehr zuverlässig. Trotzdem sollte man sie normalerweise noch einmal durch eine eigene Messung überprüfen.

Reizschwellen misst man der Klarheit halber, sofern möglich, im jeweiligen Einkammermodus (also in AAI und VVI) mit einer Testfrequenz oberhalb der Eigenfrequenz des Patienten. Oft sind (insbesondere bei bipolarer Stimulation) die Schrittmacherspikes im Oberflächen-EKG nicht sicher zu erkennen. Dann helfen intrakardiale EKGs und Marker im abgeleiteten intrakardialen EKG weiter. Bei AV-Block III° ohne ventrikulären Eigenrhythmus kann man die Vorhofreizschwelle notfalls auch im DDD-Modus testen, indem man oberhalb der Sinusknotenfrequenz stimuliert und den atrialen Output ca. alle 10 Schläge stufenweise reduziert, bis zwischen den atrialen Stimulationsmarkern atriale Sensing-Signale auftauchen. Wenn man dann mit dem atrialen Output wieder einen Schritt hochgeht und dadurch wieder durchgehende atriale Pacingmarker bekommt, hat man mit ziemlicher Sicherheit die Vorhofreizschwelle bestimmt.

14.4.3 Programmierung

Die antibradykarde Seite des ICD wird weitgehend analog den normalen Schrittmachersystemen programmiert. Lediglich das ventrikuläre Sensing ist entweder automatisch oder mit Werten um 0,3 mV sehr niedrig eingestellt, um auftretendes Kammerflimmern zuverlässig zu detektieren. Bei schrittmacherabhängigen ICD-Patienten kann das zu ventrikulärem Oversensing führen mit der Folge einer inadäquaten Stimulations-Inhibition. Ein getriggerter Stimulationsmodus (z. B. VVT-R) würde in diesem Fall Abhilfe schaffen, ist aber geräteseitig nicht immer verfügbar.

Bei der Programmierung der antitachykarden Funktion orientiert sich die Zahl der Therapie-Zonen an der Grundkrankheit und eventuell spontan und / oder mittels elektrophysiologischer Untersuchung induzierter Tachykardien. Wenn es von klinischem Interesse ist, kann man als unterste Zone eine *Monitor-only*-Zone programmieren, welche als reines Langzeit-EKG über in der Zwischenzeit stattgehabte langsame Tachykardien Auskunft geben kann. Dieses kann zum Beispiel bei zusätzlich begonnener Amiodaron-Therapie eventuelle langsamere VTs detektieren.

Eines der Hauptprobleme der ICD-Therapie ist nach wie vor das Auftreten inadäquater Therapien. Zur deren Vermeidung gibt es unter anderem folgende modifizierende Detektionsbeschränkungen: Das *Onset*-Kriterium lässt Therapien nur dann zu, wenn die detektierte Tachykardie sprunghaft zum vorherigen normalen Rhythmus des Patienten ansteigt. Dieses Kriterium ist nützlich bei VT-Zonen, die in einem Frequenz-Bereich programmiert sind, der auch von einer Sinustachykardie erreicht werden kann. Eine Sinustachykardie steigt mit der Frequenz kontinuierlich an und erfüllt nicht das Kriterium des sprunghaften Anstiegs.

Das *Stability*-Kriterium lässt Therapien nur zu, wenn die Zykluslänge der detektierten VT lediglich innerhalb eines definierten schmalen Bereiches (z. B. 35 ms) schwankt. Dieses Kriterium filtert monomorphe Kammertachykardien heraus und verhindert die Therapieabgabe bei Tachyarrhythmia absoluta. Das *Stability*-Kriterium kann man ausschließlich in der VT-Zone und nicht in der VF-Zone programmieren.

Beide Kriterien können mit einem Timeout verbunden werden. Das bedeutet, dass die Therapie durch das Kriterium nur für einen definierten Zeitraum unterdrückt wird. Läuft die Tachykardie weiter, wird das Kriterium übergangen und die programmierte Therapie wird abgegeben. Früher ließ man die ICD-Therapie so früh wie möglich nach Detektion beginnen, um eine sichere und erfolgreiche Terminierung der lebensbedrohlichen tachykarden Rhythmusstörung zu erreichen. Seit dem MADIT-RIT-Trial [4] und der Painfree-II-Studie [5] lässt man den Patienten mehr Zeit, um ihre Rhythmusstörungen spontan terminieren zu lassen. So programmiert man meist dieses Timeout relativ lang oder schaltet es sogar ganz ab.

Heutzutage sind meist 2-Zonen-Programmierungen üblich mit einer VF- und einer VT-Zone (wenn nicht in der Sekundärprävention andere VTs des Patienten bekannt sind) oberhalb der maximalen Sinusfrequenz (z. B. 170 oder 180/min.) mit 3 oder 4 *Burst*-Überstimulationen, dann 3 oder 4 *Ramp*-Überstimulationen und danach die maximale Anzahl an Kardioversions-Schocks, die das Gerät beherrscht.

Die VF-Zone deckt die Frequenzen oberhalb der VT-Zone, meist ab 200/min oder wenig darüber, ab. Dabei hat sich – sofern geräteseits verfügbar – eine kurze *Burst*-Überstimulation während des Ladevorgangs des Kondensators bewährt („ATP während Laden"). Die Zeit bis zum Hochladen der Kardioversionsenergie würde sonst ungenutzt verstreichen und manchmal ist selbst bei sehr hochfrequenten spontanen Rhythmusstörungen eine Überstimulation erfolgreich. Dieser Versuch schadet dem Patienten jedenfalls nicht und wenn die Überstimulation doch ineffektiv ist, folgt in jedem Fall der erste Schock ohne Zeitverzögerung.

Ein Beispiel eines erfolgreichen antitachykarden Pacing während der ICD-Aufladung zeigt Abb. 14.1.

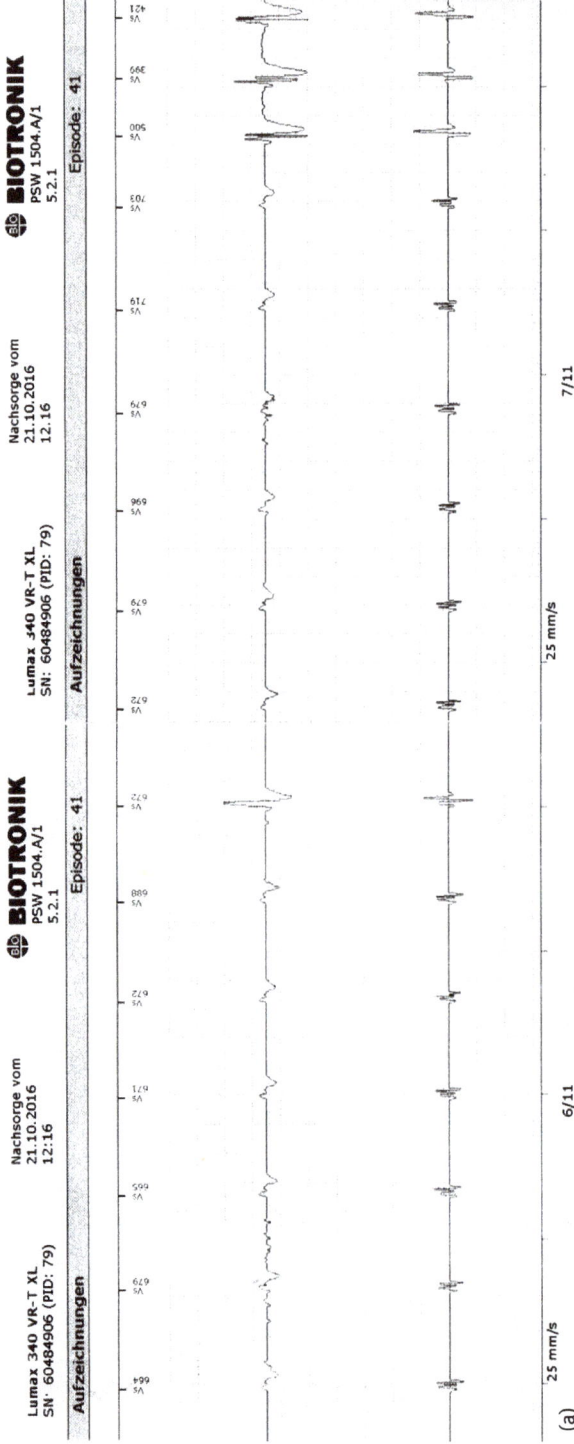

(a)

Abb. 14.1: Holterausdrucke des erfolgreichen antitachykarden Pacing während der ICD-Aufladung (eigener Patient). EGM: Electrogram, VT 1: ventrikuläre Tachykardiezone 1, VT 2: ventrikuläre Tachykardiezone 2, VF: ventrikular Fibrillation = Kammerflimmern, ATP: antitachykardes Pacing = Überstimulation, J: Joule, perm VVIR: permanentes VVI-Stimulieren mit *rate response* = permanente ventrikuläre Stimulation mit Frequenzadaptation, LVp: linksventrikuläres Pacing = linksventrikuläre Stimulation, RVp: rechtsventrikuläres Pacing = rechtsventrikuläre Stimulation, LVs: linksventrikuläres Sensing, RVs: rechtsventrikuläres Sensing, DetVT 1; Detektion einer ventrikulären Tachykardie in der VT-1-Zone.

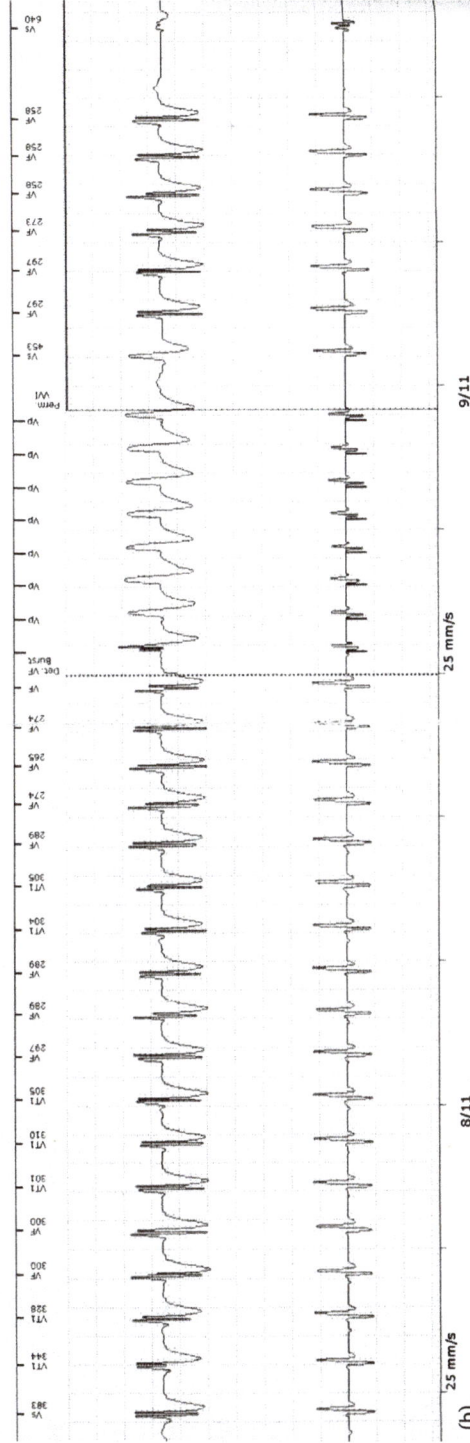

Abb. 14.1: (Fortsetzung) Holterausdrucke des erfolgreichen antitachykarden Pacing während der ICD-Aufladung (eigener Patient). EGM: Electrogram, VT 1: ventrikuläre Tachykardiezone 1, VT 2: ventrikuläre Tachykardiezone 2, VF: ventrikular Fibrillation = Kammerflimmern, ATP: antitachykardes Pacing = Überstimulation, J: Joule, perm VVIR: permanentes VVI-Stimulieren mit *rate response* = permanente ventrikuläre Stimulation mit Frequenzadaptation, LVp: linksventrikuläres Pacing = linksventrikuläre Stimulation, RVp: rechtsventrikuläres Pacing = rechtsventrikuläre Stimulation, LVs: linksventrikuläres Sensing, RVs: rechtsventrikuläres Sensing, DetVT 1: Detektion einer ventrikulären Tachykardie in der VT-1-Zone.

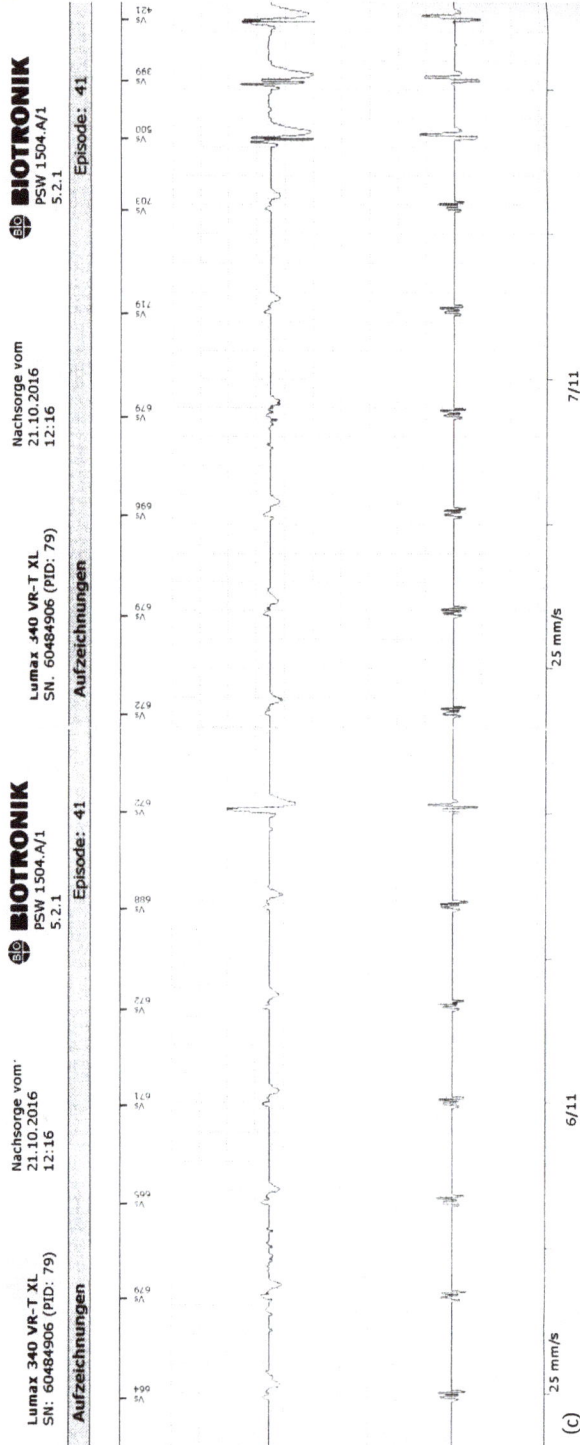

Abb. 14.1: (Fortsetzung) Holterausdrucke des erfolgreichen antitachykarden Pacing während der ICD-Aufladung (eigener Patient). EGM: Electrogram, VT 1: ventrikuläre Tachykardiezone 1, VT 2: ventrikuläre Tachykardiezone 2, VF: ventrikulär Fibrillation = Kammerflimmern, ATP: antitachykardes Pacing = Überstimulation, J: Joule, perm VVIR: permanentes VVI-Stimulieren mit *rate response* = permanente ventrikuläre Stimulation mit Frequenzadaptation, LVp: linksventrikuläres Pacing = linksventrikuläre Stimulation, RVp: rechtsventrikuläres Pacing = rechtsventrikuläre Stimulation, LVs: linksventrikuläres Sensing, RVs: rechtsventrikuläres Sensing, DetVT 1: Detektion einer ventrikulären Tachykardie in der VT-1-Zone.

Lumax 340 VR-T XL
SN: 60484906 (PID: 79)

Nachsorge vom:
21.10.2016
12:16

🔵 **BIOTRONIK**
PSW 1504.A/1
5.2.1

Aufzeichnungen – Details   Episode: 41

	VT1	VT2	VF
EGM der Episode Nr			41
Detektion			
Zone			VF
Gemessener Onset im V [%]			19
Gemessene Stabilität im V [ms]			17
Detektionen	0	0	0
Therapie			
ATP			1
Schocks			0
Max. Energie [J]			40
ATP One Shot			JA
Zeiten			
Detektion			27.06.2016 09:28 32
Terminierung			27.06.2016 09 28:45
Dauer			0:00 13
Programm-Nr			3

(d)   1/11

Lumax 340 VR-T XL
SN: 60484906 (PID: 79)

Nachsorge vom.
21.10.2016
12:16

🔵 **BIOTRONIK**
PSW 1504.A/1
5.2.1

Aufzeichnungen – Details   Episode: 41

Bemerkung
1 Schock(s) abgebrochen

2/11

Abb. 14.1: (Fortsetzung) Holterausdrucke des erfolgreichen antitachykarden Pacing während der ICD-Aufladung (eigener Patient). EGM: Electrogram, VT 1: ventrikuläre Tachykardiezone 1, VT 2: ventrikuläre Tachykardiezone 2, VF: ventrikulär Fibrillation = Kammerflimmern, ATP: antitachykardes Pacing = Überstimulation, J: Joule, perm VVIR: permanentes VVI-Stimulieren mit *rate response* = permanente ventrikuläre Stimulation mit Frequenzadaptation, LVp: linksventrikuläres Pacing = linksventrikuläre Stimulation, RVp: rechtsventrikuläres Pacing = rechtsventrikuläre Stimulation, LVs: linksventrikuläres Sensing, RVs: rechtsventrikuläres Sensing, DetVT 1: Detektion einer ventrikulären Tachykardie in der VT-1-Zone.

Heutzutage sind ICD-Schocks biphasisch mit der rechtsventrikulären Wendel als Kathode und dem Aggregatgehäuse als Anode vorgegeben. Programmierbar bleibt lediglich die Joule-Zahl.

Es hat sich in manchen Zentren eingebürgert, den ersten Kardioversionsschock mit niedriger Joule-Zahl zu programmieren. Das subjektive Schmerzempfinden ist jedoch identisch ob 10 oder 40 Joule appliziert werden, aber die Sicherheit der Effektivität ist bei höherer Energie größer. Auf die Batterielebensdauer hat die programmierte Schockenergie keinen nennenswerten Einfluss. Daher ist es sinnvoller, alle Schocks mit maximal möglicher Energie zu programmieren. Manche Aggregate lassen allerdings für den ersten Schock nur eine submaximale Joule-Zahl zu.

14.4.4 Löschen des Speichers

Nach Abschluss aller Messungen und endgültiger Programmierung löscht man die Speicher des ICD, um bei der nächsten Abfrage keine Konfusion aufkommen zu lassen, da sich dann alle neu angezeigten Episoden auf den Zeitraum seit der letzten Abfrage beziehen. Danach druckt man den Abschlussbericht aus oder speichert ihn elektronisch ab. Man trägt alle Daten in den Schrittmacherausweis ein und händigt dem Patienten diesen aus. Die Aggregate halten länger als die herkömmlichen Ausweise. Daher empfiehlt sich bei vollem Ausweis ein fotokopiertes Einlegeblatt einzuheften, da Kopierpapier dünner ist als das Papier der Originalausweise. Eine Alternative besteht in einem elektronischen Ausweis, von dem man dem Patenten dann einen Ausdruck der letzten Kontrolle mitgibt. Es ist von Vorteil, den Patienten immer eine DIN-A6 Plastikhülle für den Ausweis zu spendieren, denn dann bleibt dieser länger lesbar.

14.4.5 S-ICD

Eine Sonderform stellt der rein subkutane ICD dar, initial von der Fa. Cameron Health® entwickelt, später von der Fa. Boston Scientific® übernommen. Da dieses Gerät keine transvenöse Pace-/Sense-Elektrode besitzt, erfolgt die Detektion über die subkutane Elektrode in Verbindung mit dem in der linken Axilla subkutan implantierten Defibrillator-Gehäuse.

Bei entsprechender Selektion von Patienten und Sonden-, bzw. Aggregatlage unterscheidet sich die Erkennungsrate tachykarder Rhythmusstörungen nicht von den transvenösen Systemen. Ebenso liegt die Effektivität der Therapie im gleichen sicheren Bereich. Es ist zwar ein transthorakales Post-Schock-Pacing mit 50/min für maximal 30 sec implementiert, aber aufgrund der dabei unvermeidbaren Muskelzuckungen der Thoraxmuskulatur ist ein antitachykardes oder antibradykardes Stimulieren nicht vertretbar und daher auch nicht programmierbar.

Leider ist bislang ein eigenes Programmiergerät (Q-TECH Modell 2020) in Form eines Tablett-Computers für dieses Aggregat erforderlich und kann nicht mit dem normalen Boston Scientific-Programm (ZOOM Latitude®) abgefragt werden. Die Nachsorge zeigt zunächst lediglich, ob die Elektronenimpedanz im Referenzbereich oder außerhalb liegt. Die Batteriespannung wird in Prozentwerten angegeben.

Programmierbar sind in engen Grenzen die Interventionsfrequenz, die Joule-Zahl der ICD-Schocks und der bevorzugte Detektionsvektor. Es stehen zwei Therapiezonen zur Verfügung: eine „Schockzone" (programmierbar zwischen 170/min und 250/min) und eine „bedingte Schockzone" (programmierbar unterhalb der Schockzone mit Frequenzen zwischen 170/min und 240/min). In der bedingten Schockzone werden auch EKG-Morphologie-Kriterien in die Entscheidung zur Schockabgabe mit einbezogen.

Wählbar ist die Polarität der ersten Schockabgabe: „Standard" gegen „Reversed", der zweite Schock wird grundsätzlich in der umgekehrten Polarität abgegeben.

Das Post-Schock-Pacing kann wahlweise aus- oder eingeschaltet werden, ist aber weder in der Frequenz (50/min.), noch im Output (200 mA mit 15 ms) umprogrammierbar. Ein Reizschwellentest ist konsequenterweise nicht verfügbar.

14.4.6 Medikamentöse Therapie

Wenn es sich nicht um primär elektrische Erkrankungen handelt, sind die ICD-Patienten meist aufgrund ihrer Grunderkrankung mit umfangreicher medikamentöser Behandlung versorgt. Im Rahmen einer Nachsorge sollte daher nicht nur die „ingenieurmäßige" Gerätekontrolle, sondern der ärztliche Gesamtüberblick Ziel der Behandlung sein. Selbstverständlich muss die Grunderkrankung mit der bestmöglichen medikamentösen Therapie versorgt werden. Dafür ist eine sorgfältige und präzise Medikamentenanamnese unerlässlich. ICD-Patienten sollten unter Berücksichtigung der Nierenfunktion auf keinen Fall in eine (iatrogene) Hypokaliämie gelangen, welche erheblich das Auftreten ventrikulärer Tachykardien begünstigen kann. Dieses passiert leicht bei exzessiver Gabe von Thiazid- und Schleifendiuretika, die symptomatisch hochdosiert werden. ACE-Hemmer oder AT-I-Blocker sollten einschleichend maximal hoch dosiert werden. Oft hilft auch die zusätzliche Gabe von Spironolacton oder Eplerenon unter Kontrolle der Nierenfunktion und des Serum-Kaliums. Zur Vermeidung inadäquater Therapie-Abgaben ist eine Frequenzkontrolle von Sinusrhythmus oder Vorhofflimmern durch die entsprechend hoch dosierte Gabe von β-Blockern oder Verapamil und manchmal bei Vorhofflimmern auch durch zusätzliches Digitalis sinnvoll. Da die Patienten meist älter sind und im Alter die Nierenfunktion nachlässt, sollte dabei bevorzugt Digitoxin verwendet werden, welches überwiegend hepatisch und weniger renal ausgeschieden wird.

14.5 CRT

Die Zielsetzung der reinen CRT-Stimulation (CRT-P) liegt in der Verbesserung der Herzleistung durch Synchronisation des Bewegungsablaufes bei hochgradig eingeschränkter linksventrikulärer Funktion und Linksschenkelblock (siehe Kap. 8). Durch entsprechende Programmierung der rechts- und linksventrikulären Impulsabgaben lässt sich die Dyssynchronie der beiden Herzkammern beim Linksschenkelblock bei entsprechender Programmierung des Delays zwischen links- und rechtsventrikulärer Stimulation aufheben. Dadurch kann sich die linksventrikuläre Auswurfleistung und das Herzzeitvolumen verbessern.

14.5.1 Besonderheiten der CRT-Nachsorge?

Eine durchgehende AV-sequentielle Stimulation bei steigenden Sinusfrequenzen ist unbedingt anzustreben, da eine aggregatseitige Wenckebach-Periodik zum plötzlichen Einbruch des Herzzeitvolumens führt. Daher sollte die programmierte Frequenzlage bis in realistische Sinusfrequenzen des Patienten programmiert sein (z. B. DDD 50–150/min) bei Frequenzadaptation *Rate response* bis 130/min. Die PVARP kann und sollte bei diesen Patienten ruhig niedrig programmiert werden, da sie in der Regel eine lange AV-Überleitung haben sollten und Schrittmacher-Reentry-Tachykardien selten sind. Im Zweifelsfall kann man die retrograde Leitung ausmessen, in dem man den Schrittmacher temporär im VDI oder VDD-Modus mindestens 10 Schläge pro Minute schneller stimuliert als es der aktuellen Sinusgrundfrequenz entspricht. Bei einer existierenden retrograden Leitung sieht man im intrakardialen EKG nach der Ventrikelstimulation eine Vorhofaktivierung und kann die retrograde Überleitungszeit ausmessen. Die PVARP sollte dann 30–50 ms länger als diese gemessene Zeit programmiert werden. Einige Aggregate haben einen automatischen Test für die retrograde Leitung und einige haben eine automatische PMT (Pacemakertachykardie)-Reaktion, welche bei einer Schrittmachertachykardie reagiert und die PVARP selbsttätig adaptiert.

14.5.2 Holterfunktion

Ergänzend ist bei den CRT-Schrittmachern die Holterfunktion wichtig, um das Ausmaß an biventrikulärer Stimulation zu quantifizieren. Wenn dieses nicht > 95 % beträgt, muss die Ursache gefunden und behandelt werden. Meist sind diese Geräte gleichzeitig mit einer ICD-Funktion ausgerüstet, da die Patienten bei niedriger Ejektionsfraktion leitliniengerecht schon primärprophylaktisch mit einem Defibrillator versorgt werden sollten. Im Gegensatz zu reinen ICDs, welche im antibradykarden Bereich so programmiert werden, dass das Aggregat mit möglichst wenig rechtsventrikulärer Stimulation arbeitet, ist die Zielsetzung bei der biventrikulären Stimulation eine ganz andere. Hier wird ein möglichst 100 %iger biventrikulärer Stimulationsanteil angestrebt. Um das zu erreichen, sind individuell je nach Patienten kurze AV-Delays, eine höhere Grundfrequenz oder manchmal ein getriggerter Stimulationsmodus (z. B. VVT) erforderlich. Zusätzlich ist in der Regel eine bradykardisierende Medikation indiziert (in erster Linie β-Blocker, manchmal Verapamil und / oder Digitalis). Wenn trotz aller Bemühungen eine zu niedrige Rate an biventrikulärer Stimulation resultiert, dann kann auch schon hin und wieder eine AV-Knotenmodulation bis zur AV-Knotenablation (mit Erzeugung eines iatrogenen AV-Block III°) erforderlich werden.

Sowohl die Einstellung des AV-Delay und des V-V-Delay sind für die hämodynamische Wirkung des biventrikulären Schrittmachersystems von größter Bedeutung. Grundsätzlich ist der Beitrag der richtigen AV-Zeit größer als das V-V-Delay auf die Response des Patienten. Andererseits beeinflusst das V-V-Delay rein technisch auch die AV-Zeit. Daher überprüft man im Laufe der Nachsorge erst die richtige Einstellung der V-V-Zeit, bevor man sich dem Feintuning der AV-Zeit zuwendet. Entsprechend der sehr unterschiedlich ausfallenden interventrikulären Leitungsverzögerung ist die Programmierung des V-V-Delays individuell sehr variabel und kann nicht standardisiert vorgenommen werden. Die technisch einfachste Methode arbeitet mit dem 12-Kanal-Oberflächen-EKG: Dazu stimuliert man einerseits nur linksventrikulär, danach nur rechtsventrikulär und vermisst jeweils die Strecke vom Simulations-Spike bis zum ersten steilen Anstieg des stimulierten QRS-Komplexes. Die Differenz schätzt die zu programmierende V-V-Zeit ab. Eine zweite, noch gut durchführbare Methode wird echokardiographisch mittels Cw-Doppler des Aorten- und Pulmonalklappen-Ausstroms durchgeführt. Dazu bekommt der Patient zur Echokardiographie die EKG-Elektroden des Ultraschallgerätes angelegt. Dann misst man bei rein linksventrikulärer Stimulation den Abstand des Stimulations-Spikes bis zum dopplerechokardiographisch erkennbaren Beginn des Aortenklappenausstroms und bei rein rechtsventrikulärer Stimulation den Abstand des Stimulations-Spikes bis zum Beginn des Pulmonalklappenausstroms. Dieses interventrikuläre mechanische Delay („IVMD") lässt ebenfalls das Ausmaß des V-V-Delay abschätzen. Der M-Mode des linken Ventrikels mit gleichzeitiger Darstellung von Septum und Hinterwand mittels Gewebedoppler ist meist zu artefaktbeladen und daher nicht praktikabel. Der in der parasternalen kurzen Achse abgeleitete radiale 2-D-Strain des linksventrikulären Kontraktionsablaufes (*speckle tracking*) ist sehr zeitaufwändig. Einfache Gewebedopplerkurven sollten bei optimaler V-V-Einstellung eine möglichst weitgehende Überlagerung gegenüberliegender Wandabschnitte zeigen.

AV-Delay: Die Dauer des optimalen AV-Delays ist von Patient zu Patient sehr unterschiedlich, was durch die jeweilige atriale Leitungszeit bedingt ist. Ein zu kurzes AV-Delay lässt die Ventrikelkontraktion starten, bevor die atriale Austreibung abgeschlossen ist, was zu einer schlechteren ventrikulären Füllung und zu einem geringeren HZV führt. Eine zu langes AV-Delay führt zu einer funktionalen präsystolischen

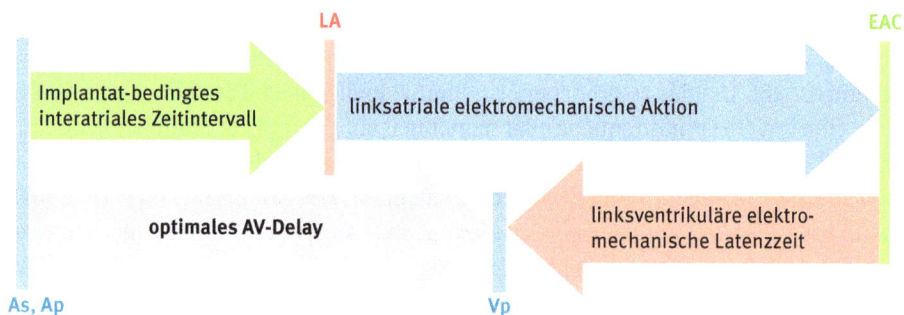

Abb. 14.2: Darstellung des optimalen AV-Delay Aus [6].

Mitralinsuffizienz. Die Programmierung entspricht der von antibradykarden Schrittmachersystemen (Abb. 14.2).

Bei den meisten CRT-Patienten mit Linksschenkelblock beträgt die Zeit LA-EAC lang bis SV-EAC kurz empirisch 50 ms.

14.6 Telemonitoring

Eine sinnvolle Ergänzung der punktuellen Implantatkontrollen bildet die telemedizinische Überwachung, welche mittels patienteninduzierter oder automatischer Abfrage bis zu täglichen Abfragen von Aggregat- und Elektrodendaten ermöglicht. Die Daten gelangen per Telefon- oder GSM-Mobilfunknetz via Internet zu einer schrittmacherfirmeneigenen Zentrale und von dort zu einem auswertenden Kontrollsystem. Bei diesem kann es sich um ein Krankenhaus, eine Praxis oder ein kommerzielles Unternehmen handeln. Dort gehen sowohl regelmäßige Kontrolldaten ein, als auch durch Alarmgrenzen vordefinierte Unter-oder Überschreitungen von Parameterdaten. So können Elektronendysfunktionen mittels sprunghafter Impedanzänderungen, plötzliche Reizschwellenanstiege oder Sensingverluste unmittelbar und unabhängig von persönlichen Nachsorgeterminen entdeckt werden. Beim Aggregat selber würde z. B. das Erreichen eines Austauschkriteriums einen Alarm im Kontrollzentrum auslösen. Bei der Überwachung der Patientenparameter kann z. B. das Auftreten von (asymptomatischem) Vorhofflimmern ein wichtiges Ergebnis der täglichen telemedizinischen Datenübertragung sein. Je nach Gerätetyp ist es möglich, eine thorakale Volumenüberlastung, das tägliche Aktivitätsniveau oder eventuelle Schlafapnoe-Phasen des Patienten zu überwachen.

14.7 CCM

Die Technik der Cardiac Contractility Modulation (CCM) besteht in einer relativ hoch-energetischen kardialen Stromimpulsabgabe während der absoluten Refraktärzeit der Herzkammern mit dem Ziel einer Verbesserung der linksventrikulären Pump-funktion (siehe Kap. 8). Es handelt sich bei der CCM-Stimulation nicht um eine klas-sische Schrittmacherstimulation, da die CCM-Stimulation nicht zur Induktion einer myokardialen Depolarisation und nicht zu einer Herzmuskelkontraktion führt. Daher ist der CCM-Generator nicht zur antibradykarden oder antitachykarden Stimulation verwendbar. Er besitzt auch keinen Mechanismus zur Kardioversion / Defibrillation. Um sicher zu sein, niemals einen proarrhythmogenen Stimulus abzugeben (z. B. in die aufsteigende T-Welle), ist das CCM-Gerät mit mehreren Sicherheitsmechanismen ausgestattet, die im Zweifelsfall die Stimulation inhibieren. Die Geräte bis Optimizer IV verlangen obligatorisch einen Sinusrhythmus des Patienten. Erst der Optimizer Smart® (ab 10/16) ist in der Lage, bei irregulärem Herzrhythmus wie einer Absoluten Arrhythmie bei Vorhofflimmern seine Impulse abzugeben.

14.7.1 Patienten mit CCM- und ICD-Geräten

Da die meisten Patienten neben dem CCM noch einen ICD implantiert bekommen haben, ist es bei der Nachsorge extrem wichtig, sich vor der ersten Abfrage rückzuver-sichern, auf welcher Seite der ICD und auf welcher Seite der CCM liegt, da eine ver-sehentliche Magnetauflage über den Zeitraum von zwei Herzaktionen den CCM-Gene-rator in den Status *Permanent Off* programmiert. Um den CCM-Generator aus diesem Zustand wieder zu aktivieren, ist eine komplette Neuprogrammierung des Aggregates erforderlich, welche nicht nur sehr sorgfältig vorgenommen werden muss, sondern auch äußerst zeitintensiv ist.

14.7.2 Besonderheiten des CCM-Programmiergerätes

Der CCM-Programmer (Omni II® Programmiersystem) besteht aus einem Lenovo®-Windows-Touchscreen-Laptop mit einem darunter montierten Programmieradapter von der Fa. Impulse Dynamics®, welche mit einem USB-Verbindungskabel an das Laptop angeschlossen wird (Beschriftung: „USB"). Das Kabel des Anfragekopfes ist ebenfalls an dieser Box einzustecken (Beschriftung: „Wand"). Eine Abfrage des CCM-Aggregates und / oder Programmierung ist nur möglich, wenn das Netzteil vom Lap-top getrennt ist. Daher sollte man die Zeit zwischen den CCM-Kontrollen dazu nutzen, den Akku des Laptops aufzuladen, damit man nicht mitten in einer Sitzung keinen Akkustrom mehr hat, um das Laptop zu bedienen. Sobald man das Netzteil wieder in das Laptop einstöpselt, wird die CCM-Sitzung automatisch abgebrochen.

14.7.3 Ablauf einer CCM-Kontrolle

Grundsätzliches

Zunächst wählt man auf dem Grundmenü des Programmers den „Clinical Mode" des vorliegenden CCM-Impulsgebers. Dabei bezieht sich links „OMNI" auf den Optimizer III und „OMNI II" auf den Optimizer IVs®, sowie neuerdings auf den Optimizer Smart®. Anschließend klickt man die Abfrage an: hier wird das vorliegende Aggregat mit seiner Seriennummer vom Programmer identifiziert. Wenn man versucht, den einen Optimizer® mit der falschen Software abzufragen, erscheint die Meldung: Aggregat nicht identifiziert.

Bei richtiger Abfrage erscheint ein Menü mit 6 Reitern. Oben rechts auf dem ersten Reiter ist der aktuelle Modus angezeigt: er sollte im Normalbetrieb „Active (OD 0)" oder beim Optimizer Smart ggf. auch OVO lauten.

Aggregatlaufzeit

Die angezeigte aktuelle Batteriespannung ist lediglich informativ und wird in Bezug auf die letzte Aufladung gewertet, hat aber keinen direkten Aussagewert in Bezug auf eine Aggregatlaufzeit. Da die Akkus des CCM-Generators regelmäßig per Induktion aufgeladen werden, ist eine Bestimmung der Laufzeit des Aggregates im Gegensatz zu anderen Schrittmachern nicht über Batteriespannung oder Batterieimpedanz möglich. Eine Anzeige eines Austauschindikators existiert hier nicht. Wenn der Abstand zwischen den erforderlichen Ladezyklen unter einer Woche angelangt ist, muss man die Austauschoperation erwägen. Der Akku ermöglicht > 500 Ladezyklen. Nach etwa 5–7 Jahren Laufzeit kann eine Akkuladung weniger als eine Woche Betrieb durchhalten. Wenn das implantierte Aggregat in diesen Laufzeitbereich gelangt, bittet man den Patienten, bei der nächsten routinemäßigen Gerätekontrolle exakt eine Woche vor dem geplanten Kontrolltermin das CCM-Aggregat vollständig aufzuladen. Bei der Kontrolle kann der Untersucher dann anhand der dann abgelesenen Batteriespannung den Zustand des Akkus abschätzen. Bei geringer Restkapazität wäre dann ggf. ein Austausch des Aggregates zu erwägen. Es ist aber bislang noch weltweit kein CCM-Aggregat aufgrund dieses Kriteriums ausgetauscht worden, da die Laufzeiten bislang noch ausreichende Ladezyklen ermöglichen.

Speicherabfrage

Analog zu der Holterabfrage eines Schrittmachers wird nun hier als nächstes die Historie abgefragt: Man geht dafür zuerst auf „all" und fragt ab; anschließend wählt man davon die graphische Anzeige. Dabei wird bildlich die prozentuale Menge an abgegebenen CCM-Trains angegeben, sowie anteilig die Gründe für stattgefunden Inhibierungen. Als nächstes kann man sich noch die letzte Sitzung („last session") zeigen lassen. Therapieziel ist eine über 90 %ige, möglichst 100 %ige Abgabe der CCM-Trains. Wenn das nicht der Fall ist, sollte man herausfinden, welche Form der

Inhibition das verhindert hat, um entweder durch Änderung der Einstellungen oder Änderung der Medikation eine möglichst hohe Stimulationsrate zu erzielen. Was sich beim Optimizer III und IVs durch Programmierung nicht beeinflussen lässt, ist die Inhibition der Trainabgabe durch Extrastolen oder Vorhofflimmern. Wenn medikamentöse antiarrhythmische Therapieversuche nicht zum Erfolg führen, ist entweder eine elektrophysiologische Ablationsbehandlung indiziert oder eine operative Umrüstung auf den neuen Optimizer Smart ®. Dieser besitzt zwar wie die anderen Optimizer auch einen Kanal für die Vorhofelektrode, aber dieser Kanal kann deaktiviert werden (Programmierung in den OVO-Modus). Dann ist der Optimizer Smart® auch in der Lage, bei Vorhofflimmern zu stimulieren.

Bestimmen der Wahrnehmung

Als nächsten Schritt schaltet man die Marker ein, so dass alle drei eingehenden Signale (pinker Marker für Vorhof, grüner Marker für RV-Sensing und schwarzer Marker für das LS-Signal) farbig dargestellt werden. Eine CCM-Stimulation wird mit einem blauen Rechteck oberhalb der Nulllinie angezeigt. Eine Inhibierung der CCM-Stimulation wird durch eine Schraffur dargestellt. Die Marker sind recht klein in der Darstellung und stellen zumindest für einen presbyopen Untersucher einen Sehtest der Lesebrille dar.

Nun lässt sich das Sensing von allen drei Elektroden der Reihe nach durch stufenweises Erhöhen des Filters ermitteln. Zuerst notiert man sich den initial eingestellten Sensingwert in mV. Jeder geänderte Sensingwert muss mit dem Anklicken des Buttons „Program" programmiert werden, erst dann ist er aktiv. Verwirrend ist, dass die farbigen Marker in der Legende mit Ausschlag nach oben skizziert sind, in Wirklichkeit aber nach unten durch die EKG-Anzeige laufen. Man notiert sich jeweils den Sensingwert in mV, der gerade noch vom Aggregat detektiert wird. Danach programmiert man den endgültigen Sensingwert bei ⅓ bis ¼ der Sensingschwelle. Wenn die Historie eine annähernd 100 %ige Trainabgabe gezeigt hatte, besteht kein Grund die initiale Sensingeinstellung zu ändern. Prinzipiell ist die Reihenfolge der Tests willkürlich, aber durch eine Systematik (erst das atriale Sensing, dann das RV-Sensing und danach das LS-Sensing) arbeitet man effizienter, als wenn einem beim Schreiben des Befundes auffällt, dass man einen Wert versehentlich nicht gemessen hat und sich noch einmal an den Programmer setzen muss. Der Optimizer Smart® zeigt unter dem Button „Automessung" die Sensingwerte aller angeschlossenen Elektroden automatisch an.

Reizschwelle und Impedanz

Reizschwellen kann man bei dieser Art von Impulsgenerator nicht messen, da der CCM-Generator von seiner Konstruktion her keine exzitatorischen Impulse abgibt. Es wird immer im maximal vom Patienten tolerierten Output stimuliert.

Die Impedanz der RV- und der LS-Elektrode wird über einen extra Kasten durch manuelles Anklicken abgefragt. Impedanzen werden nur ermittelt, wenn es nicht zu einer Inhibition der Trainabgabe jedweder Art kommt. In diesem Fall muss man zunächst diese Inhibition versuchen durch entsprechende Programmierung zu inaktivieren. Man kann das Gerät nicht zwingen, einen Impuls abzugeben, wenn es inhibiert ist (z. B. bei Vorliegen von Vorhofflimmern). Eine atriale Impedanz (zur Beurteilung der Integrität der Vorhofelektrode) kann nicht ermittelt werden, da das System systembedingt nicht atrial stimuliert.

Die PQ-Zeit kann man im Oberflächen-EKG vermessen oder als AV-Zeit intrakardial anzeigen lassen. Die Einstellungen für das Erkennen der P-Welle musste früher zwischen „short AV" und „lang AV" liegen, damit das CCM-Aggregat richtig auf die P-Welle triggern kann. Der Optimizer Smart® bietet im 0D 0-Modus unter dem Punkt „AV-Delay" ein AV-Delay an, welches man ggf. akzeptieren oder umprogrammieren kann. In den heutigen Geräten ist eine atriale Elektrode meist nicht mehr implantiert.

Programmieren der Train-Abgabe

Die CCM-Train-Abgabe wird durch die LS-Elektrode (local sense) getriggert, wobei das Delay zwischen LS und Impulsabgabe zwischen 3 und 140 ms programmiert werden kann. Die Abgabe der Therapie erfolgt im LS-Alert-Fenster, welches durch die Grenzen „Alert Start" und „Alert With" definiert wird. Wird ein LS-Sense-Ereignis außerhalb des Alert-Fensters wahrgenommen, wird die CCM-Abgabe immer inhibiert. Beim Optimizer Smart® kann man im Fenster „LS-Settings" auf „Purpose LS" klicken und erhält passende Programmiervorschläge.

Die CCM-Therapie fordert einen möglichst hohen Output unter Verwendung beider (RV- und LS-) Elektroden, ohne dass es beim Patienten zu unangenehmen Palpitationen durch Nervus-phrenicus- oder direkten Zwerchfellstimulationen kommt. Die maximal mögliche Programmierung auf 7,5 V/20,5 ms ist, sofern vom Pat. toleriert, anzustreben. Wenn die Umstände es erfordern, kann ggf. nur über die RV- oder nur über die LS-Elektrode stimuliert werden. Unter „Schedule" wird standardmäßig die Therapieabgabe auf 7 Stunden pro Tag eingestellt, wobei jede Stunde Therapie von einer Pause von 2:15 h gefolgt wird. Aufgrund des hohen Stromverbrauches ist das CCM-Aggregat regelmäßig vom Patienten zu Hause über Induktion durch die Haut aufzuladen. Die Frequenz dieser Ladezyklen hängt vom tatsächlichen Stromverbrauch ab, der sich aus Häufigkeit der abgegebenen Impulse, der Tatsache, ob über ein oder zwei Elektroden stimuliert wird und von der Voltzahl / Impulsbreite ableitet.

Nach abschließender Programmierung aller Parameter sollte ein Ausdruck oder eine elektronische Speicherung der Sitzung erfolgen. Vor dem Verlassen des Programms sollte man immer noch einmal auf die Anzeige „CCM on" schauen, um sicherzugehen, dass das CCM-Aggregat eingeschaltet ist, wenn der Patient die Praxis oder die Klinik verlässt.

Überwachung des Systems durch Fehlermeldungen im Rahmen der regelmäßigen Aggregataufladung

Während des regelmäßigen häuslichen Ladevorganges führt das Ladegerät eine Testabfrage von Ladezustand und Gerätefunktion durch und informiert den Patienten ggf. über eine einfache Anzeige, seinen betreuenden Kardiologen zu kontaktieren. Häufigster Grund einer solchen Fehlermeldung ist die Verringerung der Therapieabgabe durch Rhythmusstörungen wie Vorhofflimmern oder häufige ventrikuläre Extrasystolen.

14.8 Abschließende Aspekte

Die Anwendung kardinaler Rhythmusimplantate ist nicht einfach eine technische Absicherung oder Unterstützung eines Patienten. Die Nachsorge sollte immer neben der Geräteüberprüfung und -optimierung auch die medizinische Untersuchung und Betreuung des Patienten umfassen. Dazu gehört neben der kontinuierlichen Optimierung der besten medikamentösen Behandlung auch die psychologische Begleitung des meist schwerkranken, oft leidenden Menschen. Als behandelnde Ärzte sollen wir alles uns Mögliche unternehmen, um die immer noch zu häufig auftretenden inadäquaten ICD-Schocks durch entsprechende Programmierungen und angepasste Medikation zu verhindern. Bei sich abzeichnenden Sondendysfunktionen (z. B. Impedanzminderung oder -erhöhung, nicht-kardiale Fehldetektionen) ist eine umgehende Revision vor der ersten inadäquaten Therapie anzustreben. Hierfür bietet die heute bereits eigentlich verfügbare Telemedizin gute Werkzeuge. Der Kostendruck ist durch die oftmals noch sehr teuren Aggregate jedoch erheblich, weswegen es teilweise schwierig ist, die Kostenträger vom Benefit zu überzeugen.

Ein anderer Aspekt steht gegen Lebensende an, wo die behandelnden Ärzte gemeinsam mit dem Patienten und ggf. seinen Angehörigen eine Entscheidung treffen sollten, welche antitachykarde Therapie im palliativmedizinischen Aspekt deaktiviert werden sollte. Es herrscht Konsens darüber, dass antibradykarde Therapien einschließlich der biventrikulären Stimulation einem humanen Sterben in keiner Weise entgegenstehen. Im Gegenteil, eine weiterhin optimierte antibradykarde, bzw. biventrikuläre Stimulation verbessert oft die Lebensqualität der Patienten ohne Nebenwirkungen. Die Therapiefunktion der ICD-Schocks sollte jedoch bei absehbarem Lebensende, spätestens bei Übergang von kurativem Anspruch auf palliativmedizinische Versorgung im Einvernehmen mit dem Patienten, seinen Angehörigen und den mitverhandelnden Ärzten auf „aus" programmiert werden.

Literatur

[1]   Recall of Sprit Fidelis Cardiac Leads; FDA MedWatch Safety Alert. Medtronic Sprint Fidelis
      Defibrillator Leads. October 16, 2007. http://www.fda.gov/Safety/MedWatch/SafetyInforma-
      tion/SafetyAlertsforHumanMedicalProducts/ucm152658.htm
[2]   Osswald B, Israel C, Burger H, et al. Stellungnahme der Arbeitsgruppe Elektrophysiologische
      Chirurgie der Deutschen Gesellschaft für Thorax-, Herz- und Gefäßchirurgie zu den Empfeh-
      lungen der Deutschen Gesellschaft für Kardiologie (Arbeitsgruppe Rhythmologie) im Umgang
      von Patienten mit ICD-Elektroden Riata und Riata ST der Firma St. Jude Medical. Z Herz Thorax
      und Gefasschir. 2014;1:5–7.
[3]   Tasche K, Rüppel F, Pauletzki J. Implantierbare Defibrillatoren – Implantation.in: Qualitäts-
      report 2012 des AQUA-Institues 2013: 43–46 online verfügbar (http://docs.dpaq.de/5089-
      aqua-qualitaetsreport-2012_2013-09-06.pdf) eingesehen am 13.6.2018.
[4]   Moss AJ, Schuger C, Beck CA, et al. Reduction in inappropriate therapy and mortality through
      ICD programming. N Engl J Med. 2012 Dec 13;367(24):2275–2283.
[5]   Wathen MS, DeGroot PJ, Sweeney M,O et al. Prospective randomized multicenter trial of
      empirical antitachycardia pacing versus shocks for spontaneous rapid ventricular tachycardia
      in patients with implantable cardioverter-defibrillators: Pacing Fast Ventricular Tachycardia
      Reduces Shock Therapies (PainFREE Rx II) trial results. Circulation. 2004;110:2591–2596.
[6]   Ismer B, von Knorre GH, Voss W, et al. Definition of the optimal atrioventricular Delay by
      simultaneous measurement of electrocardiographic and Doppler-echocardiographic parame-
      ters. Prog Biomed Res. 2003;7:116–120.

15 Komplikationen ICD, CRT, CCM

Christoph Starck

15.1 Einleitung

Die Gesamtkomplikationsrate von CIED (*cardiac implantable electronic devices*) Implantationen ist durchaus relevant und liegt bei fast 10 %, wobei die Implantation von Systemen zur kardialen Resynchronisation die höchste Komplikationsrate aufweist [1],[2]. Ein nicht unerheblicher Anteil besteht aus Infektionen, wobei diese im Verhältnis zur Implantationszahl von CIED in den letzten Jahren disproportional stark angestiegen sind [3],[4].

Die meisten Komplikationen stehen in Zusammenhang mit den Schrittmacher- und / oder ICD-Sonden selbst oder deren Implantation. Die Sonden stellen somit eine „Schwachstelle" der CIED-Systeme dar. Die drei häufigsten Komplikationen der CIED-Eingriffe sind:
1. Sondenbedingte Komplikationen mit 2,6 %,
2. Infektionen mit 2 % und
3. Hämatome mit 2,5 % [1].

Mit Hinblick auf die Implantation von komplexeren CIED-Systemen, wie Systeme zur kardialen Resynchronisationstherapie (CRT), implantierbare Kardiodefibrillatoren (ICD) und CCM (*cardiac contractility modulation*) Systemen, steigt die Komplikationsrate mit der Komplexität der Systeme an. Eine binäre Regressionsanalyse der Daten des dänischen Schrittmacher- und ICD-Registers zeigt, dass die Implantation eines CRT-ICD-Systems mit einem signifikant erhöhten Risiko (*adjusted risk ratio* = 2,8 (95 % CI: 1,9–3,4) für Komplikationen im Vergleich zu einer Zweikammerschrittmacher-Implantation verbunden ist.

Im Folgenden sollen nun häufige und / oder klinisch relevante Komplikationen von komplexen CIED-Systemen (ICD-, CRT-, CCM-Systeme) dargestellt werden, wobei diese Auswahl nicht das komplette Spektrum aller möglichen Komplikationen beschreibt.

15.2 Infektion

Die Anzahl von Infektionen ist in den letzten Jahren disproportional stark im Vergleich zur Entwicklung der Implantationszahlen angestiegen. Greenspoon et al. zeigte im Zeitraum von 1993 bis 2008 bei einer Zunahme der Implantationszahlen von CIED-Systemen um 96 %, einen Anstieg der Infektionen um 210 % [5].

Bei Infektionen von CIED-Systemen muss zwischen lokalen (Aggregattaschen-infektionen) und systemischen Infektionen (Infektionen der endovaskulären Son-

https://doi.org/10.1515/9783110431964-015

denanteile) unterschieden werden. Die Diagnosestellung von CIED-Infektionen kann schwierig sein, insbesondere in Fällen mit unspezifischen Symptomen bei fehlenden sonstigen klinischen Infektzeichen [6]. Systemische Infektionen können entweder durch den Nachweis von, vor allem gram-positiven, Keimen in Blutkulturen oder den Nachweis von Sondenvegetationen in der Echokardiographie bei vorhandenen systemischen Infektzeichen diagnostiziert werden. Bei putriden Aggregattascheninfektionen oder chronischen Infekten mit Aggregatperforation kann die Diagnose prima vista klinisch gestellt werden. Deutlich anspruchsvoller ist die Diagnosestellung bei chronischen Low-Grade-Aggregattascheninfektionen, bei welchen die Patienten häufig als einziges Symptom Schmerzen im Bereich der Aggregattasche angeben, ohne Vorliegen lokaler oder systemsicher Entzündungszeichen. In solchen hat es sich mittlerweile klinisch bewährt FDG-PET / CT-Untersuchung durchzuführen. Ahmed et al. haben bei insgesamt 86 Patienten die Wertigkeit der FDG-PET / CT-Untersuchung zur Identifizierung von Aggregattascheninfektionen untersucht. Die Daten zeigten eine sehr hohe diagnostische Genauigkeit des Verfahrens (*Area under curve* = 0,98; Sensitivität = 97 %, Spezifität = 98 %) [7].

Wie bereits für die Komplikationen der Herzschrittmachertherapie (siehe Kap. 7) beschrieben, besteht die therapeutische Konsequenz sowohl bei systemischen als auch bei lokalen Infektionen aus der kompletten Entfernung des CIED-Systems inklusive von eventuell vorhandenen stillgelegten Sonden oder intravaskulären Sondenfragmenten. Infektionen von CIED-Systemen können ausschließlich durch die komplette Entfernung des gesamten Fremdmaterials erfolgreich behandelt werden [8]. Laut dem Expertenkonsensus für transvenöse Sondenextraktionen der Heart Rhythm Society und der wissenschaftlichen Stellungnahme der American Heart Association stellen beide Infektionsarten eine Klasse-I-Indikation für eine komplette Systemexplantation dar [9],[10]. Solche Systemexplantationen können in den meisten Fällen mittels transvenöser Sondenextraktion durchgeführt werden, wobei jedoch bei systemischen Infektionen mit nachgewiesenen Vegetationen mit einer Größe von mehr als 2 cm die Empfehlung besteht, diese Sonden offen chirurgisch zu explantieren, um eine Embolisation der Vegetationen zu vermeiden (Abb. 15.1) [6],[10]. Alternativ besteht jedoch heutzutage in solchen Fällen die Möglichkeit die großen Vegetationen zunächst perkutan mit Hilfe eines extrakorporalen Aspirationssystems abzusaugen (Angiovac, Firma Angiodynamics, USA), um dann anschließend die Sonden transvenös zu extrahieren.

Nach einer Systemexplantation aufgrund einer CIED-Infektion muss je nach Infektion (systemisch oder lokal) eine unterschiedlich lange antibiotische Therapie im Anschluss erfolgen, bevor ein neues CIED-System auf der kontralateralen Seite reimplantiert werden kann [10].

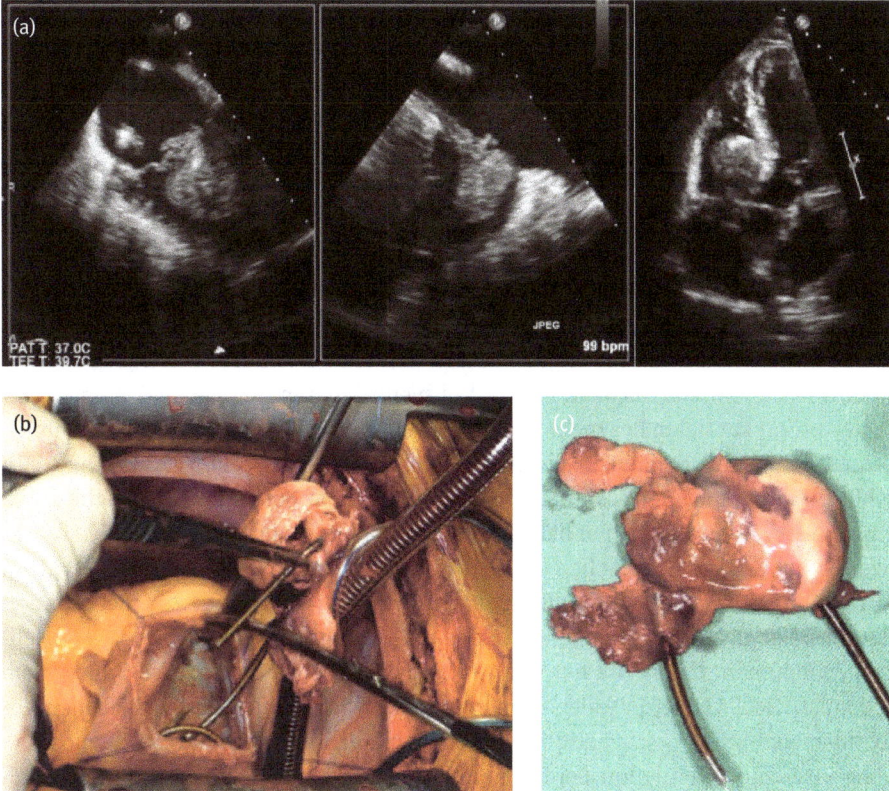

Abb. 15.1: Große Vegetationen an einer rechtsventrikulären Sonde bei Endoplastitis. Die Größe der Vegetationen hat eine offene, chirurgische Explantation erforderlich gemacht. (a) Echokardiographische Darstellung der Sondenvegetationen. Zur Darstellung von Sondenvegetationen ist häufig eine transösophageale Echokardiographie notwendig. Eine transthorakale Echokardiographie reicht in vielen Fällen nicht aus. (b) Intraoperativer Situs während der offenen chirurgischen Entfernung der Sonden. Hierbei muss vorsichtig vorgegangen werden, um die Embolisation der Vegetationen zu vermeiden. (c) Explantierte Sonde mit einer großen Vegetation.

15.3 Pneumothorax

Die Inzidenz eines Pneumothorax im Rahmen von CIED-Eingriffen liegt zwischen 0,5 % und 1,0 % in großen Registerdatenbanken [1],[11]. Die Punktion der V. subclavia ist ein Risikofaktor für die Entwicklung eines Pneumothorax mit einer Odds ratio von 7,8 [12]. Weitere relevante Risikofaktoren für die Entwicklung eines Pneumothorax ist das Vorliegen einer chronisch obstruktiven Lungenerkrankung (Odds ratio 3,9), das weibliche Geschlecht (Odds ratio 1,9), ein Patientenalter über 80 Jahren (Odds ratio 1,4), die Implantation eines Zweikammersystems (Odds ratio 1,5), sowie die Implantation eines CRT-Systems (Odds ratio 2,3) [12]. Das Risiko eines Pneumothorax steigt mit der Zahl der implantierten Elektroden und im Rahmen von Revisionseingriffen, die vor allem bei Umrüstung eines Schrittmachers auf ein ICD- oder CRT-System oder einem System-Upgrade eines ICD-Systems auch aufgrund der bereits liegenden Elektroden oft mit einem schwierigeren Gefäßzugang verbunden sind.

15.4 Sondendislokation und Zwerchfellstimulation

Die Häufigkeit von Sondendislokationen von rechtsatrialen und rechtsventrikulären Sonden liegen jeweils unter einem Prozent (Abb. 15.2) [11],[13]. Die Dislokationsraten für linksventrikuläre Sonden liegen mit 1,7–4,6 % jedoch deutlich höher [14],[15],[16].

Insbesondere bei Dislokation von linksventrikulären Sonden in Patienten mit Systemen zur kardialen Resynchronisationstherapie (CRT) kann der Wegfall der linksventrikulären und damit der biventrikulären Stimulation zu einer klinischen Verschlechterung einer Herzinsuffizienz führen, vor allem bei Patienten, welche zuvor gut auf die CRT angesprochen haben. Eine optimale LV-Sondenposition ist ein wichtiger Faktor für das Ansprechen der CRT und das Überleben der Patienten [17],[18]. Auch kann es durch eine Dislokation der linksventrikulären Sonde zu einer Stimulation des Nervus phrenicus mit konsekutivem stimulationssynchronem Zwerchfellzucken kommen. In der Ära der uni- und bipolaren linksventrikulären Sonden gab es immer wieder Fälle, in welchen es intraoperativ, aufgrund der vorgegebenen Koronarvenenanatomie, schwierig bis unmöglich war eine optimale Sondenposition ohne Zwerchfellstimulation bei akzeptablen Reizschwellenwerten zu finden. Nach Einführung der quadripolaren linksventrikulären Sonden hat sich diese Problematik mittlerweile minimiert. Behar et al. haben 721 Patienten mit CRT-Implantationen untersucht und die Ergebnisse von bipolaren (364 Patienten) und quadripolaren Sonden (357 Patienten) miteinander verglichen: LV-Sondendislokationen traten signifikant weniger bei Patienten mit quadripolaren Sonden auf (1,7 % versus 4,6 %, p = 0,03). Die Rate von Patienten mit Zwerchfellstimulation zeigte keinen statistisch signifikanten Unterschied (16,0 % quadripolar versus 11,6 % bipolar, p = NS). Allerdings konnte die Zwerchfellstimulation bei allen Patienten (100 %) mit quadripolarer Sonde durch Reprogrammierung des Stimulationsvektors eliminiert werden, wohingegen dies nur in 60 % der Patienten mit bipolarer Sonde gelang. Die restlichen 40 % der Patienten mit Zwerchfellstimulation mussten eine Revisionsoperation mit Neuplatzierung einer LV-Sonde erhalten [15].

Bei LV-Sondendislokation ist eine epikardiale LV-Sondenimplantation in minimal-invasiver Technik empfehlenswert (Abb. 15.3). Epikardiale LV-Sonden zeigen sehr gute Ergebnisse bezüglich der Langzeit-Performance der Sonden [19]. Die Erfolgsrate der CRT ist bei transvenösen und epikardialen linksventrikulären Sonden vergleichbar gut [20].

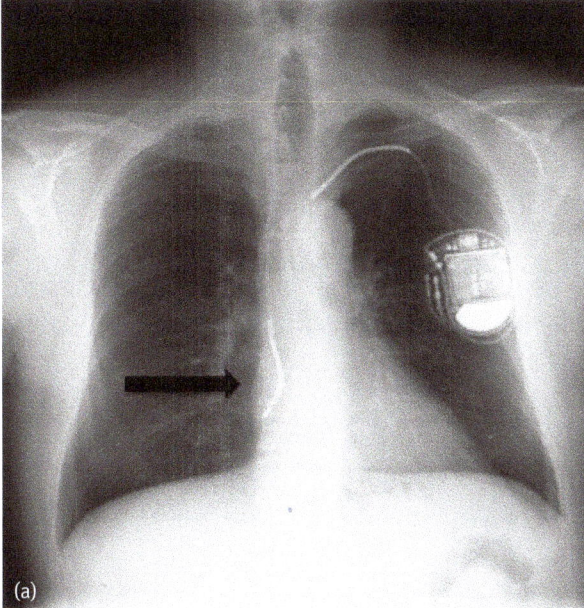

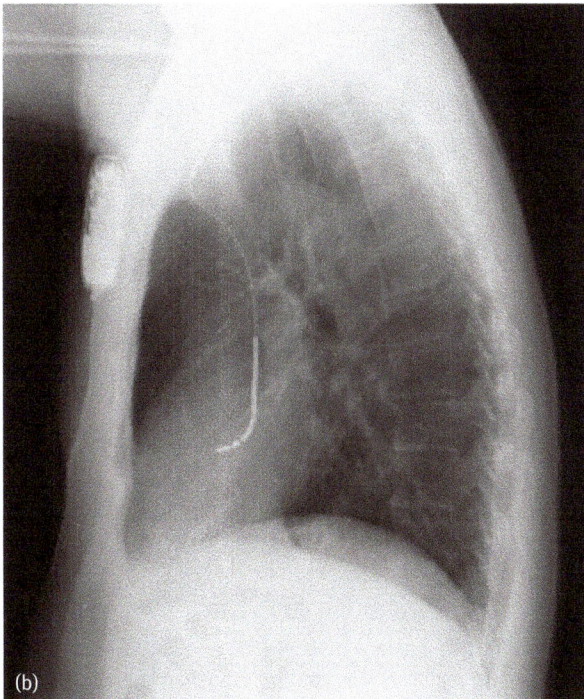

Abb. 15.2: PA und laterales Thorax-Röntgenbild einer dislozierten rechtsventrikulären ICD-Sonde, wobei die Spitze der Sonde nun in Projektion auf den rechten Vorhof zu liegen kommt.

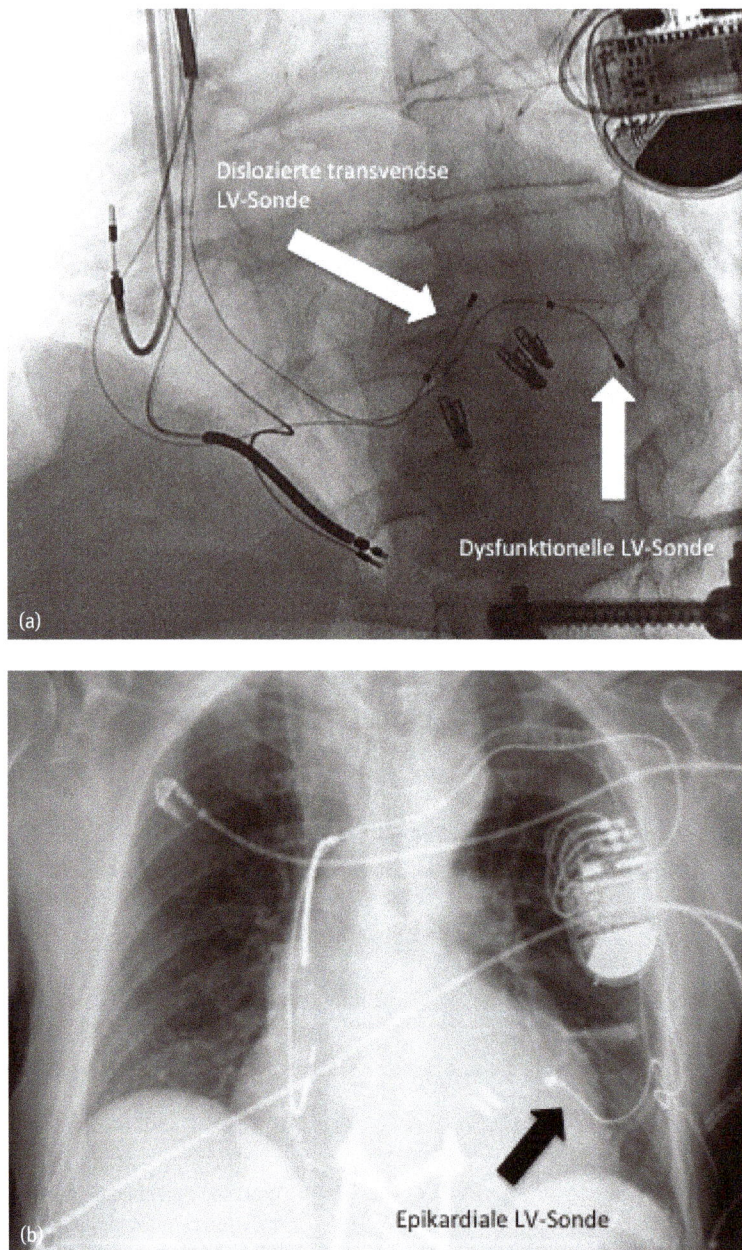

Abb. 15.3: Patient mit Zustand nach CRT-ICD-Implantation und dreimaliger transvenöser LV-Sondenrevision. (a) Man erkennt eine in den Koronarvenensinus dislozierte LV-Sonde, sowie eine zweite dysfunktionale LV-Sonde in einer lateralen Zielvene. (b) Das postoperative Röntgenbild nach Revisionsoperation: Die beiden transvenösen LV-Sonden und die rechtsventrikuläre Pace-/Sense-Sonde wurden erfolgreich transvenös extrahiert. Des Weiteren wurde eine epikardiale LV-Sonde über eine linkslaterale Mini-Thorakotomie angelegt.

15.5 Sondenperforation und Perikarderguss

Sondenperforationen treten in weniger als 1 % der Neuimplantationen auf [21], [22], [23]. Perforationen können sowohl als akute (< 24 h), oder subakute (> 24 h–1 Monat) als auch im Folgeverlauf im Sinne einer chronischen Komplikation (> 1 Monat) auftreten [23], [24].

Cano et al. publizierten die Daten von 2.200 Patienten mit insgesamt 3.822 implantierten Schrittmacher- und ICD-Sonden (3.035 Schrittmachersonden, 787 ICD-Sonden). Bei 17 Patienten (0,8 %) kam es zu einer klinisch relevanten Sondenperforation, wobei 13 Patienten (76,5 %) eine drainagepflichtige Perikardtamponade zeigten. Bei 2 Patienten trat die Tamponade 12 und 15 Tage nach der initialen Operation auf. Als unabhängige Prädiktoren für eine Sondenperforation konnten in dieser Arbeit mittels multivariater Analyse folgende Parameter gefunden werden: Alter > 80 Jahre (OR 3,84, 95 % CI 1,14–12,87, p = 0,029), weibliches Geschlecht (OR 3,14, 95 % CI 1,07–9,22, p = 0,037) und eine apikale Position der rechtsventrikulären Sonde (OR 3,37, 95 % CI 1,17–9,67, p = 0,024). Es bestand hinsichtlich der Perforationshäufigkeit kein Unterschied zwischen Schrittmacher- und ICD-Sonden, sowie zwischen aktiv und passiv fixierten Sonden [25].

Die diagnostische Methode der Wahl, mit der höchsten Sensitivität, stellt die Computertomographie des Thorax dar (Abb. 15.4), wobei die Frage nach einem Perikard- und / oder Pleuraerguss weniger sicher, aber mit weniger Aufwand auch echokardiographisch gestellt werden kann. Die Sensitivität einer Thorax-Röntgenuntersuchung beträgt 27,8 % mit einem negativen prädiktiven Wert von 56,7 %. Für eine Thorax-CT-Untersuchung beträgt der Wert für die Sensitivität als auch der negative prädiktive Wert 100 %. Die transthorakale Echokardiographie eignet sich gut zur Diagnosestellung eines Perikardergusses und einer Perikardtamponade, hat jedoch allein für die Fragestellung der Sondenperforation nur eine Sensitivität von 41,2 % und einen negativen prädiktiven Wert von 61,5 % [22].

Es empfiehlt sich analog der Schrittmachertherapie, perforierte Sonden transvenös zu extrahieren und eine neue Sonde zu platzieren. Bei Vorliegen eines Perikardergusses sollte zuvor eine Drainage erfolgen. Auch bei den ICD-, CRT- und CCM-Systemen ist in den wenigsten Fällen eine Sternotomie notwendig, um eine Perforation zu behandeln [23], [26]. Bei subxiphoidaler Perikardiozentese gelingt es in einigen Fällen, über diesen Zugang die Perforationsstelle mit einer Naht zu versorgen (Abb. 15.5).

(a)

(b)

Perforierte
Sonde

Perikarderguss

(c)

Subxiphoidale
Perikardiozentese

L

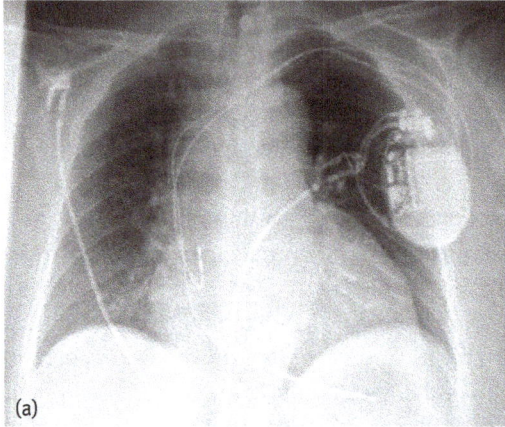

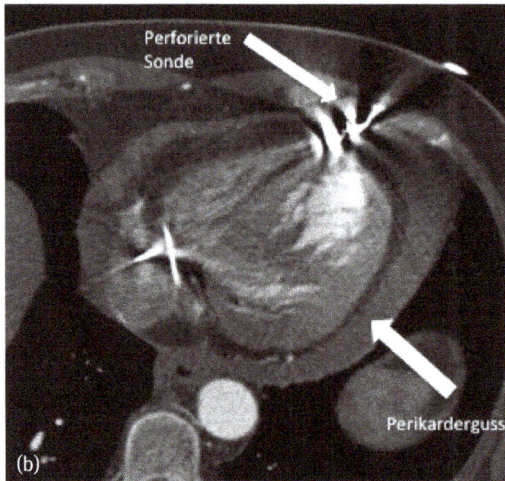

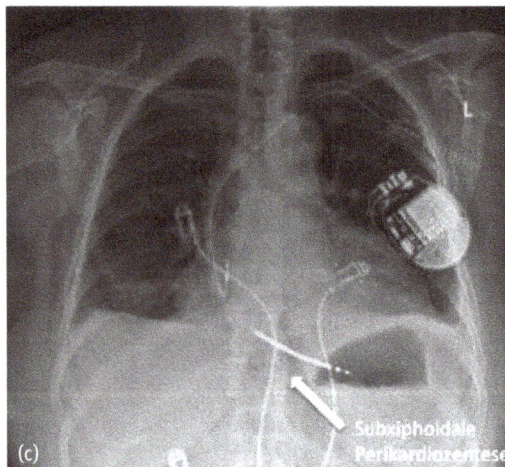

Abb. 15.4: Perforierte rechtsventrikuläre ICD-Sonde mit Ausbildung eines
Perikardergusses. (a) Präoperatives
Röntgen-Bild: Die Perforation der
Sonde ist hier nicht sicher zu diagnos-
tizieren. Die Herzschattenkontur lässt
einen Perikarderguss vermuten. (b) Das
CT-Thorax beweist die Perforation der
RV-Sonde apikal und stellt ebenfalls
einen ausgeprägten Perikarderguss
dar. (c) Das postoperative Röntgenbild
mit Z. n. transvenöser Extraktion der
perforierten RV-Sonde, Neuimplantation einer RV-Sonde und subxiphoidaler
Perikardiozentese.

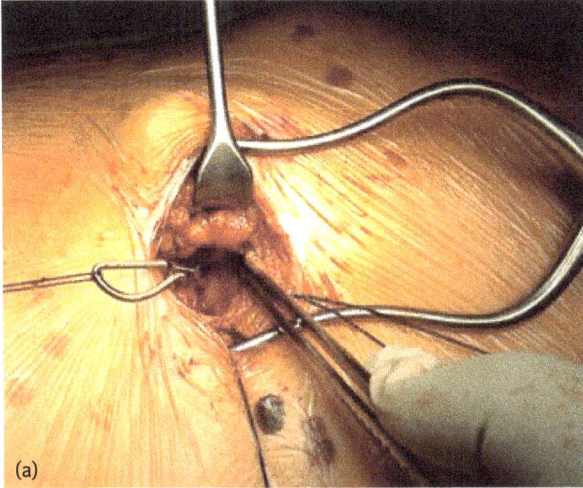

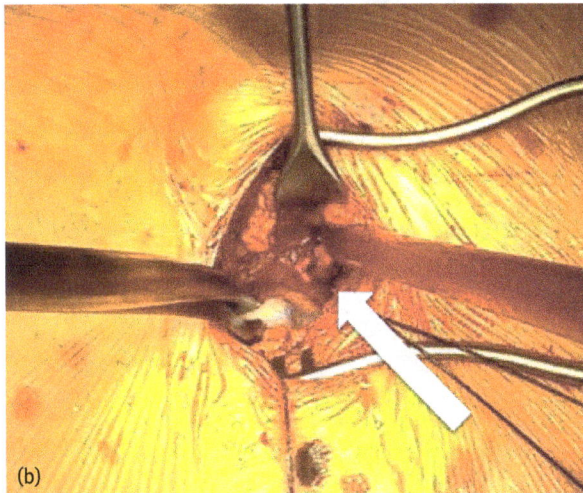

Abb. 15.5: Ein subxiphoidaler Zugang zur Perikarddrainage ermöglicht je nach Lokalisation der Sondenperforation auch eine Naht der Perforationsstelle. (a) Perforierte rechtsventrikuläre Sonde. (b) Mit filzarmierter Prolene-Naht versorgte Perforationsstelle rechtsventrikulär (Pfeil).

15.6 Anatomische Fehlplatzierung der rechtsventrikulären Sonde

Anatomische Fehllagen sind ausführlich im Kap. 7 beschrieben. Auch in der ICD-, CRT- und CCM-Therapie stellt die Fehlplatzierung einer rechtsventrikulären Sonde im Bereich des linken Ventrikels mit 0,5 % eine sehr seltene Komplikation dar [27].

Eine ausgezeichnete Sensitivität für die Diagnosesicherung einer unbeabsichtigten linksventrikulären Fehllage hat die Computertomographie (Abb. 15.6). In einem Thorax-CT kann die linksventrikuläre Lage auch von einer Sondenlage im Koronarvenensinus oder in der Vena cordis media abgegrenzt werden [27],[28].

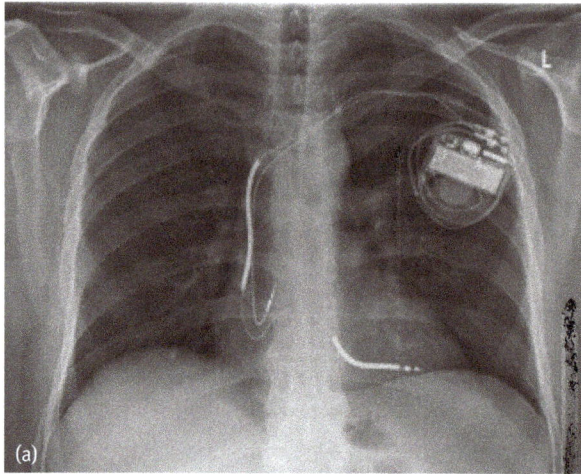

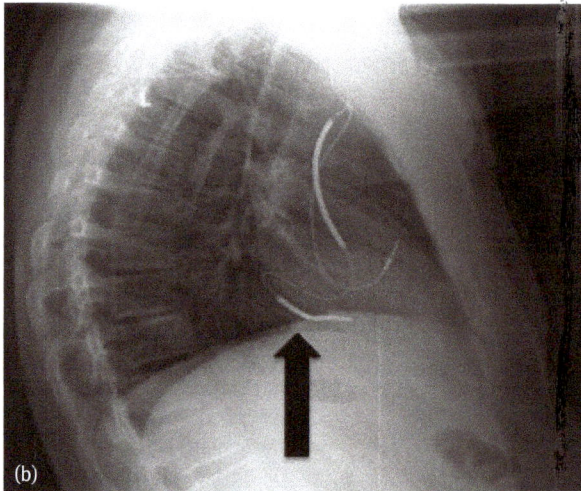

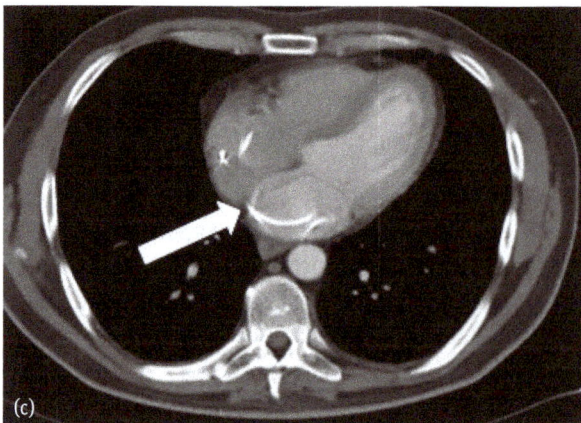

Abb. 15.6: Linksventrikulär fehlplatzierte Sonden stellen vor allem bei vorliegendem Verdacht auf thrombotische Auflagerungen auf der Sonde ein Risiko für thrombembolische Ereignisse dar. Es muss im Einzelfall entschieden werden, ob die Sonde transvenös oder offen chirurgisch extrahiert wird [27],[28].

15.7 Sondendysfunktion

Sondendysfunktionen treten zumeist im Langzeitverlauf auf. Kleemann et al. haben bei 990 konsekutiven Patienten die jährliche Rate an ICD-Sondendefekten in Abhängigkeit der Nachbeobachtungsdauer bestimmt. Sie konnten zeigen, dass nach 5 Jahren 15 % und nach 8 Jahren 40 % der untersuchten ICD-Sonden einen Defekt aufwiesen. Nach 10 Jahren stieg die jährliche Rate an Sondendysfunktionen auf 20 % an. Bei 33 % der Patienten waren inadäquate Schockabgaben die klinische Erstmanifestation von Sondendefekten; weit überwiegend handelte es sich um Isolationsdefekte [29].

In einer weiteren Studie von Eckstein et al. wurde bei 1317 ICD-Patienten die kumulative Rate an ICD-Sondendysfunktionen mit der Notwendigkeit für eine chirurgische Revision mit 1,8 % nach 3 Jahren, 2,5 % nach 5 Jahren und 4,6 % nach 10 Jahren angegeben. Die mediane Follow-up Zeit betrug in dieser Studie 6,4 Jahre und 315 Patienten verstarben im Follow-up Zeitraum ohne vorherige Sondenfehlfunktion. 76 % der Patienten mit ICD-Sondendefekten zeigten inadäquate Schockabgaben [30].

Im Zusammenhang mit Sondendysfunktionen gab es bislang zwei spezifische Sondenmodelle, die besonders hohe Defektraten aufwiesen (Medtronic Sprint Fidelis, St. Jude Medical Riata). Beide Sonden wurden aufgrund dieser Problematik vom Markt zurückgezogen [31],[32],[33],[34],[35]. Bei der St. Jude Medical Riata Sonde kommt es häufig zu einer Externalisierung von Leiterkabeln durch die äußere Isolationsschicht. Dieses Phänomen wird auch als „*Inside-out*-Abrasion" bezeichnet. Parvathaneni et al. beschrieb bei einem Drittel von 87 Patienten mit Riata-Sonden nach einer durchschnittlichen Implantationsdauer von 5,9 ± 3,45 Jahren in der fluoroskopischen Untersuchung einen strukturellen Sondendefekt mit externalisierten Leitern; elektrische Auffälligkeiten bestanden bei 31 % [34].

Sondendysfunktionen können an elektrischen Auffälligkeiten (z. B. Impedanzveränderungen, Stimulationsverlust, Reizschwellenanstieg, Under- oder Oversensing, Artefaktsensing, etc.) erkannt werden. Auch muss bei Patienten mit inadäquaten Schockabgaben eine Sondendysfunktion vermutet werden [29],[30]. Es gibt jedoch auch Fälle von defekten Sonden ohne erkennbare elektrische Auffälligkeiten [36].

Neben der Überprüfung der elektrischen Funktion einer Sonde, sind die Röntgenuntersuchung und die Fluoroskopie für die Detektion von Sondendefekten wichtige diagnostische Methoden. Die Kabel-Externalsierung der Riata-Sonde kann in vielen Fällen in einer Röntgen-Thorax-Untersuchung in zwei Ebenen oder fluoroskopisch dargestellt werden (Abb. 15.7) [34].

Therapeutisch kann entweder eine dysfunktionelle Sonde stillgelegt werden und eine zusätzliche Sonde implantiert werden oder es kann die defekte Sonde extrahiert werden und durch eine neue Sonde ersetzt werden. Welche therapeutische Maßnahme im einzelnen Fall zum Zuge kommt, hängt von einer individuellen Nutzen-Risiko-Abwägung für den einzelnen Patienten ab und muss mit dem Patienten besprochen werden. Die Stilllegung von defekten Sonden hat gegenüber der Sondenextraktion in solchen Fällen kurzfristig gesehen den Vorteil eines niedrigeren Operationsrisikos,

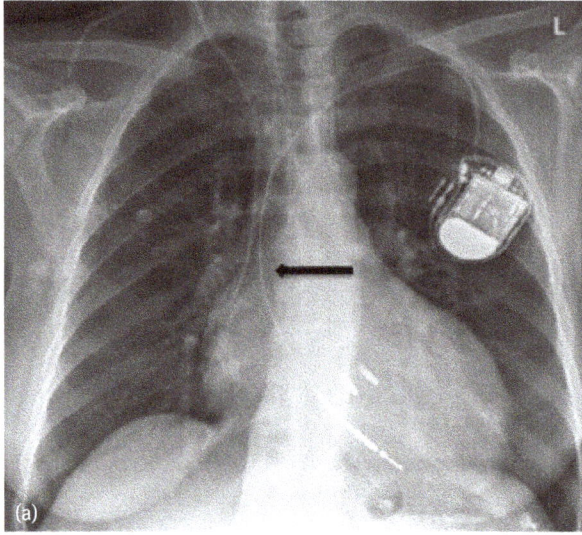

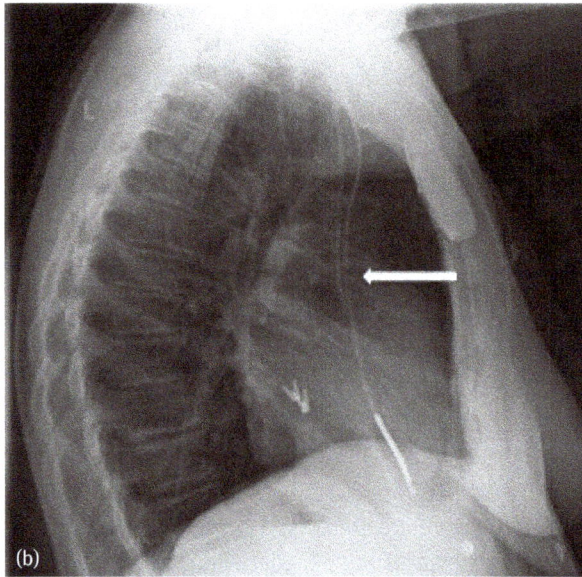

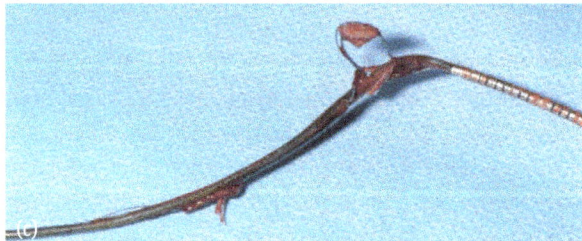

Abb. 15.7: (a) PA-Projektion, (b) laterale Projektion der Röntgen-Thorax-Untersuchung einer Patientin mit externalisierter (Pfeile) St. Jude Medical Riata-Sonde. (c) Extrahierte St. Jude Medical Riata ICD-Sonde mit einer sogenannten „Inside-out-Abrasion".

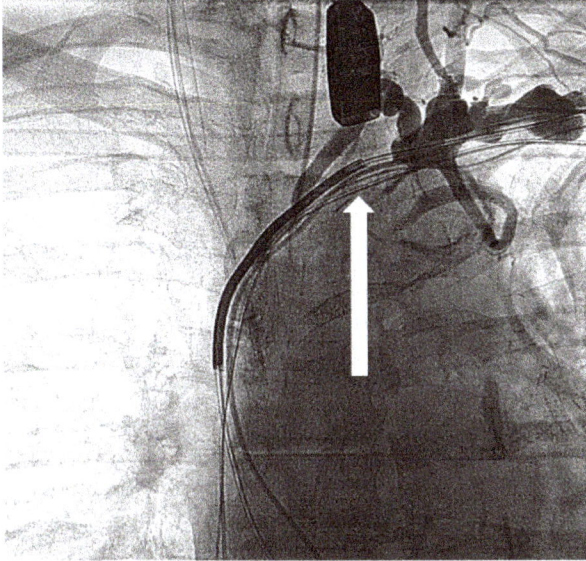

Abb. 15.8: Kontrastmitteldarstellung eines thrombotischen Verschlusses der V. anonyma bei vier liegenden Sonden.

hat aber gleichzeitig langfristig gesehen den Nachteil von potenziellen zukünftigen Risiken [37]. Bei den heutzutage sehr guten Ergebnissen von transvenösen Sondenextraktionsprozeduren in spezialisierten Zentren mit hohen Erfolgs- und niedrigen Komplikationsraten [38],[39[,[40],[41], sollte vor allem bei jungen Patienten ein proaktives Vorgehen hinsichtlich der Extraktion von defekten Sonden favorisiert werden. Auch gilt es zu Bedenken, dass die zusätzliche Implantation von neuen Sonden, insbesondere bei Patienten mit einer bereits hohen Sondenlast (z. B. CRT-Systeme, CCM-Systeme), letztlich durch die hohe Anzahl von Sonden zu Verschlüssen von venösen Gefäßen führen kann (Abb. 15.8). Hinsichtlich der „Riata"-Problematik gibt es ein Positionspapier der Deutschen Gesellschaft für Thorax-, Herz- und Gefäßchirurgie im Konsens mit der Deutschen Gesellschaft für Kardiologie, Herz- und Kreislaufforschung, in dem die oben aufgeführten Punkte zusammengefasst sind [42]. In erster Linie zählt für das Vorgehen nach ausführlicher Aufklärung die Entscheidung des Patienten.

15.8 Koronarvenensinus-Dissektion

Aufgrund anatomischer Gegebenheiten kann es bei der Sondierung des Koronarvenensinus oder bei dem Platzierungsversuch einer linksventrikulären Sonde in einer Zielvene zu einer Dissektion des Koronarvenensinus kommen. Ahsan et al. berichteten in einer Studie mit 402 Patienten, welche ein CRT-System erhalten haben, über 12 Patienten (2,9 %) mit frustraner LV-Sonden-Platzierung aufgrund anatomischer Schwierigkeiten im Bereich des Koronarvenensinus und über 3 Patienten (0,7 %) mit frustraner LV-Sondenplatzierung aufgrund einer Dissektion des Koronarvenensinus [43].

Das Auftreten einer Dissektion kann die weitere Platzierung einer linksventrikulären Sonde unmöglich machen. Es empfiehlt sich, den Eingriff an dieser Stelle
abzubrechen und entweder nach „Ausheilen" der Dissektion (ca. 4 Wochen später)
einen erneuten Versuch der Platzierung einer linksventrikulären Sonde via Koronarsinus zu unternehmen oder eine epikardiale LV-Sondenplatzierung durchzuführen.
Trotz aufgetretener Dissektion kann es gelingen, den Eingriff mit erfolgreicher Platzierung einer transvenösen linksventrikulären Sonde abzuschließen (Abb. 15.9). In
beiden Fällen muss zwingend ein relevanter Perikarderguss echokardiographisch
ausgeschlossen werden.

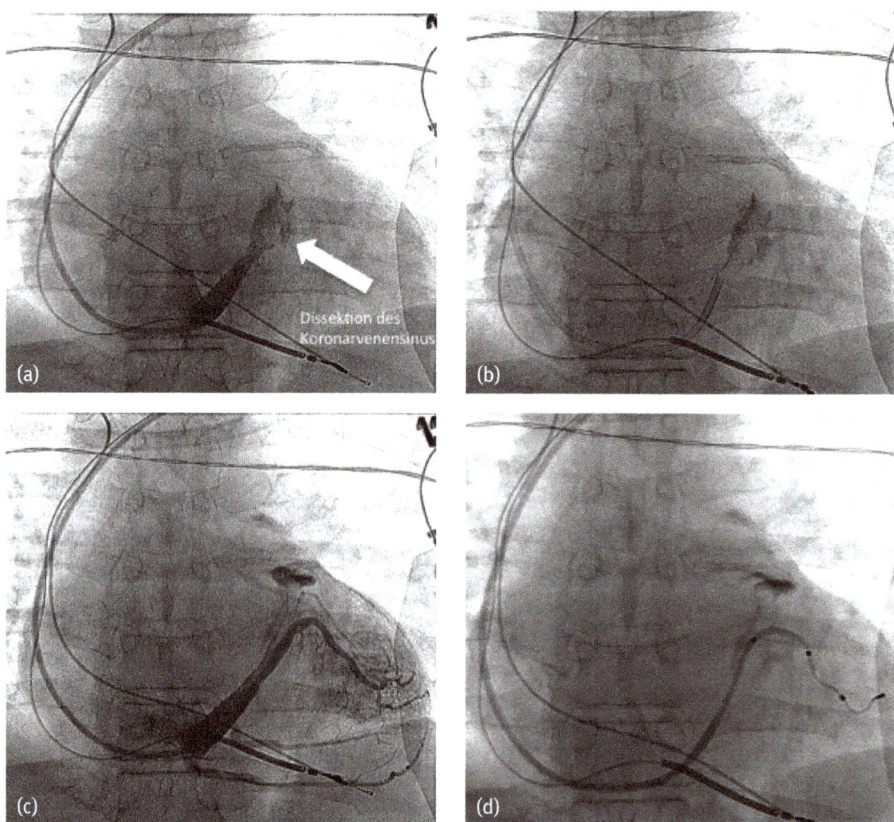

Abb. 15.9: Dissektion des Koronarvenensinus im Rahmen einer Aufrüstung auf ein CRT-ICD-System.
(a), (b) Darstellung eines Kontrastmitteldepots als Ausdruck einer Dissektion des Koronarvenensinus nach Kontrastmittelinjektion in den Koronarvenensinus. (c) Kontrastmitteldarstellung einer
lateralen Zielvene über einen selektiven Sondierungskatheter. (d) Erfolgreiche Platzierung einer
quadripolaren linksventrikulären Sonde über den selektiven Sondierungskatheter trotz stattgehabter Dissektion des Koronarvenensinus.

Literatur

[1] Kirkfeldt RE, Johansen JB, Nohr EA, et al. Complications after cardiac implantable electronic device implantations: an analysis of a complete, nationwide cohort in Denmark. Eur Heart J. 2014;35:1186–1194.

[2] Palmisano P, Accogli M, Zaccaria M, et al. Rate, causes, and impact on patient outcome of implantable device complications requiring surgical revision: large population survey from two centres in Italy. Europace. 2013;15:531–540.

[3] Voigt A, Shalaby A, Saba S. Continued Rise in Rates of Cardiovascular Implantable Electronic Device Infections in the United States: Temporal Trends and Causative Insights. Pacing Clin Electrophysiol. 2010;33:414–419.

[4] Nof E, Epstein LM. Complications of cardiac implants: handling device infections. Eur Heart J. 2013;34:229–236.

[5] Greenspon AJ, Patel JD, Lau E, et al. 16-Year Trends in the Infection Burden for Pacemakers and Implantable Cardioverter-Defibrillators in the United States. J Am Coll Cardiol. 2011;58:1001–1006.

[6] Nielsen JC, Gerdes JC, Varma N. Infected cardiac-implantable electronic devices: prevention, diagnosis, and treatment. Eur Heart J. 2015;36:2484–2490.

[7] Ahmed FZ, James J, Cunnington C, et al. Early diagnosis of cardiac implantable electronic device generator pocket infection using 18F-FDG-PET/CT. Eur Heart J Cardiovasc Imaging. 2015;16:521–530.

[8] del Rio A, Anguera I, Miro JM, et al. Surgical treatment of pacemaker and defibrillator lead endocarditis: the impact of electrode lead extraction on outcome. Chest. 2003;124:1451–1459.

[9] Wilkoff BL, Love CJ, Byrd CL, et al. Transvenous Lead Extraction: Heart Rhythm Society Expert Consensus on Facilities, Training, Indications, and Patient Management. Heart Rhythm. 2009;6:1085–1104.

[10] Baddour LM, Epstein AE, Erickson CC, et al. Update on Cardiovascular Implantable Electronic Device Infections and Their Management: A Scientific Statement From the American Heart Association. Circulation. 2010;121:458–477.

[11] Markewitz A. Annual report 2013 of the German cardiac pacemaker and defibrillator register— Part 2: implantable cardioverter-defibrillators. Herzschr Elektrophys. 2015;26:399–423.

[12] Kirkfeldt RE, Johansen JB, Nohr EA, et al. Pneumothorax in cardiac pacing: a population-based cohort study of 28 860 Danish patients. Europace. 2012;14:1132–1138.

[13] Markewitz OPDA. Jahresbericht 2013 des Deutschen Herzschrittmacher- und Defibrillatorregisters, Teil 2 – Implantierbare Cardioverter-Defibrillatoren. Herzschr Elektrophys. 2015;26:1–25.

[14] Steffel J, Hurlimann A, Starck C, et al. Long-Term Performance of Modern Coronary Sinus Leads in Cardiac Resynchronization Therapy. Indian Pacing Electrophysiol. 2014;14:112–120.

[15] Behar JM, Bostock J, Zhu Li AP, et al. Cardiac Resynchronization Therapy Delivered Via a Multipolar Left Ventricular Lead is Associated with Reduced Mortality and Elimination of Phrenic Nerve Stimulation: Long-Term Follow-Up from a Multicenter Registry. Journal Cardiovasc Electrophysiol. 2015;26:540–546.

[16] Forleo GB, Mantica M, Di Biase L, et al. Clinical and procedural outcome of patients implanted with a quadripolar left ventricular lead: Early results of a prospective multicenter study. Heart Rhythm. 2012;9:1822–1823.

[17] Kydd AC, Khan FZ, Watson WD, et al. Prognostic Benefit of Optimum Left Ventricular Lead Position in Cardiac Resynchronization Therapy. JACC Heart Fail. 2014;2:205–212.

[18] Lin H, Zhou Y, Xu G. Predictors for cardiac resynchronization therapy response. Int Heart J. 2014;55:256–263.

[19] Buiten MS, van der Heijden AC, Klautz RJM, et al. Epicardial leads in adult cardiac resynchronization therapy recipients. A study on lead performance, durability, and safety. Heart Rhythm. 2015;12:533–539.
[20] Chen LU, Fu H, Pretorius VG, et al. Clinical Outcomes of Cardiac Resynchronization with Epicardial Left Ventricular Lead. Pacing Clin Electrophysiol. 2015;38:1201–1209.
[21] Kirkfeldt RE, Johansen JB, Nohr EA, et al. Complications after cardiac implantable electronic device implantations: an analysis of a complete, nationwide cohort in Denmark. Eur Heart J. 2014;35:1186–1194.
[22] Rajkumar CA, Claridge S, Jackson T, et al. Diagnosis and management of iatrogenic cardiac perforation caused by pacemaker and defibrillator leads. Europace. 2017 Jun 1;19(6):1031–1037
[23] Migliore F, Zorzi A, Bertaglia E, et al. Incidence, Management, and Prevention of Right Ventricular Perforation by Pacemaker and Implantable Cardioverter Defibrillator Leads. Pacing Clin Electrophysiol. 2014;37:1602–1609.
[24] Hirschl DA, Jain VR, Spindola-Franco H, et al. Prevalence and Characterization of Asymptomatic Pacemaker and ICD Lead Perforation on CT. Pacing Clin Electrophysiol. 2007;30:28–32.
[25] Cano Ó, Andrés A, Alonso P, et al. Incidence and predictors of clinically relevant cardiac perforation associated with systematic implantation of active-fixation pacing and defibrillation leads: a single-centre experience with over 3800 implanted leads. Europace. 2017;19(1):96-102.
[26] Huang X-M, Fu H-X, Zhong LI, et al. Outcomes of Lead Revision for Myocardial Perforation After Cardiac Implantable Electronic Device Placement. J Cardiovasc Electrophysiol. 2014;25:1119–1124.
[27] Ohlow M-A, Roos M, Lauer B, et al. Incidence, predictors, and outcome of inadvertent malposition of transvenous pacing or defibrillation lead in the left heart. Europace. 2016;18:1049–1054.
[28] Gelder BM, Bracke FA, Oto A, et al. Diagnosis and Management of Inadvertently Placed Pacing and ICD Leads in the Left Ventricle: A Multicenter Experience and Review of the Literature. Pacing Clin Electrophysiol. 2000;23:877–883.
[29] Kleemann T, Becker T, Doenges K, et al. Annual Rate of Transvenous Defibrillation Lead Defects in Implantable Cardioverter-Defibrillators Over a Period of >10 Years. Circulation. 2007;115:2474–2480.
[30] Eckstein J, Koller MT, Zabel M, et al. Necessity for Surgical Revision of Defibrillator Leads Implanted Long-Term: Causes and Management. Circulation. 2008;117:2727–2733.
[31] Liu J, Brumberg G, Rattan R, et al. Class I recall of defibrillator leads: A comparison of the Sprint Fidelis and Riata families. Heart Rhythm. 2012;9:1251–1255.
[32] Ellis CR, Rottman JN. Increased rate of subacute lead complications with small-caliber implantable cardioverter-defibrillator leads. Heart Rhythm. 2009;6:619–624.
[33] Duray GZ, Israel CW, Schmitt J, et al. Implantable cardioverter-defibrillator lead disintegration at the level of the tricuspid valve. Heart Rhythm. 2008;5:1224–1225.
[34] Parvathaneni SV, Ellis CR, Rottman JN. High prevalence of insulation failure with externalized cables in St. Jude Medical Riata family ICD leads: Fluoroscopic grading scale and correlation to extracted leads. Heart Rhythm. 2012;9:1218–1224.
[35] Schmutz M, Delacrétaz E, Schwick N, et al. Prevalence of asymptomatic and electrically undetectable intracardiac inside-out abrasion in silicon-coated Riata® and Riata® ST implantable cardioverter–defibrillator leads. Int J Cardiol. 2013;167:254–257.
[36] Lakshmanadoss U, Lahoda D, Deshmukh P. Riata lead failure with normal electrical lead parameters and normal fluoroscopic appearance. J Interv Card Electrophysiol. 2012;36:87–89.
[37] Maytin M, Epstein LM, Henrikson CA. Lead Extraction Is Preferred for Lead Revisions and System Upgrades: When Less Is More. Circulation Arrhythm Electrophysiol. 2010;3:413–424.

[38] Maytin M, Epstein LM, Henrikson CA. Lead Extraction Is Preferred for Lead Revisions and System Upgrades: When Less Is More. Circulation Arrhythm Electrophysiol 2010;3:413–424.

[39] Bongiorni MG, Soldati E, Zucchelli G, et al. Transvenous removal of pacing and implantable cardiac defibrillating leads using single sheath mechanical dilatation and multiple venous approaches: high success rate and safety in more than 2000 leads. Eur Heart J. 2008;29:2886–2893.

[40] Kennergren C, Bjurman C, Wiklund R, et al. A single-centre experience of over one thousand lead extractions. Europace. 2009;11:612–617.

[41] Starck CT, Steffel J, Caliskan E, et al. Clinical performance of a new bidirectional rotational mechanical lead extraction sheath. Europace. 2015.

[42] Osswald B, Israel C, Burger H, et al. Stellungnahme der Arbeitsgruppe Elektrophysiologische Chirurgie der Deutschen Gesellschaft für Thorax-, Herz- und Gefäßchirurgie zu den Empfehlungen der Deutschen Gesellschaft für Kardiologie (Arbeitsgruppe Rhythmologie) im Umgang von Patienten mit ICD-Elektroden Riata und Riata ST der Firma St. Jude Medical. Z Herz Thorax Gefäßchir. 2014;28: 5–7.

[43] Ahsan SY, Saberwal B, Lambiase PD, et al. An 8-year single-centre experience of cardiac resynchronisation therapy: procedural success, early and late complications, and left ventricular lead performance. Europace. 2013;15:711–717.

Teil III: **Revisionen bei kardialen elektronischen Rhythmusimplantaten**

16 Grundlagen Revision

Brigitte Osswald

Prinzipiell bedeutet die Revision jegliche erneute Eröffnung eines bereits operativ versorgten Bereiches. Somit zählt streng genommen auch jeglicher Aggregatwechsel zu einer Revision. Da Aggregatwechsel bei den jeweiligen Kapiteln gesondert aufgeführt sind, sind im Folgenden unter Revision im Wesentlichen Elektrodenextraktionen, Systemaufrüstungen und Elektrodenwechsel zusammengefasst. Die Revisionschirurgie stellt mitunter die höchsten Ansprüche an die Erfahrung des durchführenden Teams und erfordert eine umfassende technische und räumliche Ausstattung sowie die intensive interdisziplinäre Kooperation zur optimalen Patientenversorgung.

Die Fibrosierung von Elektroden verläuft individuell sehr unterschiedlich. Einerseits gibt es Elektroden, die innerhalb von wenigen Monaten über den gesamten Sondenverlauf vollständig adhärent sind und aggressive Methoden zur Extraktion erfordern. Auf der anderen Seite kann es vorkommen, dass auch Jahrzehnte nach Implantation Elektroden durch simple Traktion entfernt werden können. Eine sichere Diagnose des Fibrosierungsgrades ist mit derzeitigen bildgebenden Verfahren noch nicht möglich. Daher empfiehlt sich, vor Beginn einer Revision stets den *worst case* anzunehmen. Hierbei handelt es sich um Elektroden, die massiv im Bereich des gesamten Venensystems sowie im Bereich der kardialen Strukturen adhärent, gegebenenfalls sogar kalzifiziert sind. Wenngleich heute einige „Risikofaktoren" für die Schwierigkeit der Sondenentfernung bekannt sind, besteht selbst beim scheinbar „einfachen" Befund bei jedem Versuch einer Elektrodenextraktion das Risiko von intraoperativen Verletzungen vaskulärer und / oder kardialer Strukturen.

16.1 Historie

In den letzten 40 Jahren haben sich sehr unterschiedliche Verfahren für die Sondenextraktion etabliert. Bereits früh nach den endokardialen Elektrodenimplantationen ergab sich vorwiegend bei lokalen oder systemischen Infektionen das Problem der Sondenextraktion. War die manuelle Traktion nicht erfolgreich, kam wie beispielsweise von Schmidt et al. [1] beschrieben, die Dauerzugtherapie durch Konnektion eines Gewichtes (z. B. Ringerflasche) an das aus der Wunde hervorluxierte proximale Elektrodenende als gangbarer Weg. Immerhin bei 8 von 9 Patienten erreichte die Applikation einer Zuglast zwischen 130 und 520 g, dass innerhalb von 1–10 Tagen die Elektrode vollständig entfernt wurde. Bei einem Patienten verblieb nach 18-tägigem Dauerzug ein 5 Jahre altes Elektrodenfragment, das jedoch erfolgreich mit einer Schlinge geborgen wurde. Bitgutay et al. veröffentlichten 1968 die erfolgreiche Elektrodenextraktion mit einer kontrollierten Zuglast von 454 g, bzw. 908 g bei zwei Patienten in weniger als einer Stunde [2]. Heute überblicken wir Patienten, deren

https://doi.org/10.1515/9783110431964-016

Elektroden über 20 Jahre implantiert sind sowie Patienten, die bereits in der Wachstumsperiode transvenöse Elektroden erhalten haben. Weiterhin stellen hochkomplexe Systeme mit multiplen Elektroden, abgeschnittene Elektroden und bereits erfolgte beidseitige Implantationen eine Herausforderung dar. Insofern hat zwar auch heute noch der manuelle Zug für Elektroden, die weniger adhärent sind, seinen Stellenwert, jedoch ist ein breites Armentarium verfügbar, um die Elektroden möglichst risikoarm vollständig zu bergen.

16.2 Leitlinien bzw. Positionspapier

Für eine Revision muss im Vorfeld abgeschätzt werden, welches Vorgehen für den Patienten angewendet werden kann, welches das Sinnvollste bei minimalem Risiko darstellt. Somit bedeutet Revision nicht zwangsläufig Sondenextraktion. Es müssen im Wesentlichen zwei Indikationsklassen beachtet werden:
1. Infektionen, bei denen bis auf wenige Ausnahmen die vollständige Elektrodenextraktion anzustreben ist.
2. Dysfunktionen, bei denen potenziell die dysfunktionale Elektrode in situ verbleiben kann.

Es gibt jedoch auch eine Fülle von weiteren Indikationen für Sondenextraktionen. Die Empfehlungsgrade für die Sondenextraktion sind in Tab. 16.1 zusammengefasst [5].

Tab. 16.1: Indikationen mit ihrer Empfehlungsgraden zur Sondenextraktion.

I	Mindestens zwei Blutkulturen sind vor der Antibiotikagabe bei Patienten mit Verdacht auf Systeminfektionen (Endokarditis und Tascheninfektion) abzunehmen, um bei antibiogrammgerechter Therapie die Dauer der Antibiotikagabe zu minimieren.
I	Bei der Systemexplantation ist Material zu gewinnen, um anhand der von Tasche und Elektroden gewonnenen Kulturen eine zielgerichtete Therapie unter Minimierung der Notwendigkeit einer Antibiotikatherapie zu ermöglichen.
I	Eine periprozedurale transösophageale Echokardiographie (TEE) wird empfohlen, um gegebenenfalls die Größe, Beschaffenheit und das potenzielle embolische Risiko von Vegetationen zu ermitteln.
I	Die Evaluation von Patienten mit nachgewiesenen Systeminfektionen sollte durch einen Arzt mit besonderer Expertise bezüglich Systeminfektionen und Sondenextraktionen erfolgen.
I	Eine antibiogrammgerechte Behandlung für Patienten mit Systeminfektion wird empfohlen.
I	Die vollständige Entfernung von Elektroden und Aggregat wird bei Patienten mit nachgewiesener Systeminfektion empfohlen.
I	Die vollständige Entfernung von epikardialen Elektroden und Patchelektroden wird empfohlen, sofern infizierte Flüssigkeit (Pus) um die intrathorakalen Elektrodenanteile nachgewiesen wird.

Tab. 16.1: (Fortsetzung) Indikationen mit ihrer Empfehlungsgraden zur Sondenextraktion.

I	Die vollständige Systementfernung wird für Patienten mit Klappenendokarditis auch ohne gesicherte Beteiligung von Elektrode(n) und / oder Gerät empfohlen.
I	Die vollständige Gerät- und Elektrode(n)-Entfernung wird bei Patienten mit persistierender Bakteriämie oder Pilzerkrankung trotz adäquater Antibiotikatherapie und keiner weiteren identifizierbaren Infektionsquelle empfohlen.
I	Ein vorsichtiges Abwägen bei Vorhandensein weiterer Implantate ist im Rahmen der Beurteilung der Richtigkeit einer Systementfernung und der weiteren Therapieplanung empfehlenswert.
I	Klinisch relevante thromboembolische Ereignisse, die einem Thrombus auf einer Elektrode oder einem Elektrodenfragment zugeordnet werden können und anderweitig nicht behandelbar sind.
I	Die Elektrodenentfernung ist für Patienten mit V. cava superior-Stenose oder -Verschluss empfohlen, die die Insertion einer notwendigen neuen Elektrode verhindern.
I	Die Elektrodenentfernung ist für Patienten mit geplanter Stentimplantation in eine Vene mit bereits implantierter Elektrode empfohlen, um das Einklemmen der Elektrode zwischen Venenwand und Stent zu verhindern.
I	Elektrodenentfernung als Teil einer Behandlungsstrategie für Patienten mit V. cava superior-Stenose oder -Verschluss mit erheblichen Symptomen.
I	Es ist empfehlenswert, bei Stilllegen der Elektrode die Retraktion des verbleibenden Elektrodenkörpers zu vermeiden und die Integrität soweit zu erhalten, dass eine künftige transvenöse Extraktion möglich bleibt.
I	Vor Beginn des Eingriffs ist mit dem Patienten zu klären, ob eine Elektrode stillzulegen oder zu entfernen ist. Risiken und Vorteile beider Vorgehensweisen sollten diskutiert und die Entscheidung stets die Präferenz des Patienten, Komorbiditäten, den künftigen Gefäßzugang und zur Verfügung stehende Programmierungsoptionen enthalten.
I	Empfehlung der Elektrodenextraktion bei lebensbedrohlichen Arrhythmien, die durch Elektrodenreste bedingt sind.
I	Extraktionsprogramme und Operateur-spezifische Informationen bezüglich Anzahl, klinischer Erfolgsrate für die Sondenentfernung und -extraktion sollten vorgehalten und mit dem Patienten vor jeglicher Sondenentfernung diskutiert werden.
IIa	Ein TEE kann auch für Patienten mit Tascheninfektionen und negativer Blutkultur für die Evaluation potenzieller Vegetationen zur Beurteilung derer Größe, Beschaffenheit und embolischem Risiko hilfreich sein.
IIa	Bei Verdacht auf eine Systeminfektion kann die Evaluation durch Ärzte mit besonderer Expertise bezüglich Systeminfektionen und Sondenextraktionen hilfreich sein.
IIa	Chronischer Schmerz im Bereich der Implantationsstelle, der erhebliche Beschwerden verursacht, weder medikamentös, noch chirurgisch therapierbar ist und für den es keine akzeptable Alternative gibt.

Tab. 16.1: (Fortsetzung) Indikationen mit ihrer Empfehlungsgraden zur Sondenextraktion.

IIa	Die Sondenentfernung kann erwogen werden, wenn eine ipsilaterale Venenokklusion den Zugang für die notwendige Platzierung einer weiteren Elektrode verhindert.
IIa	Sofern ipsilateral mehr als vier Elektroden oder über die V. cava superior mehr als fünf Elektroden zu liegen kommen.
IIa	Elektrodenextraktionen können erwogen werden, wenn die Lokalisation des Systems mit einer Tumorbehandlung interferiert.
IIa	Bei Interferenzen stillgelegter Elektroden mit dem aktuell aktiven System.
IIa	Bei Elektroden mit höheren als erwarteten Fehlerraten (≤ 0,4 %/Jahr für ICD-Elektroden, ≤ 0,2 %/Jahr für Herzschrittmacher-Elektroden).
IIa	Die Sonden-Stilllegung oder -Entfernung kann eine hilfreiche Strategie darstellen, wenn die Elektrode klinisch unnötig ist oder nicht funktioniert.
IIb	Zusätzliche Bildgebung kann hilfreich sein, um die Diagnose einer Tascheninfektion oder Elektrodeninfektion zu erleichtern, wenn sie durch andere Methoden nicht gesichert werden kann.
IIb	Die Sondenextraktion kann erwogen werden, wenn es sich um Elektroden handelt, deren Bauart oder Fehlfunktion für den Patienten ein zusätzliches Risiko bedeutet, wenn die Elektrode in situ verbleibt.
IIb	Erleichtern des Zugangs zu einer MRT-Untersuchung. Hier kann die Entfernung sämtlicher Elektroden, die das System daran hindern, MRT-Fähigkeit zu erhalten, notwendig sein (stillgelegte Elektroden, Elektrodenfragmente etc.).
IIb	Die Elektrodenextraktion von funktionierenden, nicht von einem Rückruf betroffenen Herzschrittmacher- und / oder ICD-Elektroden kann für Patienten im Rahmen einer gemeinsamen Entscheidungsfindung erwogen werden.

Bei Patienten mit einer erwarteten Lebensdauer von weniger als 15 Jahren empfiehlt sich bei nicht-infizierten Systemen und Elektrodendefekt die Implantation einer zusätzlichen Elektrode unter Isolation und Belassen der dysfunktionalen Elektrode. Besteht ein ipsilateraler Gefäßverschluss ist abzuwägen, ob durch partielle oder vollständige Extraktion über transvenöse Extraktionsverfahren ein Kanal für die Aufnahme eines Seldingerdrahtes geschaffen wird. Alternativ sind Verfahren wie die kontralaterale oder epikardiale Implantation bei der Risikoabwägung zu prüfen.

16.3 Maßnahmen einer Revision

Die Maßnahmen einer Revision richten sich nach dem Befund und können somit isoliert oder in Kombination, gegebenenfalls auch im Sinne einer Eskalationsstrategie angewandt werden.

16.3.1 Aggregat-/Sondenverlagerung

Patienten mit Bestrahlungsfeldern, die in das Gebiet des Schrittmachers hineinreichen oder auch Lokalbefunde mit drohender Perforation ohne jegliche stattgehabte oder akute Entzündungszeichen sowie Personen, die beispielsweise nach Gewichtsabnahme das Gerät „stört", erfordern die Wiedereröffnung der Tasche und eine Verlagerung von Gerät und Elektrodenresten entsprechend den Anforderungen. Selten wird das „Wandern" eines Aggregates vom Patienten selbst ausgelöst und erfordert ebenfalls eine Fixation. In Abb. 16.1 ist ein Befund unmittelbar postoperativ und 23 Monate später ohne Reoperation dargestellt. Der Patient hat das Aggregat mit dem Konnektor „umgeklappt", so dass die resultierende Elektrodenstreckung nicht einer unzureichenden Operationstechnik anzulasten ist.

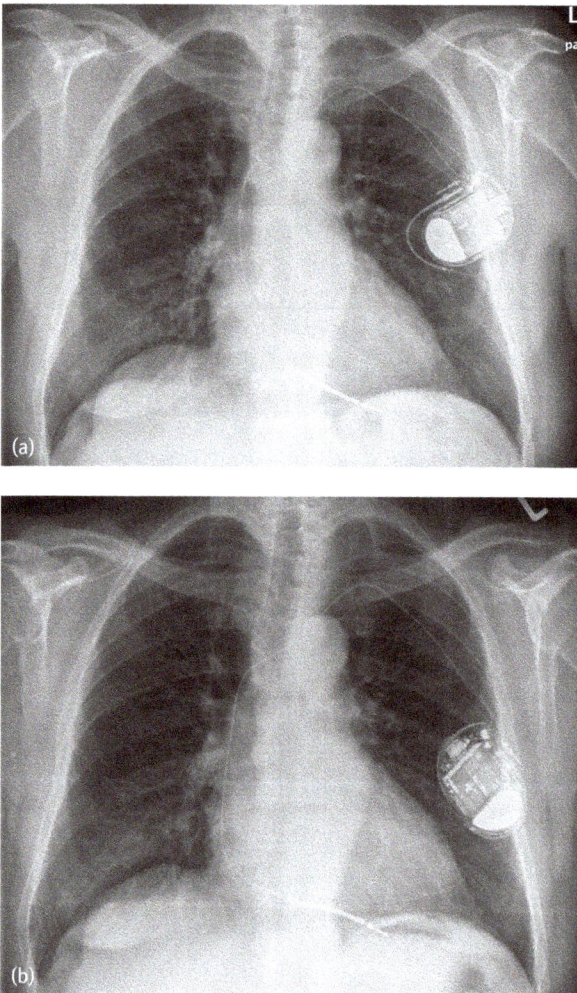

Abb. 16.1: Drehung des Aggregates ohne erneute Operation (Konnektorlage invers zum postoperativen Status vgl. (a) Unmittelbar postoperativ und (b) 23 Monate später ohne zwischenzeitlich erfolgte Reoperation.

16.3.2 Dysfunktionale Elektroden

Jede Elektrode hat eine begrenzte „Haltbarkeit", insofern kann nach ca. 15–20 Jahren eine Elektrodendysfunktion auch bei optimaler Implantationstechnik und „normaler" Beanspruchung des Schultergürtels auftreten. Weitaus früher sind Revisionen bei entsprechender Implantationstechnik (Fixation direkt um die Isolation, sehr fester Zug im Bereich des Sleeve, Lage der Elektrodenreste im Kantenbereich der Aggregate, Punktion der V. subclavia etc.) zu erwarten. Allerdings sind auch patientenbedingte Besonderheiten nicht selten Grund einer Elektrodendysfunktion (Fibrose im Bereich der elektrisch aktiven Elektrodenspitze, Verkalkung im Bereich des Venensystems und der Gerätetasche, Interventionen mit der Gefahr einer Sondendislokation bei zentralvenösen Zugängen oder Schleusen, herzchirurgische Eingriffe etc.). Zu diesen Faktoren kommen einige, glücklicherweise wenige Bauweise- oder Chargen-bedingte Rückrufe von Elektroden, die strukturelle und / oder elektrische Auffälligkeiten zeigen.

Generell stellt sich bei dysfunktionalen Elektroden die Frage, ob sie belassen oder entfernt werden. Der Trend geht heute dahin, Elektroden eher zu entfernen, um bei späteren Komplikationen, die dann ggf. zu einer Extraktion zwingen (z. B. Infektion), nicht das Risiko einer dann noch älteren zu entfernenden Elektrode einzugehen. Bei Patienten mit einer zu erwartenden Lebensdauer < 15 Jahre empfiehlt sich, das Risiko der Extraktion und der damit möglicherweise verbundenen Morbidität gegen die Wahrscheinlich des Auftretens einer langfristigen Komplikation abzuwägen. Elektroden, die ein Alter von 15 Jahren überschritten haben, sind von Isolationsdefekten und Leiterbrüchen häufiger als neu implantierte Elektrode betroffen. Letztlich ist wenig relevant, ob eine Materialermüdung eintritt oder die permanente hohe physikalische Beanspruchung der Auslöser ist; implantierte Elektroden werden nach und nach dysfunktional und müssen bei gegebener Indikation erneuert werden. Da heute das Alter von Patienten per se schlecht als Grenze genommen werden kann, zudem „weiche Faktoren" wie die Lebensqualität und Komorbidität in die Überlegungen einzubeziehen sind, erscheint die Faustregel der o. g. 15 Jahre, die auch im Positionspapier der DGTHG für den Umgang von Patienten mit Riata®-Elektroden dokumentiert sind, pragmatisch [3].

16.3.2.1 „Alte" Elektroden mit zunehmend schlechteren Elektrodenwerten
Sich langsam verschlechternde oder stärker schwankende Elektrodenwerte (Sensingabfall, Reizschwellenanstieg) weisen auf einen beginnenden Elektrodendefekt hin. Spätestens beim nächsten Aggregatwechsel ist zu prüfen, ob simultan eine neue Elektrode indiziert ist. Bei abhängigen Patienten sind Verschlechterungen der Sondenwerte kritischer als bei Patienten mit weitgehend erhaltenem Rhythmus zu sehen. Insofern ist zumindest bei Patienten mit stattgehabter Synkope oder fehlender Ei-

genfrequenz eher früher als zu spät eine Indikation zum Elektrodenwechsel gegeben (auch vor Erreichen des Geräte-Austauschkriteriums).

Bei Patienten, deren Lebenszeit 15 Jahre oder kürzer einzuschätzen ist, empfiehlt sich, eine weitere Elektrode ipsilateral zu implantieren (Abb. 16.2). Dies kann vor allem bei Systemen mit mehr als einer Elektrode durch Thrombosierung im Bereich der V. subclavia erheblich erschwert sein. Manchmal gelingt zwar auch bei phlebographisch nachgewiesenem Verschluss die Insertion eines Seldingerdrahtes, aber eine Venendarstellung hilft zumindest grob präoperativ einzuschätzen, ob eine ipsilaterale Elektrodenimplantation ohne weiteres möglich ist. Ist dies der Fall, empfiehlt

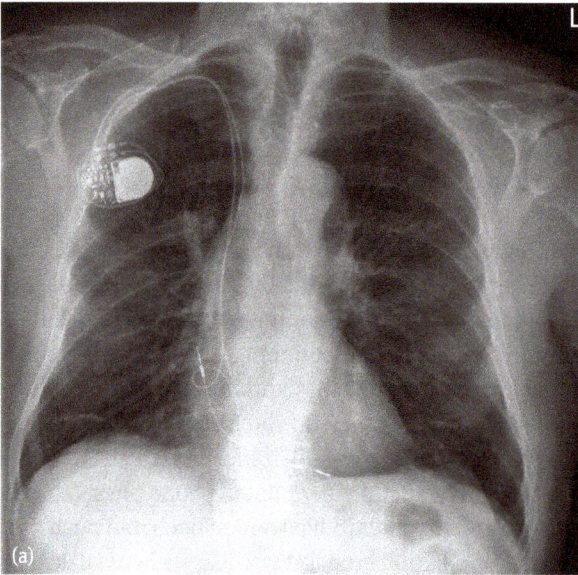

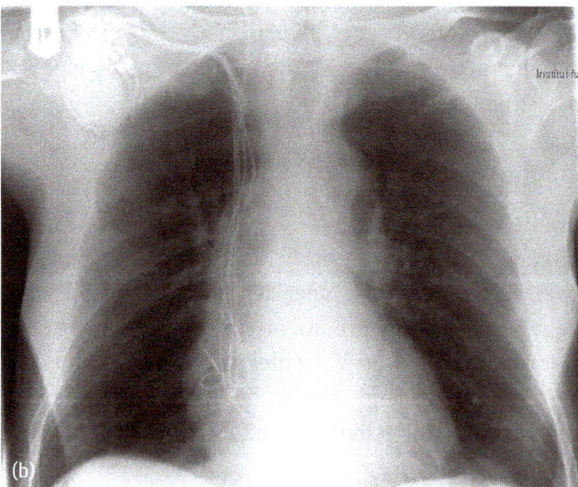

Abb. 16.2: Implantation zusätzlicher Elektroden bei Patienten mit hohem Extraktionsrisiko ohne Klasse-I-, bzw. Klasse IIa-Indikation zur Extraktion; (a) präoperativer Situs, (b) postoperativ.

sich, die alte Elektrode ohne Durchschneiden bzw. Kürzen mit einer Blindkappe zu isolieren und dorsal des Gerätes zu platzieren. Besteht ein sehr langer Elektrodenrest, der dazu führt, dass die Tasche extrem prominent wird, kann entweder durch Subpektoralverlagerung oder Durchtrennen der Elektrode unter Belassen eines mindestens 5–10 cm langen Elektrodenrestes und Blindkappenverschluss die verbleibende Elektrode lege artis stillgelegt werden. Zu beachten ist, dass selbst bei Verwenden MRT-fähiger Materialen der aktiven Komponenten, jegliche stillgelegte Elektrode die MRT-Fähigkeit ausschließt.

Nicht selten ist jedoch auch bei vermeintlich „offener" V. subclavia eine mit dem Draht unüberwindliche Stenose vorhanden oder es besteht ein Verschluss des Gefäßes. Hier ist mit dem Patienten zu besprechen, dass gegebenenfalls die dysfunktionale Elektrode als „Schiene" für die Implantation einer neuen Elektrode verwendet wird. Hierbei kann die Elektrode mittels Schleusen entweder als Leitstruktur bis zur Überwindung der Stenose / des Verschlusses verwendet und belassen werden, oder es wird im Weiteren versucht, die alte Elektrode komplett zu entfernen und durch eine neue zu ersetzen. Die fibrotischen Adhäsionen sind im oberen Venensystem sehr oft deutlich ausgeprägter als in den kardialen Strukturen; daher ist die Prognose des Schwierigkeitsgrades während der Sondenentfernung oder der geplanten Nutzung einer alten Elektrode als „Schiene" praktisch unmöglich. Präoperativ ist es daher wenig plausibel, sich auf das ein oder andere Vorgehen festzulegen, insbesondere dann, wenn die Elektrode deutlich leichter als gedacht zu entfernen ist. In jedem Fall sind auch bei vagen Versuchen der Elektrodenentfernung sämtliche Vorkehrungen zu treffen, die bei Extraktionen notwendig sind (siehe Kap. 17).

16.3.2.2 Infektionen

Zu Infektionen zählen Elektroden-Endokarditiden und Infektionen im Bereich der Tasche, bzw. Fisteln mit Bezug zur Gerätetasche. Sehr viele Patienten mit chronischem Schmerz im Bereich der Tasche weisen eine latente Infektion auf. Die Infektion ist im Gegensatz zu dysfunktionalen Elektroden wesentlich aggressiver zu therapieren, da nur die vollständige Entfernung des einliegenden Fremdmaterials die Sanierung des Infektes ermöglicht.

Es gibt vereinzelt noch Versuche, durch „Kappen", bzw. Kürzen der Elektroden bis in den Bereich des Venensystems bei Tascheninfektionen eine Heilung zu erreichen, jedoch ist seit vielen Jahren bekannt und belegt, dass Infektionen im Zusammenhang mit Schrittmachern und ICDs nur durch konsequente Entfernung des gesamten Systems sicher beherrscht werden können [4]. Durch eine massive Elektrodenkürzung kann es unter Umständen unmöglich werden, die Elektrode transvenös zu entfernen.

16.4 Risikofaktoren bei Systeminfektionen

Im Positionspapier der Heart Rhythm Society [5] sind zahlreiche Risikofaktoren benannt, die das Auftreten und die Schwere einer Systeminfektion beeinflussen. Es handelt sich um drei Kategorien, von denen die größte patientenbedingte Faktoren umfasst:

1. Patientenbedingte Risikofaktoren im Rahmen einer Systeminfektion
    Wie bei vielen Eingriffen, stehen hier Alter, Niereninsuffizienz, Dialysepflichtigkeit, Diabetes mellitus, Herzinsuffizienz und die chronisch obstruktive Lungenerkrankung. Wichtig sind jedoch auch präprozedurales Fieber, Malignom- und Hauterkrankungen, die Einnahme von Immunsuppressiva, vorausgegangene Systeminfektion und die Einnahme von Antikoagulantien.
2. Eingriffbedingte Faktoren
    −   Jegliche Form der Revision (Batteriewechsel, Upgrade, Elektroden- oder Taschenrevision), aber auch Taschenhämatome, längere Operationsdauern, unerfahrene Operateure der ICD (versus Herzschrittmacher) und das Fehlen einer prophylaktischen Antibiose spielen für das Auftreten einer Systeminfektion eine wesentliche Rolle.
3. Hochvirulente Keime (beispielsweise Staphylokokken) führen ebenfalls gehäuft zu klinisch apparenten Systeminfektionen.
    Das Hauptproblem der Systeminfektionen besteht darin, dass die Keime an der Oberfläche von Gerät und Elektrode(n) einen Biofilm bilden, der eine erhebliche Resistenz gegenüber gängigen Antibiotika besitzt.

16.5 Werkzeuge für die Sondenextraktion

Abhängig vom Grad der Fibrosierung im Bereich des Sondenkörpers und der Elektrodenbauart lassen sich Elektroden leichter oder weniger leicht extrahieren. Obwohl bereits nach wenigen Monaten die Adhäsionen bereits so stark ausgeprägt sein können, dass sie sich nicht ohne Hilfsmittel entfernen lassen, ist bis zu einem Jahr in der Regel die Verwendung einer Stabilisation des inneren Leiters (Stylet oder *lead locking device*) ausreichend, um eine Elektrode mit geringem Zug zu entfernen. Gelingt dies nicht, ist zunächst zu prüfen, ob die Indikation für weiterführende Maßnahmen besteht (Infektion, Patientenwunsch). Erst dann ist die Verwendung mechanischer Hülsen, kontrolliert drehender Schleusen oder von elektrischen sowie Laserschleusen indiziert. Welche Art des Werkzeugs Verwendung findet, unterliegt der persönlichen Präferenz und Erfahrung. Generell empfiehlt sich mit weniger aggressiven Methoden zu beginnen und bei deren Versagen zu eskalieren. Da „aggressivere" Methoden wie beispielsweise mechanische Schleusen mit außenliegenden Schneiden nicht nur Adhäsionen lösen können, sondern auch die Sondenintegrität bedrohen und ein höheres Verletzungspotential des umliegenden Gewebes bedeuten, ist es wenig sinnvoll, diese als ersten Schritt einzusetzen. Sobald die Integrität der zu extrahierenden Elektrode nicht mehr gewährleistet ist, wird die transvenöse Extraktion umso schwieriger bis unmöglich. Die Eskalatiosstrategie ist bei geplantem Verbleib funktioneller Elektroden umso wichtiger, um Beschädigungen dieser Elektroden zu vermeiden. Je mehr Techniken vom Operateur, bzw. einem Team vor Ort beherrscht werden, umso mehr Möglichkeiten bestehen, eine optimale Versorgung des Patienten zu gewährleisten.

Im Folgenden sind die gängigen Techniken aufgeführt, wobei die Reihung nicht das Vorgehen der Eskalation abbildet.

16.5.1 Sondenstabilisation

Das Ziehen an einer Elektrode ohne Stabilisation des Innenleiters führt relativ rasch zu einer irreversiblen Zerstörung des Innenleiters. Insofern ist unabhängig vom weiteren Vorgehen die Stabilisation des Innenleiters die Voraussetzung für jegliche transvenöse Sondenexplantation.

16.5.1.1 Stylet

Aus diesem Grund ist bei jeglichem Zugmanöver mindestens die Insertion eines Stylet (= Mandrin) erforderlich, das normalerweise für die Implantation der Elektrode verwendet wird. Das Stylet sollte der Sondenlänge entsprechen, um das gesamte Innenlumen zu schützen. Jegliches weitere Verfahren wird deutlich schwieriger, wenn die Innenleiterstabilisation nicht gelingt; vor allem bei Brüchen des Innenleiters kann dies ausgesprochen schwierig sein.

16.5.1.2 Lead locking device

Derzeit wird von zwei Herstellern ein spezieller Draht zur Innenleiterstabilisation angeboten. Der Liberator® von Cook Medical ist unabhängig vom Elektrodeninnenlumen in einer Größe erhältlich und fixiert die Elektrode ausschließlich im distalen Bereich (bei freier Durchgängigkeit des Innenlumens Elektrodenspitzen-nah).

Ein weiteres Modell gibt es in unterschiedlichen Stärken und kann nach Ausmessen dem Innenlumen angepasst verwendet werden. Hierbei handelt es sich um das LLD® von Spectranetics / Phillips, das in vier Stärken angeboten wird und das Innenlumen der zu extrahierenden Elektrode mit einem retrahierbaren Stent über die gesamte Elektrodenlänge ausfüllt.

16.5.2 Mechanische, von Hand gesteuerte Extraktionshülsen

Bereits 1990 beschrieben Byrd et al. eine Extraktionstechnik unter Verwendung von Teleskophülsen, um durch Rotation dieser Hülsen eine Präparation der Elektrode bis zur Elektrodenspitze zu ermöglichen und somit die auf das Myokard einwirkende Kraft nicht großflächig, sondern auf den unmittelbar Elektrodenspitzen-nahen Bereich zu begrenzen. Auch er verwendet bereits zu diesem Zeitpunkt die unter Kap. 16.5.1.2 verwendete Stabilisierung des Innenleiters. Da die Erfolgsrate bei dem Vorgehen über die V. cava superior bei ca. 71 % der Elektroden erfolgreich war, konnte durch Anwenden einer transfemoralen Technik mittels Schlingen, Elektroden gefasst und ebenfalls über entsprechende Hülsen extrahiert werden. Limitationen dieser Methode bestehen einerseits in der recht langen Präparationsdauer, während derer permanent eine Durchleuchtung notwendig ist. Bei massiven Adhäsionen und Kalzifikationen hat diese Methodik erhebliche Schwächen.

16.5.3 Mechanisch kontrolliert drehende Schleusen

Mittlerweile gibt es eine Vielzahl unterschiedlicher mechanisch kontrolliert drehender Schleusen mit sehr unterschiedlicher Aggressivität. Der „Tight rail®" der Fa. Spectranetics / Phillips besitzt einen abgerundeten Metallkonus am Ende der Hülse; bei Auslösen des Mechanismus tritt bidirektional aus dem Innenlumen der sehr flexiblen Hülse eine wenig scharfe, kronenartige Fräse hervor und kann leichtere bis mittelgradige Adhäsionen sehr nahe am Elektrodenkörper lösen.

Der nach außen gerichtete, messerscharfe und bezüglich der Hülse nur wenig flexible „Evolution®" von Cook Medical bietet für das Durchdringen massiver Verkalkungen Vorteile, jedoch ist bei Anwendung dieser Hülse in der Regel der Erhalt umliegender Elektroden kaum möglich.

Die kontrolliert drehenden Hülsen können mit einer Außenhülse kombiniert werden und damit, ähnlich wie unter Kap. 16.5.2 beschrieben, auch eine manuelle Anwendung der Hülse erfolgen. Zwischen den beiden genannten „Extremen" auf dem Markt befindlicher kontrolliert drehender Hülsen gibt es weitere Modelle beider Hersteller. Für die Handhabung dieser Schleusen werden von beiden Firmen Schulungen angeboten, die vor der ersten Anwendung dringend zu empfehlen sind.

16.5.4 Elektrische Schleusen

Derzeit gibt es nur eine elektrochirurgische Schleuse auf dem Markt („Perfecta®", Fa. Cook). Dieses System erzeugt eine eher lineare Dissektion zwischen der Spitze des inneren Schleusenanteils und einem Bipol an der Spitze der äußeren Hülse und entspricht damit einem bipolaren Elektrokauter (Radiofrequenz); auf der aktuellen

Produktliste der Firma ist die Schleuse allerdings nicht mehr enthalten. Von Neuzil et al. wurde der bisher einzige randomisierte Vergleich zwischen der Verwendung der unter Kap. 16.5.2 beschriebenen Teleskophülsen und Verwendung der elektrischen Schleuse veröffentlicht, der eine Erfolgsrate für die elektrochirurgische Schleuse von 93 % versus 73 % der manuellen Teleskophülse ergab; das Elektrodenalter lag im Mittel bei etwas über 6 Jahren [6]. Insgesamt wird bzw. wurde dieses Verfahren im Gegensatz zu den mechanisch kontrolliert drehenden Schleusen und der Lasertechnik deutlich seltener angewandt.

16.5.5 Laserschleusen

Zurzeit gibt es eine Firma, die Laserschleusen zur Sondenextraktion anbietet („SLS II®", „Glidelight®" der Fa. Spectranetics / Phillips). Die Lasertechnologie wird seit 1999 angewandt. Die Energieabgabe erfolgt zirkulär am Schleusenende. Der im Ultraviolettbereich arbeitende sogenannte „kalte Laser" erreicht eine Absorptionstiefe (Proteine und Lipide) von 0,05 mm. Über die Einstellung von Pulsrate (25–80 Hz) und Energie ist eine differenzierte Therapieabgabe möglich. Es stehen derzeit drei unterschiedliche Schleusengrößen jeweils mit 25–80 Hz (Glidelight®) zur Verfügung. Der Laser ist hocheffizient, sofern keine Kalzifikationen bestehen. Auch für die Anwendung der Lasertechnik werden vom Hersteller Fortbildungen angeboten (auch vor Ort Schulungen). Die Teilnahme erscheint nicht nur wünschenswert, sondern sie kann die „Lernkurve" erheblich verkürzen.

16.5.6 Fangschlingen und weiterführende Maßnahmen

Es stehen von verschiedenen Herstellern unterschiedliche Fangschlingen und Materialien zur Verfügung, mit denen transfemoral, transjugulär oder via V. subclavia Sonden in toto oder Sondenfragmente geborgen werden können.

16.6 Definitionen des Behandlungserfolges

Gemäß der NASPE-Empfehlungen [7] wird zwischen Sondenentfernung (Entfernung von Elektroden ungeachtet der angewandten Technik), Sondenexplantation (Manipulation einer Elektrode mittels Stylets und manueller Traktion bei Elektroden, die weniger als ein Jahr post implantationem zu entfernen sind) und Sondenextraktionen unterschieden (Sondenentfernung unter Verwendung spezieller Unterstützungssysteme).

Die Definition des „klinischen Erfolges" umfasst den „radiologischen" und „klinischen" Erfolg (Tab. 16.2) [7]. Vor allem bei infizierten Systemen ist die vollständige, rückstandslose Extraktion anzustreben. Bei nachweisbar verbliebenen Fragmen-

Tab. 16.2: Unterschiedliche Definitionen von „Erfolg" einer Sondenextraktion.

Radiologischer Erfolg	Vollständig	Entfernung sämtlichen Sondenmaterials aus dem Gefäßsystem	
	Partiell	Entfernung des Sondenmaterials bis auf kleine (≤ 4 cm) Fragmente des Leiters und / oder der Isolation	
	Misserfolg	Verbliebener Elektrodenrest einer Elektrode (> 4 cm) nach versuchter Entfernung	
Klinischer Erfolg	Erfolg: Erreichen sämtlicher klinischer Ziele einer Sondenentfernung, minimal:	1. Erfüllen der klinischen Indikation	a) Elimination einer Infektion, sofern die Infektion die Indikation zur Sondenextraktion war
			b) Schaffen eines Zuganges für neue Elektroden, sofern die Indikation in der Obliteration sämtlicher verfügbarer Venen bestand
			c) Entfernung des identifizierten Risikos, sofern die Indikation ein Elektrodenrückruf war
		2. Keine größeren Komplikationen	
		3. Rhythmuskontrolle	
	Misserfolg: Unfähigkeit, sämtliche klinischen Ziele zu erreichen.		

ten ist gegebenenfalls entweder die interventionelle Bergung über den femoralen, und / oder jugulären Zugang, möglicherweise auch eine minimal-invasive oder offen chirurgische Extraktion indiziert. Primäres Vorgehen und mögliche therapeutische Eskalationsstrategien sind stets Individualentscheidungen anhand der klinischen Befunde des Patienten.

16.7 Ein Wort der Vorsicht

Erfolg und Komplikationen jeglicher der angeführten Methoden sind extrem erfahrungsabhängig. Insofern ist ratsam, insbesondere potenziell risikoreiche Verfahren in spezialisierten Zentren durchzuführen und stets die Option einer offenen Extraktion über herzchirurgische Zugänge vor Ort vorhalten zu können. Dies nicht nur für die Beherrschung der potenziell innerhalb weniger Minuten deletären Komplikationen, sondern auch als *first-line* Verfahren bei speziellen Sondentypen, komplexer Vorgeschichte, sehr großen Vegetationen oder der Indikation für simultane herzchirurgische Maßnahmen (z. B. aorto-koronarer Bypass oder Klappenvitien).

Literatur

[1]   Schmidt G, Wirtzfeld A, Himmler FC, et al. Dauerzugbehandlung infizierter inkarzerierter Schrittmacherelektroden. Dtsch Med Wschr. 1980;105:1609–1614.

[2]   Bilgutay AM, Jensen NK, Schmidt WR, et al. Removal by traction of incarcerated transvenous pacemaker electrode. JAMA. 1968;203:154–155.

[3]   Osswald B, Israel C, Burger H et al. Stellungnahme der Arbeitsgruppe Elektrophysiologische Chirurgie der Deutschen Gesellschaft für Torax-, Herz- und Gefäßchirurgie zu den Empfehlungen der Deutschen Gesellschaft für Kardiologie (Arbeitsgruppe Rhythmologie) im Umgang von Patienten mit ICD-Elektroden Riata und Riata ST der Firma St. Jude Medical. Z Thorax Gefäßchir. 2014;28:5–7.

[4]   Molina JE. Undertreatment and Overtreatment of patients with infected antiarrhythmic implantable devices. Ann Thorac Surg. 1997;63:504–509.

[5]   Kusumoto FM, Schönfeld MH, et al. 2017 HRS expert consensus statement on cardiovascular implantable electronic device lead management and extraction. Heart Rhythm. 2017;14:e503–551.

[6]   Neuzil P, Taborsky M, Rezek Z, et al. Pacemaker and ICD lead extraction with electrosurgical dissection sheaths and standard transvenous extraction systems: results of a randomized trial. Europace. 2007;9:98–104.

[7]   Love CJ, Wilkoff BL, Byrd CL, et al. Recommendations for Extraction of chronically implanted transvenous pacing and defibrillator leads: Indications, Facilities, Training. PACE. 2000;23:544–551.

17 Präoperative Vorbereitungen bei Revisionseingriffen

Tibor Ziegelhöffer

Die präoperativen Vorbereitungen dienen insbesondere im Rahmen notwendiger Revisionseingriffe der Validierung beklagter Beschwerden oder Systemfehlfunktionen und somit der Diagnosefindung bzw. Diagnosebestätigung. Auf Basis einer gewissenhaften Vorbereitung können operative Strategien entwickelt und operative Ziele klar definiert werden. Während beispielsweise im Rahmen einer Infektionsbehandlung genaue Angaben zur klinischen Symptomatik (Fieber, Schüttelfrost), dem klinischen Patientenzustand (Operationsfähigkeit, Nebenerkrankungen, Prognose), dem Ausmaß einer Infektion (Tascheninfektion, Sondenendokarditis, Sepsis), dem Erregernachweis und bereits vorausgegangenen Therapien unabdingbar sind, stehen bei technischen Problemen die operativen Möglichkeiten zur Wiederherstellung einer regelrechten Systemfunktion im Vordergrund. Wichtig erscheint es in jedem Fall, präoperativ genaue Informationen zu den bereits implantierten Komponenten zu gewinnen, Kenntnis von anatomischen Veränderungen wie Gefäßverschlüssen oder komplexen Voroperationen zu erlangen, relevante Nebenerkrankungen (Klappenvitien oder behandlungsbedürftige koronare Herzerkrankungen) in die OP-Planung mit einzubeziehen und so die notwendigen operativen Voraussetzungen (operativer Zugang, HLM-Einsatz oder Standby, Möglichkeiten zur Eskalation der Extraktionsmethoden) eines Eingriffs sicher zu stellen. Nur auf diese Weise können die Voraussetzungen für effektive und komplikationsarme Eingriffe geschaffen und die gesteckten operativen Ziele mit einer hohen Wahrscheinlichkeit erreicht werden.

17.1 Anamnese

Die Erhebung einer differenzierten Anamnese erbringt zumeist erste Hinweise zur Indikation, Notwendigkeit und Dringlichkeit einer operativen Revision. Auch kann sie Art und Umfang des Eingriffes sowie die Auswahl der operativen Techniken beeinflussen.

Daher sollten Fragen nach möglichen, neu aufgetretenen Rhythmusstörungen, Synkopen, Präsynkopen oder Unwohlsein formuliert und durch Informationen zu Zeitpunkt und Lokalisation der Beschwerdesymptomatik, möglicherweise auslösenden Faktoren und einer eventuell bewegungsassoziierten Symptomatik ergänzt werden. Auf diese Weise ergeben sich mitunter erste Hinweise zur Kausalität der Beschwerden, wie beispielsweise ein stimulationssynchrones Pektoraliszucken auf einen extrathorakalen Isolationsdefekt hindeutet oder reproduzierbare Sondenfunktionsstörungen während Armbewegungen auf ein *subclavian crush* Syndrom hinweisen kann.

https://doi.org/10.1515/9783110431964-017

Insbesondere sollten bei Infektionsverdacht die Beschwerden intensiv bezüglich Schmerzen, Schwellung, Rötung, Lokalisation, Dauer und Dynamik sowie das Auftreten von rezidivierenden Fieberschüben oder Schüttelfrost hinterfragt werden. Zudem ist das Vorliegen und der zeitliche Zusammenhang zu eventuell vorausgegangenen Eingriffen (Aggregatwechsel, Zahnextraktion) oder Verletzungen (Nagelbettentzündung, Ulcus cruris) abzuklären, da diese Informationen wichtige Hinweise zur Infektionsgenese aufzeigen und kausale Ansätze für Behandlungsstrategien ergeben können.

Da Informationen zu Art und Zeitpunkt kardialer Implantate (Schrittmacher, Eventrekorder, CCM-System, usw.) oftmals nur unvollständig vorliegen, sollten diese Informationen mit dem Patienten abgeklärt werden. Häufig lassen sich so genauere Informationen zu Zeitpunkt, der Anzahl und den Gründen vorausgegangener Eingriffe erfragen. Die Erfahrung zeigt, dass sich oftmals zwar Angaben zum letzten Eingriff, wie einem Aggregatwechsel in den bereitgestellten Arztbriefen finden, leider jedoch detaillierte Angaben zu Alter, Art und Anzahl der implantierten Sonden fehlen. Gerade diese Informationen sind aber für die operative Strategieplanung elementar und erlangen im Rahmen von Sondenrevisionen eine besondere Bedeutung, da sie beispielsweise bereits vorab auf relevante Hindernisse der Sondenzugangswege hindeuten können. Ebenfalls sind Zeitpunkt, Ort und Ergebnis der letzten Aggregatkontrollen zu erfragen und entsprechende Dokumente zur Systemfunktion, Programmierung, Batteriestand und Sondenfunktionen mit Messwerten zu sichten. Liegt der Zeitpunkt der letzten Aggregatkontrolle unangemessen weit zurück oder finden sich unvollständige bzw. widersprüchliche Angaben hierzu, so ist vor einer operativen Revision zwingend eine neuerliche Kontrolle durchzuführen. Ergeben sich spezielle Fragestellungen zu vorausgegangenen Eingriffen, empfiehlt es sich, vorausgegangene OP-Berichte anzufordern, da diese hilfreiche Informationen beinhalten können.

Soweit ein differenzierter Patient Angaben zur rhythmogenen Grunderkrankung (AV-Block, Sick-Sinus-Syndrom, ventrikuläre Tachykardien) nicht machen kann bzw. sich den Unterlagen nicht entnehmen lassen, sind diese gerade vor dem Hintergrund einer Elektroden- oder Aggregatentfernung/-wechsels erneut zu hinterfragen.

Vervollständigt wird die Anamnese durch Angaben zu relevanten, akuten oder chronischen Nebenerkrankungen (KHK, Klappenvitien, Niereninsuffizienz), diagnostischen Erkenntnissen (Thrombosen, Gefäßverschlüsse), Allergien (Kontrastmittel), Komplikationen bzw. Probleme bei vorausgegangenen Operationen oder Therapien und nicht zuletzt zu Folgen vorausgegangener Erkrankungen wie einem Apoplex oder einer Strahlentherapie. Diese Informationen können letztlich sogar in einer vollständig differenten OP-Strategie münden, wenn beispielsweise eine koronararterielle Bypassversorgung durch eine Sternotomie notwendig wird, kann der Eingriff mit einer Sondenextraktion oder der Anlage einer epikardialen Sonde kombiniert werden.

Letztlich sollten auch genaue Angaben zur bestehenden Medikation und insbesondere zu antiarrhythmischen Therapien erhoben werden. In Bezug auf operative Maßnahmen gilt es, ein besonderes Augenmerk auf die Einnahme von gerinnungshemmenden Substanzen zu werfen. Thrombozytenaggregationshemmer, Coumadine, Heparinderivate wie auch die Einnahme neuer oraler Antikoagulanzien (NOAKs) erfordern ein spezifisches, perioperatives Management (Pausen, Dosisreduktion, Bridgingkonzepte), um peri- oder post-operative Blutungskomplikationen zu reduzieren [1],[2],[3],[4].

17.2 Körperliche Untersuchung

Ausgangspunkt der weiteren Patientenbehandlung ist zumeist die körperliche Untersuchung. Sie dient dazu, Aufschluss über den Allgemeinzustand (regelrechte Vitalparameter, Operationsfähigkeit, zusätzliche Gebrechen, Beschwerdeumfang und -lokalisation) zu erlangen und um bei Revisionseingriffen kardialer Rhythmusimplantate einen Eindruck über den aktuellen Zustand von Aggregattasche und implantierten Komponenten zu gewinnen. Gerade in diesem spezifischen operativen Teilbereich ist die Lage des Aggregates und seiner Komponente sorgfältig zu inspizieren. Ein besonderes Augenmerk ist hierbei auf erfolgte oder drohende kutane Perforationen, erhabene Implantatanteile (hervorstehende Nahthülsen, prolabierte Sondenschleifen oder Aggregatanteile) sowie die Schichtdicke des Implantat-überdeckenden Gewebes zu legen. Auch die subkutane bzw. subpektorale Verschiebbarkeit und Beweglichkeit der Implantate und ein mögliches Schmerzempfinden bei Berührung oder Druck ist kritisch zu werten. Die ipsilaterale Extremität sollte schmerzfrei und in vollem Umfang, ohne Blockaden aktiv und passiv bewegt werden können. Nicht selten berühren Aggregate unter Elevation des Armes schmerzhaft die Klavikula und führen so zu Periost-Reizungen oder ein in die Axilla luxiertes Aggregat verhindert schmerzhaft die Adduktion des Armes. Solche Beschwerden können Schonhaltungen und Gelenkfehlstellungen induzieren.

Weiterhin werden nicht selten während der körperlichen Untersuchung relevante Nebenerkrankungen bemerkt, die eine unmittelbare Konsequenz für die operative Strategie darstellen. So können beispielsweise zervikale Stauungszeichen oder pektoral gelegene, massive subkutane Gefäßzeichnungen (Caput medusae) als Ausdruck kaliberstarker Umgehungskreisläufe einen ersten Hinweis auf bestehende Gefäßverschlüsse (Vena subclavia Verschluss, Vena cava superior Syndrom) oder eine schwerwiegende Trikuspidalklappeninsuffizienz geben.

Insbesondere ist der Taschenbereich penibel auf Schwellungen, Rötungen oder eine Überwärmung zu überprüfen. Diese Beobachtungen können auf eine akute oder chronische Infektion hindeuten oder Ausdruck eines mechanisch induzierten Reizergusses auf Basis unangemessener Belastungen (Rucksackriemen) sowie Folge einer unbefriedigenden Implantation sein. Finden sich bereits eine perforierte Komponente oder offene Wundverhältnisse mit Sekretfluss, so sind Abstriche zur mikrobiologischen Untersuchung zu gewinnen. Besteht weiterhin die Möglichkeit zur PCR-Typisierungen, macht es Sinn, im Rahmen des geplanten Eingriffes kleine Gewebsproben aus dem Wundbereich zu entnehmen und untersuchen zu lassen. Nicht selten gelingt es auf diese Weise, die Erreger zu identifizieren. Im Rahmen der präoperativen Vorbereitung ist zu beachten, dass von einer diagnostischen Taschenpunktion in den gegenwärtigen Leitlinien ausdrücklich abgeraten wird. Diese Maßnahme birgt ein hohes Risiko der Keimverschleppung und die diagnostische Aussagekraft ist aufgrund einer möglichen Probenkontamination als gering einzustufen [5].

17.3 Rhythmus- und Aggregatkontrolle

Vor jeder operativen Revision eines kardialen Herzrhythmusimplantates sollte zum einen eine Systemkontrolle erfolgen und zum anderen kritisch die Indikation dessen hinterfragt werden. Hierzu dient u. a. die Anfertigung eines 12-Kanal EKGs, welches bei Bedarf durch Provokationsmanöver (Arm-Schulter Bewegungen, tiefe Inspiration, Valsalva-Manöver oder Manipulationen an der Aggregattasche) ergänzt werden kann. Selbstverständlich ist der Hersteller des Implantates zu identifizieren und ein entsprechendes Programmiergerät bereitzustellen.

Die Schrittmacher-/ICD-Kontrolle sollte, neben dem programmierten Stimulationsmodus, eine funktionelle Überprüfung der aktiven Elektroden durch die neuerliche Bestimmung der Sondenmesswerte (Wahrnehmung, Reizschwelle, Widerstand) beinhalten und eine Aussage zur verbleibenden Batterielaufzeit ermöglichen. Im Rahmen dessen erfolgt die präoperativ erforderliche Überprüfung, ob ein ausreichender Spontanrhythmus (Sinusrhythmus, Kammerersatzrhythmus) bei Deaktivierung der Schrittmacherfunktion oder aber eine Schrittmacherabhängigkeit vorliegt. Hierzu können auch die im Aggregat gespeicherten Elektrokardiogramme dienen, die aufmerksam in Hinblick auf brady- und tachykarde Ereignisse, Herzfrequenzprofil und Elektroden- bzw. Stimulationsstatistiken (insbesondere den prozentualen rechtsventrikulären Stimulationsanteil) auszuwerten sind.

Bei implantierten Defibrillatorsystemen sollten weiterhin Anzahl und Häufigkeit von anhaltenden oder nicht anhaltenden Tachykardien, deren adäquate oder inadäquate Detektion (Over- bzw. Undersensing) und Therapie (antitachykarde Stimulation [ATP], Defibrillation) oder bestehende post-Schock Arrhythmien analysiert und dokumentiert werden. Weitere Informationen zur Aggregatfunktion können sich auch aus den abgegebenen Schockenergien, den Schock-Ladezeiten oder auch in vorzeitig beendeten Defibrillatorentladungen (*aborted* oder *diverted* Schocks) ergeben. Den Befunden entsprechend ist die mögliche Umrüstung eines Patienten auf ein subkutanes System zu prüfen.

Sind CRT-Systeme implantiert, ist weiterhin ein besonderes Augenmerk auf die Effektivität der Therapie zu legen, um mögliche *Non-responder* zu identifizieren. Gründe hierfür könnten eine ungeeignete Programmierung, eine suboptimale linksventrikuläre Sondenplatzierung oder eine defekte Elektrode sein. Diese Erkenntnisse finden zumeist eine direkte Berücksichtigung in der Planung der bevorstehenden operativen Vorgehensweise; bei Infektionen gegebenenfalls auch einer Re-Implantation.

17.4 Labordiagnostik

Vor jedem operativen Eingriff ist die Durchführung einer klinisch-chemischen Labordiagnostik obligat. Ein besonderes Augenmerk sollte neben dem Blutbild, den Elektrolyten und der Nierenfunktion auf die Gerinnungsparameter gelegt werden. Bei Patienten, die eine dauerhafte orale Antikoagulation benötigen, ist entweder ein zeitgerechtes Pausieren dieser, eine Bridgingmaßnahme (Phenprocoumon / Warfarin-Pause und vorübergehende Heparingaben) oder eine temporäre Reduktion der Einnahme mit dem Ziel einer passageren Reduktion des INR-Spiegels auf ein indikationsbezogen minimales Niveau durchzuführen. Gerade neuere Publikationen [1],[2],[3],[4] deuten auf einen Vorteil hin, wenn auf die klassische Heparin-Bridgingtherapie zu Gunsten einer perioperativen Reduktion des INR-Spiegels bei fortgesetzter Coumadin-Einnahme verzichtet wird.

Weiterhin sind Patienten prä-operativ auf das Vorliegen von chronischen oder akuten Infektionen laborchemisch zu untersuchen. Gerade bei vermuteten Systeminfektionen sind während der Blutuntersuchungen Entzündungsparameter wie Leukozytenanzahl, C-reaktives Protein (CRP) und ggf. Procalcitonin (PCT) zu bestimmen. Zu beachten ist allerdings, dass sich diese Parameter im Rahmen einer Tascheninfektion durchaus im Referenzbereich befinden können und daher nur bedingt zur Bestätigung der Diagnose dienen. Um einen Keimnachweis führen zu können, sollten zwei Sets an Blutkulturen und ggf. Wundabstriche entnommen werden. Wie bereits eingangs erwähnt, wird von einer diagnostischen Punktion einer suspekten Aggregattasche aufgrund der möglichen Keimverschleppung und Probenkontamination dringend abgeraten [5].

Grundsätzlich ist der Patient vor einem operativen Eingriff weiterhin auf das Vorliegen von ansteckenden Infektionen wie Hepatitis B/C und HIV zu screenen und Nasen- und Rachenabstriche sollten okkulte MRSA-Besiedelungen (Methicillin resistentes Staphylococcus aureus) ausschließen oder bestätigen. Die Ergebnisse dieser Untersuchungen führen zu entsprechenden, auch perioperativ relevanten hygienischen Maßnahmen wie beispielsweise einer Isolation, wie sie auch im Rahmen anderer operativer Eingriffe einzuhalten sind.

17.5 Antibiotische Therapie

Ist eine operative Revision auf Grundlage einer Diagnose von Tascheninfektion, Sondenendokarditis, Sonden assoziierten Klappenendokarditis oder generalisierten Sepsis indiziert, so sollte umgehend eine antibiotische Therapie nach der Entnahme

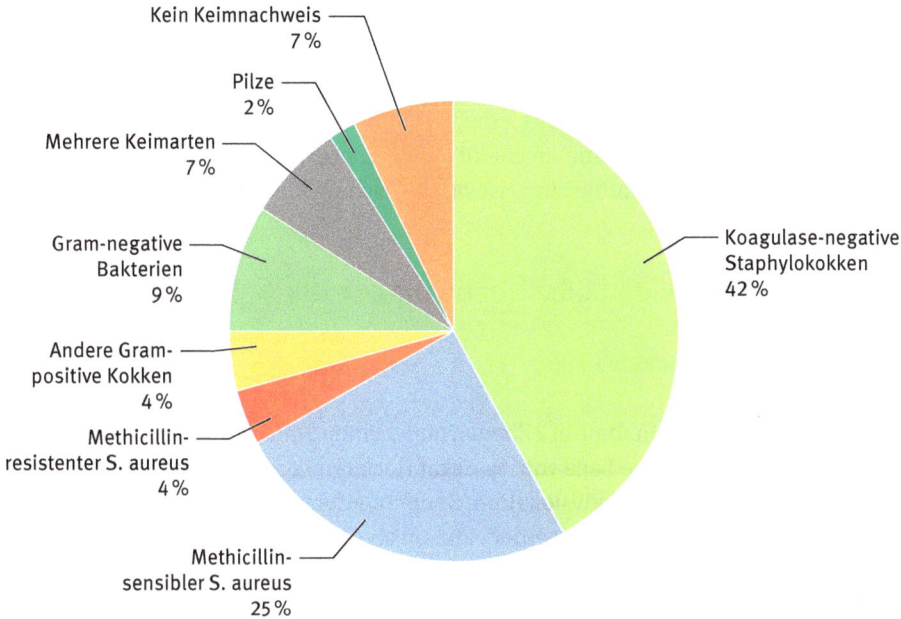

Kein Keimnachweis
7 %

Pilze
2 %

Mehrere Keimarten
7 %

Gram-negative
Bakterien
9 %

Andere Gram-
positive Kokken
4 %

Methicillin-
resistenter S. aureus
4 %

Methicillin-
sensibler S. aureus
25 %

Koagulase-negative
Staphylokokken
42 %

Abb. 17.1: Zu erwartendes Keimspektrum im Rahmen von Schrittmacher / ICD Infektionen (n = 189) Sohail et al. [6].

von mindestens zwei Blutkulturen durchgeführt werden. Dank umfangreicher Untersuchungen von Sohail et al. [6] liegen fundierte Informationen zum zu erwartenden Keimspektrum im Rahmen von Schrittmacher / ICD Infektionen (Abb. 17.1) vor. Diese Erkenntnisse fanden eine umgehende Würdigung in den Empfehlungen zur antibiotischen Therapie bei Infektionen kardialer Rhythmusimplantate [5]:

Initiale Therapie
– Die initiale Antibiotikatherapie sollte intravenös erfolgen und insbesondere Staphylokokken einschließen.
– Aufgrund einer hohen Methicillin Resistenz von Staphylokokkus aureus und epidermidis ist eine Vancomycin Therapie empfehlenswert.
– Im Falle einer tiefen Infektion ist ein antibiotisches Regime, vergleichbar zum Fall einer Klappenendokarditis, mit Vancomycin durchzuführen.
– Nach Keimnachweis ist die Antibiotikatherapie entsprechend umzustellen.

Dauer der Antibiotikatherapie
– Bei vorliegenden Tascheninfektionen sollte eine Antibiotikagabe für mindestens 10–14 Tage nach erfolgter Explantation erfolgen.
– Im Falle einer Taschenerosion ohne lokale oder systemische Entzündungsreaktionen sind 7–10 Tage Antibiotikatherapie empfehlenswert.

- Eine Schrittmacher / ICD bedingte Endokarditis erfordert ein umfangreiches, intravenöses Antibiotikaregime für 4–6 Wochen, vergleichbar einer Klappenendokarditis Therapie.
- Der Zeitpunkt zur Oralisierung einer Antibiotikatherapie sollte individuell bestimmt werden. Vernünftig erscheint eine Umstellung zum Zeitpunkt fallender systemischer Entzündungshinweise bei klinisch rückläufigen Symptomen.

17.6 Weiterführende bildgebende Diagnostik

17.6.1 Thorax-Röntgenaufnahme

Eine Röntgenthorax Aufnahme in 2 Ebenen bildet einen Standard in der präoperativen Diagnostik. So können die Lage von Aggregat (loco typico, Aggregatdislokation) und Sonden (loco typico, Sondendyslokation, Sondenperforation) beurteilt und eventuell stillgelegte Sonden identifiziert werden. Zudem ergeben sich Hinweise auf strukturelle Sondenschäden wie Leiterbrüche oder einer Externalisierung innerer Sondenleiter.

17.6.2 Phlebographie

Bekannt ist, dass die Häufigkeit venöser Gefäßverschlüsse mit der Anzahl an implantierten Elektroden steigt. So können bei entsprechendem Verdacht Gefäßverschlüsse oder signifikante Gefäßstenosen mit Hilfe einer Phlebographie bereits vor einem geplanten Revisionseingriff frühzeitig identifiziert bzw. ausgeschlossen werden. Diese Informationen haben einen unmittelbaren Einfluss auf die operative Methodenplanung.

17.6.3 Echokardiographie

Im Rahmen der kardialen Diagnostik und insbesondere im Vorfeld kardialer Eingriffe stellt die Echokardiographie eine der grundlegendsten und wichtigsten Untersuchungsmethoden dar. Ziele der Untersuchung sind die Beurteilung der Herzklappenfunktionen, der links- und rechtsventrikulären Pumpfunktion, die Dimensionierung der einzelnen Herzkammern und der Nachweis eventuell bestehender Herzinsuffizienzzeichen wie eines serösen Perikard- oder Pleuraergusses. Im Hinblick auf ausstehende Revisionseingriffe an kardialen Rhythmusimplantaten ergeben sich weiterhin spezifische Fragestellungen wie die Bestätigung bzw. der Ausschluss regelrechter Sondenlagen, die Identifikation von Sondenverwachsungen mit Gefäßwänden oder Herzklappen, die Detektion, Lokalisation und Größenbestimmung von Sonden- oder Herzklappenvegetationen sowie die Identifikation oder Ausschluss von Vorhofscheidewanddefekten (ASD) oder intrakardialer Thromben. Gerade diese Angaben sind für die Planung von Sondenrevisionen entscheidend, da z. B. Sondenvegetationen, wie sie im Rahmen von Sondenendokarditiden bestehen nur bis zu einer begrenzten Dimension perkutan extrahierbar sind. So finden sich in der Literatur Empfehlungen [5],[7],[8], die für Vegetationen kleiner 20 mm ein perkutanes und bei größeren als 30 mm ein offenes, chirurgisches Vorgehen favorisieren. Letztlich scheint jedoch eine starre Methodengrenze nicht sinnvoll und die Entscheidung sollte individuell anhand der echokardiographischen Einschätzung anhand der Fragilität, mehrdimensionaler Ausdehnung und Struktur der Vegetationen sowie des geschätzten Embolierisikos getroffen werden. Auch in Bezug auf die Indikationsstellung einer Sondenextraktion ist zu bedenken, dass der alleinige Nachweis von Auflagerungen auf Sonden ohne Hinweis auf eine vorliegende Infektion keine Indikation zur Sondenextraktion darstellt [7]. In etwa 5 % sind Vegetationen rein fibrösem und nicht infektiösen Ursprungs und erfordern keine Extraktion.

Weiterhin können echokardiographisch erhobene Befunde wertvolle Informationen zum perioperativen Einsatz von Extraktionshilfen wie Telescope-Devices, Fräsen oder Laser erbringen. Ein nachgewiesener ASD oder eine linksventrikulär (via offenes Foramen ovale) implantierte RV-Sonde bedingen beispielsweise ein erhöhtes Risiko zur arteriellen Embolisation. Durch einen eingebrachten Extraktionskatheter kann es zur arteriellen Luftembolie bzw. durch die mechanischen Extraktionsmanöver zum Lösen von Thromben oder Sondenvegetationen mit der Folge eines Apoplex kommen.

Auch beeinflussen nachgewiesene Vegetationen an Sonden oder der Trikuspidalklappe unmittelbar die operative Methodenwahl. Ist zum Beispiel ein Trikuspidalklappensegel strukturell durch eine Sondenverwachsung, eine Vegetation oder durch eine Klappenendokarditis derart verändert, dass diese operativ versorgt werden muss, so liegt die Entscheidung zum offen chirurgischen Vorgehen mittels medianer oder rechtslateraler Thorakotomie nahe.

Methodisch unterscheidet man in der Echokardiographie die transthorakale (TTE) von der transösophagealen Echokardiographie (TEE). Beide Methoden beinhalten Vor- und Nachteile. Während die TTE zumeist eine genaue Befundung eines Perikardergusses, die bessere Darstellung ventrikulärer Dysfunktionen bzw. -synchronien und eine leichtere Messung der pulmonal-vaskulären Drücke bei fehlender Invasivität erlaubt, zeichnet sich die TEE durch eine deutlich höhere Sensitivität in der Detektion von Vegetationen (90–96 % im Vergleich zum TTE mit 22–43 %), einem sichereren Nachweis von rechts- bzw. linksventrikulären Endokarditishinweisen, einer besseren Visualisierung proximaler Sondenvegetationen insbesondere in der Vena cava superior, und einer präziseren Detektion von perivaskulären Infektionen aus. Leider ist die TEE eine invasivere, nicht immer angenehme Untersuchungsmethode. Somit scheint das TTE eine gute Methode zur Eingangs- und Screeninguntersuchung sowie in der Verlaufskontrolle, während prä-, peri- sowie bedarfsweise postoperativ eine TEE aufgrund der höheren Sensitivität zu empfehlen ist.

17.6.4 Koronarangiographie

Bei begründetem Verdacht auf das Bestehen einer koronaren Herzerkrankung oder einer relevanten Progression dieser, ist präoperativ ein aktueller Koronarstatus zu erheben. Zum einen können so mögliche perioperative Komplikationen während eines Revisionseingriffs wie beispielsweise Ischämie bedingte, lebensbedrohliche Rhythmusstörungen vermieden und somit die Risiken des Eingriffs reduziert werden. Zum anderen mündet die Identifikation interventionsbedürftiger Koronarstenosen mitunter umgehend in einer Änderung der operativen Strategie. Bestehen beispielsweise hochgradige Koronarstenosen, so könnte primär eine Katheter gestützte PTCA ggf. mit dem Einbringen geeigneter Koronarstents und einer zweizeitigen operativen Revision des kardialen Rhythmusimplantates erfolgen oder aber eine kombinierte Behandlung beider Erkrankungen in einem Eingriff, wie eine koronararterielle Bypass Operation (CABG) mit einer gleichzeitigen Revision des Rhythmusimplantates.

17.6.5 Computer-Tomographie (CT)

Die Computer-Tomographie gehört nicht zur Basisdiagnostik von Primär- oder Revisionseingriffen im Bereich der kardialen Rhythmusimplantate. Sie kann dem Operateur aber gerade bei komplexen Krankheitsbildern mit zu erwartender, stark veränderter Anatomie durch die präzise Visualisierung wertvolle Informationen zur Durchführbarkeit liefern und mit Hilfe einer 3-D Rekonstruktion entscheidende Ansätze zur Methodenwahl des operativen Revisionseingriffs erbringen. So kann beispielsweise ein mittels CT diagnostizierter Verschluss der Vena cava superior eine wesentliche Änderung der operativen Strategie bedeuten und die primäre Anlage einer epikardialen Elektrode anstelle einer transvenösen zur Folge haben.

17.7 Aufklärung und Einverständniserklärung des Patienten

Wie vor jedem medizinischen Eingriff, ist der Patient auch vor Revisionseingriffen an kardialen Rhythmusimplantaten über die erhobenen Befunde, die Dringlichkeit, die Gründe der Operation, mögliche zu erwartende Schwierigkeiten (Gefäßverschlüsse, veränderte Anatomie), die geplanten Methoden und Risiken sowie über alternative Behandlungsmöglichkeiten ausführlich zu informieren. Gerade im Rahmen perkutaner Sondenextraktionen sind die Risiken wie Nerven- und Gefäßverletzungen mit gravierenden Blutungskomplikationen, Blutverlust und Fremdblutgaben, Herztamponade, Herz-Kreislaufstillstand, gravierende neurologische Folgeschäden (wie Apoplex oder ein hypoxischer Hirnschaden), eine notfallmäßige Thorakotomie, der Einsatz einer Herz-Lungen-Maschine sowie ein möglicher letaler Ausgang zu benennen [9]. Werden zum vorgeschlagenen operativen Vorgehen keine alternativen Behandlungsmethoden gesehen, so ist dem Patienten der weitere Krankheitsverlauf ohne Operation darzulegen, wie beispielsweise im Rahmen einer unbehandelten Sondenendokarditis von einer 30 %igen Letalität auszugehen ist. Das sogenannte Aufklärungsgespräch ist zeitlich so zu planen, dass dem Patienten eine ausreichende Bedenkzeit eingeräumt werden kann (zumindest über eine Nacht) und die Möglichkeit für erneute Rückfragen besteht. Es endet mit den schriftlichen Einverständnis- oder Ablehnungserklärungen für die Fachbereiche Chirurgie und Anästhesie, die vom Patienten und den aufklärenden, ausreichend fachkompetenten Ärzten mit Datum und idealerweise mit Angaben zur Uhrzeit und Länge des Gespräches unterzeichnet werden [10].

17.8 Operative Vorbereitungen

Der Umfang der operativen Vorbereitungen ist selbstverständlich von der Dringlichkeit des Eingriffs abhängig. Grundsätzlich haben die Maßnahmen zum Ziel, die operativen Risiken zu minimieren und die Erfolgsaussichten des Eingriffs zu erhöhen. So erfolgt üblicherweise nach abgeschlossener Diagnostik und Indikationsstellung die operative Planung, die nach der operativen Terminierung mit der Aufklärung des Patienten endet. Hiervon ausgenommen sind akute Notfallsituationen, die eine sofortige operative Versorgung fordern, wie beispielsweise akute Sonden-assoziierte lebensbedrohliche Zustände (Arrhythmien, Perforation etc.), eine Sondenendokarditis mit fulminanter Sepsis oder Sondenvegetationen mit akutem Embolierisiko.

17.8.1 Vorbereitung des Patienten

Im Rahmen eines elektiven Eingriffs sollte der Patient vor dem Eingriff für mindestens 6 Stunden nüchtern verbleiben. Zum Schutz vor einer Dehydratation können gerade in den Sommermonaten präoperativ intravenöse Volumengaben sinnvoll sein. Auch sind notwendige Medikamente sowie die anästhesiologische Prämedikation den Vorgaben der Anästhesie folgend zu applizieren. Ferner ist die perioperative Antikoagulation entsprechend den Vorgaben umzusetzen, ggf. laborchemisch zu kontrollieren und abhängig vom Konzept der perioperativen Antibiotikaprophylaxe diese noch vor dem Transport in den OP zu infundieren.

Insbesondere aber wenn eine Sondenextraktion unter Einsatz aktiver Extraktionsdevices (Fräsen, Laser) mit entsprechendem Komplikations- bzw. Blutungsrisiko einen Teil des Eingriffs darstellt, sollten bereits präoperativ entsprechende Blutgruppenbestimmungen durchgeführt und mindestens zwei Blutkonserven zur Operation bereitstehen. Dies kann gerade im Fall einer ungewöhnlichen Blutgruppe oder nachgewiesener irregulärer Antikörper und einer fehlenden Verfügbarkeit adäquater Blutkonserven zu einer vorsorglichen Verschiebung des elektiven Eingriffs führen.

Weiterhin sind zeitgerecht vor einem Eingriff die notwendigerweise operativ zugänglichen Körperareale (Oberkörper, aber ggf. auch die Leistenregion) von möglichen Kleberesten zu reinigen und die Körperbehaarung zu entfernen. Auch sollten präoperativ im Falle eines nicht sicher funktionsfähigen kardialen Rhythmusimplantats die Vitalparameter und der Herzrhythmus engmaschig, wenn möglich kontinuierlich telemetrisch überwacht werden.

17.8.2 Technische, apparative und personelle Voraussetzungen

Um operative Revisionseingriffe an kardialen Rhythmusimplantaten sicher und erfolgreich durchführen zu können, sind abhängig von der Art des Eingriffes, bestimmte technische und personelle Voraussetzungen zu erfüllen [8],[9],[11],[12].

–   Die Operation muss in einem Raum durchgeführt werden, der den gesetzlichen und insbesondere den hygienischen Anforderungen entspricht
–   und einen entsprechend ausgestatteten Anästhesiearbeitsplatz beinhalten:
    –   Narkose- und Beatmungsgerät
    –   Kontinuierliches Monitoring der Vitalparameter
    –   Kontinuierliche intravasale Blutdruckmessung
    –   Kontinuierliche Messung der Sauerstoffsättigung
    –   Ein kurzfristig verfügbares Labor zur Blutgasanalyse und Bestimmung der Blutelektrolytkonzentrationen
    –   Ggf. BIS-Monitoring
–   Der Operationssaal muss eine geeignete Ausstattung aufweisen:
    –   Mindestens zwei geeignete Monitorsysteme zur Überwachung der Vitalparameter (einer im Blickfeld des Anästhesisten, ein weiterer im Blickfeld des Operateurs in unmittelbarer Nähe zum Röntgenbildschirm)
    –   Ein externer Defibrillator, der mit dem Patienten verbunden ist
    –   Ein geeignetes Programmiergerät / *Pacing-System-Analyzer* (PSA) mit dem Elektroden eingemessen und stimuliert werden können
    –   Eine hochwertige Durchleuchtungsanlage (C-Bogen, Hybrid-OP, Herzkatheteranlage)
    –   Geeignete, sterile Operationsinstrumente
    –   Eine ausreichende Anzahl an notwendigen Schrittmacher / ICD-Aggregaten, Sonden und Adaptern sowie Drehmomentschlüsseln, Stylets und Venenschleusen
–   Während Sondenextraktionen mittels aktiver Extraktionsmethoden sind weiterhin folgende Voraussetzungen sicherzustellen:
    –   Intubationsnarkose
    –   Perioperative TEE-Untersuchung
    –   Angemessen dimensionierte venöse Zugänge die im Notfall eine massive Volumensubstitution ermöglichen

- Verfügbarkeit spezieller Extraktionsmaterialien und -geräte (*Lead Locking devices*, ggf. Fräsen oder Lasersheaths und Lasergenerator)
- Während der Verwendung eines Excimer Lasers sind die entsprechenden Laserschutzbestimmungen bzw. -maßnahmen einzuhalten und umzusetzen (Brillen etc.)
- Spezielles Instrumentarium zur Notfallthorakotomie
- Eine notfallmäßig einsatzbereite Herz-Lungen-Maschine muss zur Verfügung stehen
- Zur Reduktion eines Blutverlusts kann der Einsatz eines *cell-savers* sinnvoll sein

17.8.3 Personelle Voraussetzungen

- Ein Operateur mit ausreichender Erfahrung, Qualifikation und entsprechender Zertifizierung [12]
- Für den Fall, dass der Operateur nicht die Facharztqualifikation eines Herzchirurgen erfüllt, ist zusätzlich ein herzchirurgisches Back-up sicherzustellen [7]. Hierbei sollte sich der Herzchirurg während der Prozedur im OP-Saal, idealerweise bereits steril bekleidet am OP-Tisch befinden, um im Notfall unverzüglich handeln zu können
- Im Notfall muss ein chirurgischer Assistent unmittelbar hinzurufbar sein
- Anästhesist, der neben der Qualifikation für herzchirurgische Eingriffe im Rahmen von Sondenextraktionen über eine angemessene Qualifikation in der TEE-Diagnostik verfügt. Alternativ muss zusätzlich ein Kardiologe mit angemessener Qualifikation in der TEE-Diagnostik die Operation begleiten.
- Eine Anästhesiepflegekraft zur Unterstützung des Anästhesisten
- Eine instrumentierende Pflegekraft (OP-Pflege)
- Eine Material anreichende Pflegekraft (OP-Springer)
- Ein Techniker mit ausreichender Erfahrung und Qualifikation für das Einmessen und die Programmierung von kardialen Rhythmusimplantaten
- Kardiotechniker um im Notfall einen *cell-saver* oder eine Herz-Lungen-Maschinen zu bedienen

17.9 Transfemorale Schleuse, Vorlegen eines Führungsdrahtes

Das Vorlegen einer transfemoralen Schleuse mit Insertion eines *super stiff* Führungsdrahtes bis in die rechte V. jugularis interna ermöglicht bei Perforationen im Bereich der V. cava superior das rasche Platzieren eines Ballon-Katheters (z. B. Bridge®), der zumindest einen größeren akuten Volumenverlust bis zur chirurgischen Sanierung minimieren kann. Es empfiehlt sich vor Beginn der Sondenextraktion diesen Schritt vorzunehmen, um bei Eintreffen des Ereignisses keine Zeit für die Platzierung des Drahtes zu verlieren. Da eine Prognose bezüglich des Auftretens einer Perforation nicht möglich ist, empfiehlt es sich, diesen Schritt als generelle präoperative Maßnahme zu etablieren. Dies wird im Rahmen eines *best practice protocol* von Bruce Wilkoff et al. [13] sowie im Rahmen einer Stellungnahme der AG Herzrhythmusstörungen (DGTHG) [14] prinzipiell empfohlen. Die Möglichkeit der Okklusion der V. cava superior ist bei Verletzungen kardialer Strukturen oder einer Perforation der V. subclavia nicht sinnvoll und die Verwendung eines Ballons darf die chirurgische Sanierung einer Perforation nicht verzögern.

Literatur

[1] The BRIDGE Study Investigators. Bridging Anticoagulation : Is it Needed When Warfarin Is Interrupted Around the Time of a Surgery or Procedure? Circulation. 2012;125:e496–e498.
[2] Hoffmeister HM, Bode C, Huber K, et al. Unterbrechung antithrombotischer Behandlung (Bridging) bei kardialen Erkrankungen – Positionspapier.Kardiologe. 2010;4:365–374.
[3] Spyropoulos AC, Douketis JD. How to treat anticoagulated patients undergoing an elective procedure or surgery. Blood. 2012;120:2954–2962.
[4] Birnie DH, Healey JS, Wells GA, et al. Pacemaker or Defibrillator Surgery without Interruption of Anticoagulation. N Engl J Med. 2013;368:2084–2093.
[5] Baddour LM, Epstein AE, Erickson CC, et al. Update on cardiovascular im- plantable electronic device infections and their management: a scientific statement from the American Heart Association. Circulation. 2010;121:458–477.
[6] Sohail MR, Uslan DZ, Khan AH, et al. Management and outcome of permanent and implantable cardioverter-defibrillator infections. J Am Coll Cardiol. 2007;49:1851–1859.
[7] Wilkoff BL, Love CJ, Byrd CL, et al. Transvenous lead extraction: HRS expert consensus on facilities, training, indication, and patient management. Heart Rhythm. 2009;6(7):1085–1104.
[8] Deharo JC, Bongiorni MG, Rozkovec A, et al. Pathways for training and accreditation for trans- venous lead extraction: a European Heart Rhythm Association position paper". Europace. 2012;12:124–134.
[9] Burger H. Elektrodenextraktion: Komplikationen und Notfälle. Herzschr Elektrophys. 2015;26:324–337.
[10] Ulsenheimer K, Wienke A, Schwerdtfeger A. Anmerkungen zum neuen Patientenrechtegesetz. 2013; Thieme-Compliance, Erlangen, Sondernewsletter zum Patientenrechtegesetz:1-16; www. thieme-compliance.de
[11] Hemmer W, Frohlig G, Markewitz A. [comment on naspe recommendations for removal of per- manently implanted, transvenous cardiac pacemaker and defibrillator electrodes]. Z Kardiol. 2002;91:956–968.
[12] Markewitz A, Burger H, Osswald B, et al. GSTCVS certificate for cardiac pacemaker, ICD and CRT therapy. Herzschrittmacherther Elektrophysiol. 2013;24(2):123–124.
[13] Wilkoff B, Kennergren C, Love CJ, et al. Bridge to surgery: Best practice protocol derived from early clinical experience with the Bridge Occlusion Balloon. Federated Agreement from the El- eventh Annual Lead Management Symposium. Heart Rhythm. 2017;14:1574–1578.
[14] Starck CT, Burger H, Bimmel D, Osswald B, Siebel A. Stellungnahme der AG Herzrhythmus- störungen (DGTHG) zur Behandlung schwerwiegender Gefäßverletzungen während perkutaner Sondenextraktionen unter Einbezug eines Okklusions-Ballons. https://www.dgthg.de/sites/ default/files/Stellungnahme%20OKB%20FINAL.pdf

18 Operative Revision – Sondenexplantation und Sondenextraktion

Alexander Siebel

18.1 Sondenexplantation und Sondenextraktion

Es bestehen zahlreiche Indikationen für eine operative Revision von kardialen Rhythmusimplantaten. Nur ein Teil davon ist von der verwendeten chirurgischen Technik bei Primärimplantation und Aggregatwechsel abhängig. Langfristige technisch bedingte Revisionsindikationen sind der Dauerbelastung der Sonden durch die Bewegung des Patienten und durch anatomische Besonderheiten wie eine Enge zwischen Klavikula und erster Rippe geschuldet. Auch technische Schwachstellen der Implantate können eine Revision erforderlich machen. Dies betrifft vor allem die Standfestigkeit von modernen Defibrillatorsonden; die zahlreichen elektrischen Leiter und der dadurch erforderliche komplexe Aufbau sind komplikationsträchtig. Letztlich kann jedes Bauteil eines Schrittmacher- oder Defibrillatorsystems versagen und es erforderlich machen, einzelne Sonden, Aggregate oder ganze Systeme zu entfernen und sofort oder im Intervall zu ersetzen. Revisionsoperationen bergen perioperative Risiken, die weit über diejenigen hinausgehen, die bei der primären Implantation eines Systems akzeptiert werden müssen. Dabei kann der Ausbau oder Wechsel eines Aggregates oft unkompliziert erfolgen. Das höchste Risiko für den Patienten birgt die Entfernung einer kompletten Sonde: Die Prädiktoren für schwere Komplikationen bei der Entfernung sind die Implantationszeit der ältesten Sonde, das weibliche Geschlecht, die Entfernung von Defibrillatorsonden und der Einsatz eines Lasers [1]. Die Verfügbarkeit einer herz-, gefäß- und thoraxchirurgischen Abteilung, einer kardiologischen und einer kardioanästhesiologischen Abteilung und einer entsprechend erfahrenen Intensivmedizin ist hierfür erforderlich [2]. Der häufigste Grund für eine Sondenentfernung ist die Infektion des Aggregates oder der Sonden.

18.2 Sondenexplantation

Von einer Sondenexplantation spricht man, wenn die Sonde mit einem Implantationsmandrin und leichtem Zug entfernt werden kann. In der Regel gelingt dies unkompliziert innerhalb eines Jahres nach Anlage und wird auch in Krankenhäusern der Grund- und Regelversorgung durchgeführt. Zu beachten ist hierbei, dass vor allem bei okkulter oder manifester Sondenperforation nach Entfernung der Elektrode eine Perikardtamponade auftreten kann, die einer umgehenden Entlastung, gegebenenfalls chirurgischen Sanierung bedarf. Zudem können auch nach relativ kurzer Zeit bereits

https://doi.org/10.1515/9783110431964-018

fibrotische Veränderungen vorliegen, die die vollständige Sondenbergung zumindest erschweren.

18.3 Sondenextraktion

Sondenextraktion ist die Entfernung einer Sonde unter Zuhilfenahme von spezialisiertem Instrumentarium. Sie ist die Domäne eines Herzzentrums und spezialisierter Operateure [3].

18.3.1 Komplikationen der Sondenextraktion

Nach der Implantation verwachsen Herzschrittmacher- und Defibrillatorsonden sowohl intra- als auch extravasal. Extravasal kommt es subkutan zur Narbenbildung im Bereich der Sonde und des Aggregates. Diese Narben sind häufig die Ursache für Schmerzen im Bereich der Aggregattasche mit Ausstrahlung in die ipsilaterale Hals- und Schulterregion. Insbesondere bei Nachblutungen mit Hämatombildung im Rahmen der Primärimplantation können zentimeterdicke verkalkte Narbenplatten um das Aggregat und die Sonden entstehen. Bei der Revisionsoperation sind diese Sonden möglichst ohne Verletzung der Isolierung freizulegen. Nach Befreiung der Sonden aus der Narbenplatte oder Verwachsung folgt die Abtragung der infizierten oder störenden Aggregattasche einschließlich der Verwachsungen rund um die Sonde. Trotz großer Vorsicht kann es dabei zur Beschädigung von Sonden kommen, die dann ersetzt werden müssen. Standardisierte Operationsverfahren sind hier nicht bekannt. Je nach Situation und Vorliebe wechseln Operateure zwischen Diathermie und scharfer Präparation. Einen gewissen Vorteil scheint die Plasmatechnologie zu haben [4]. Nachteilig an dieser Methode sind die hohen Anschaffungs- und Unterhaltskosten. Die Nutzung dieses Instruments wird dadurch in näherer Zukunft wenigen großen Zentren vorbehalten bleiben.

Die Entfernung der Sonde aus dem Gefäßsystem und dem Herzen birgt größere Risiken. Selbst bei reinen Sondenexplantationen, die per definitionem komplikationslos verlaufen, muss man intraoperativ auf Komplikationen vorbereitet sein: Schon nach einigen Wochen können Sonden fest verwachsen sein. Bei achtloser Entfernung mit schlichtem Zug an der Sonde kommt es zum Abreißen der Sonde (Abb. 18.1) oder zur Verletzung der Vena cava superior oder des Herzens. Auch bei sorgfältigem Vorgehen kann es zur Verletzung der Vena subclavia, der Vena cava superior, des rechten Vorhofes, der Trikuspidalklappe, des rechten Ventrikels (Abb. 18.2) und des Koronarsinus sowie seiner zuführenden Koronarvenen kommen. Hierbei ist in Abhängigkeit von zuvor durchgeführten intrathorakalen Operationen und der Lokalisation und Ausdehnung der Verletzung eine große klinische Bandbreite von inapparent bis zum vollständigen Kreislaufzusammenbruch binnen Sekunden zu erwarten. Um diesen

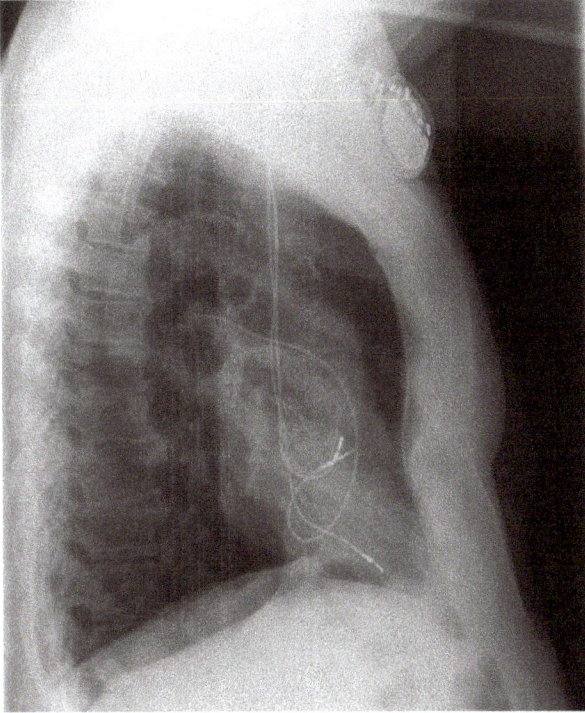

Abb. 18.1: Abgerissene Sonde in der Pulmonalisarterie.

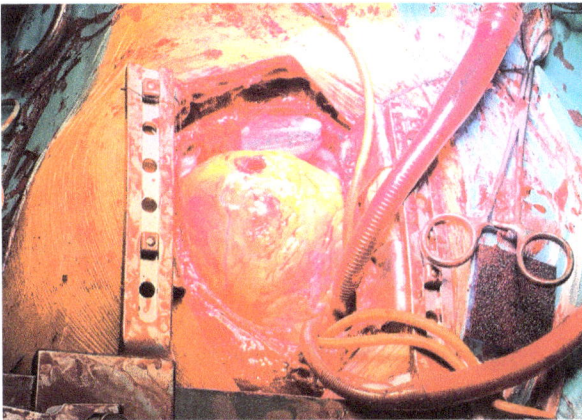

Abb. 18.2: Perforation des rechten Ventrikels durch Sondenrückzug.

dramatischen Komplikationen zeitgerecht und mit Aussicht auf Erfolg begegnen zu können bedarf es umfangreicher Vorsichtsmaßnahmen.

Besteht die Indikation zur Sondenentfernung in einer Sondenendokarditis oder Aggregattascheninfektion im Zusammenhang mit einem Aggregatwechsel, sind die Sonden zumeist länger als ein Jahr implantiert. Die Infektion kann häufig nur durch ein vollständiges Entfernen von allem Fremdmaterial erfolgreich bekämpft werden.

18.3.2 Vorbereitung

18.3.2.1 Anästhesie und intraoperative transösophageale Echokardiographie

Sondenextraktionen sollten in Voll- und Intubationsnarkose stattfinden. Das erleichtert nicht nur das schmerzfreie Abtragen von Narbengewebe, sondern macht auch die zeitnahe Entdeckung eines Perikardergusses oder einer größeren Blutung in die Pleura per transösophagealer Echokardiographie möglich. Des Weiteren bedarf es einer ultraschallgestützten Beurteilung der Pumpfunktion und der Funktion der häufig bei Sondenextraktionen in Mitleidenschaft gezogenen Trikuspidalklappe. Schließlich sind die Bereitstellung von Blutkonserven, großlumiger Venenzugänge und einer arteriellen Blutdruckmessung sowie der üblichen Messung des Elektrokardiogrammes und der peripheren Sauerstoffsättigung obligat.

18.3.2.2 Vorbereitung des Patienten

Der Patient muss von den Leisten bis zu beiden Schultern chirurgisch zugänglich sein. Das setzt eine vollständige Haarkürzung, steriles Abwaschen und Abdecken und Abkleben der genannten Regionen voraus. Umfangreichere Informationen hierzu finden sich in Kap. 17.

18.3.2.3 Material zur Durchführung der Sondenextraktion

Erforderlich ist das notwendige Instrumentarium für eine Perikardiozentese und für eine Thorakotomie einschließlich Herz-Lungen-Maschine und Kardiotechniker. Weiterhin bedarf es des Materials für einen passageren Herzschrittmacher auf transvenösem oder transthorakalem Weg.

Es bedarf einer hochwertigen Durchleuchtungseinheit mit der Möglichkeit zum Speichern von Bildern und Cine-Schleifen. Der im Kap. 17.9 beschriebene Ballon kann helfen den Blutverlust bei einer Verletzung der Vena cava superior zu verlangsamen. Es entsteht dabei aber eine obere Einflussstauung und die Möglichkeit zur Volumenzufuhr über am Oberkörper angelegte zentrale oder periphere Venenverweilkatheter wird eingeschränkt.

Zur Sondenextraktion stehen Extraktionssysteme zur Verfügung, die in den Arbeitskanal der Sonde eingeführt werden um Zug auf die Sonde ausüben zu können, ohne dass diese reißt oder sich längt. Zum anderen gibt es verschiedene Systeme um die Verwachsungen zwischen der Sonde und den umgebenden Strukturen zu lösen. Darunter sind steife und flexible Hülsen mit angeschrägter und scharfer Kante, die zur mechanischen Lösung der Verwachsungen über die Sonde geführt werden. Des Weiteren werden mechanisch rotierende Schleusen mit einem Messerkranz an der Spitze in unterschiedlichen Längen und Durchmessern produziert und schließlich eine Schleuse mit Lichtleitern, über die ein Excimerlaser die Verwachsungen rund um die Sonde lösen kann (siehe Kap. 16.5). Keines dieser Systeme ist alleine tauglich für jeden Fall einer Sondenextraktion. Mechanische Systeme haben eine größere Eindringtiefe und bergen damit ein hohes Risiko für Verletzungen des Gefäßsystems oder des Herzens. Der Excimerlaser durchdringt verkalkte Verwachsungen und knöcherne Verbindungen zwischen Klavikula und Sonden, wie sie häufig bei der medialen Punktion von Sonden entstehen, nur schwer.

18.3.2.4 Qualifikation des Operationsteams

Erforderlich ist ein Operationsteam, das mit den erforderlichen Techniken vertraut genug ist, um sie binnen Minuten zum Einsatz zu bringen. Auf Grund der sich bei entsprechend großer Verletzung des Gefäßsystems oder des Herzens schnell entwickelnden Hypovolämie bzw. Perikardtamponade reicht es nicht aus, lediglich ein chirurgisches Team in Bereitschaft zu haben. Darauf weist sowohl der Expert Consensus der Heart Rhythm Society [2] als auch die European Heart Rhythm Association ausdrücklich hin [3]. Auch bei optimaler Vorbereitung handelt es sich häufig um einen dramatischen Notfall, der nur beherrscht werden kann, wenn die notwendigen Maßnahmen verzögerungsfrei eingeleitet werden.

18.3.3 Durchführung der Sondenextraktion

18.3.3.1 Maßnahmen bei Schrittmacherpflichtigkeit

Vor Freilegen des Aggregates ist zu prüfen, ob eine Schrittmacherpflichtigkeit besteht. Hierzu wird die programmierte Schrittmacheraktion bis zu einer Frequenz von 30/min reduziert.

Bei Einsetzen von Eigenrhythmus ist darauf zu achten, ob er ausreicht, um auch längerfristige Schrittmacherpausen, im Falle einer Infektion auch mehrere Tage die Aufrechterhaltung stabiler Kreislaufverhältnisse zu gewährleisten. Dies kann insbesondere bei Patienten mit biventrikulärer Stimulation schwierig einzuschätzen sein.

Bei vollständigem oder weitgehendem Fehlen einer ventrikulären Eigenaktion ist die Insertion einer passageren Elektrode sinnvoll. Hierfür steht zum einen die klassische Einschwemm-Elektrode mit Konnektion eines externen Schrittmachers zur Verfügung. Ein anderes, etabliertes Verfahren ist die transvenöse Insertion einer konventionellen permanenten Schrittmacherelektrode (= „Opferelektrode"). Beide Elektroden werden entweder transjugulär oder intraoperativ nach Entfernen einer nicht an der ventrikulären Stimulation beteiligten Elektrode inseriert. Bei Verwendung einer Opferelektrode erfolgt die intraoperative Stimulation über ein externes Messgerät, am Operationsende wird das explantierte Aggregat konnektiert und kutan oder im Bereich der Tasche fixiert.

Als Alternative transvenöser überbrückender Maßnahmen kann vor der Extraktion ein epikardiales Schrittmachersystem implantiert werden. Hier ist sicherzustellen, dass das System postoperativ ohne Einschränkungen weiterverwendet werden kann und das transvenöse System nach Möglichkeit vollständig ersetzt. Bei der epikardialen Alternative ist zu bedenken, dass dieser Zugang in der Regel die letzte verbleibende Zugangsmöglichkeit beinhaltet, die nach Infektionen transvenöser Systeme verbleibt und die zwingend erforderliche Perikardiotomie kardiochirurgische Eingriffe erschwert.

Die Wahl des Verfahrens ist davon abhängig, wie kooperationsfähig der Patient ist; Einschwemmelektroden können aus der Schleuse gezogen oder das Kabel zum externen Schrittmacher durchtrennt werden. Bei erforderlichem oder gewünschtem Erhalt der Mobilität ist die Platzierung einer Opferelektrode oder eines epikardialen Systems empfehlenswert, da Einschwemmelektroden aufgrund ihrer Dislokationsgefahr nur eine stark eingeschränkte Mobilisation des Patienten zulassen.

18.3.3.2 Präparation der Gerätetasche

Nach Freilegung des Aggregates und mikrobiologischer Probenentnahme werden die Verbindungen der Sonden zum Aggregat gelöst. Hierbei ist darauf zu achten, dass der Eigenrhythmus bzw. die passagere Schrittmacherversorgung gewährleistet (s. Kap. 18.3.3.1), die Sonden bis zur Eintrittsstelle in die Vene frei gelegt und die Fixierungshülsen entfernt sind. Jede Sonde wird mit einem Mandrin intubiert. Dabei kann die Durchgängigkeit des Arbeitskanals geprüft und die Fixierschraube eingezogen werden, was allerdings häufig bei alten oder beschädigten Sonden nicht mehr möglich ist.

18.3.3.3 Technik der Sondenextraktion

Anschließend erfolgt unter Durchleuchtungskontrolle ein Zugversuch mit geringer Kraft um den Grad der Verwachsung zu prüfen. Dabei ist streng darauf zu achten, dass die Sonde bzw. ihr Arbeitskanal nicht durch den Zug beschädigt wird. Erweist sich die Sonde als zu stark verwachsen um auf diesem Weg entfernt zu werden, wird der Mandrin wieder entfernt und die Sonde circa 10 cm außerhalb des Gefäßes gekappt. Nun wird ein den Innenleiter stabilisierendes Extraktionssystem nach Möglichkeit bis in die Sondenspitze eingeführt und dort verriegelt. Mit der nun anwendbaren höheren Zugkraft erfolgt ein erneuter Zugversuch, der bei maßvollem Zug in der Durchleuchtung erkennen lässt, an welchen Stellen die Sonden verwachsen sind. Betroffen sind hier häufig die Klavikula, der Übergang von der Vena subclavia in die Vena cava superior, der Übergang von der Vena cava superior in den rechten Vorhof, die laterale Vorhofwand oberhalb der Vena cava inferior und die Spitze des rechten Ventrikels. An der Sondenspitze verwachsen Ankersonden stärker als Schraubsonden. Hier ist ein besonderes Augenmerk auf Vorhofankersonden im rechten Vorhofohr zu legen, da letztere mit der höchsten Verletzungswahrscheinlichkeit belastet sind. Koronarsinuselektroden hingegen verwachsen zumindest nach den bisher vorliegenden Implantationszeiten (max. 15 Jahre) selten innerhalb des Koronarsinus. Gefährlich sind jedoch Sonden mit einem aktiven Fixationsmechanismus wie beispielsweise die Medtronic Attain Starfix 4195®. Die Verwachsungen können mechanisch oder thermisch gelöst werden. Beide Methoden haben hohe Erfolgsraten, allerdings hat der Laser Einschränkungen bei der Lösung von osteophytären Adhäsionen im Bereich der Klavikula. Letztere lassen sich besser mit Hilfe einer mechanischen rotierenden Fräse lösen. Im weiteren Sondenverlauf ist es wichtig, durch geeignete Manöver Sonde und Schleuse stets parallel zu halten, da es bei einer Achsenabweichung leichter zu einer Gefäßverletzung kommt. Essentiell ist es, nicht mit aktivem Vorschub der Schleuse, sondern nur mit Zug an der Sonde zu arbeiten. Das bedeutet, dass stets nur so viel Kraft Richtung Patient an der Schleuse wirken darf, wie gleichzeitig Zug auf die Sonde ausgeübt wird. Im Ergebnis sollen die Verwachsungen zusammen mit der Sonde an die Schleuse gezogen werden und die Schleuse nur passiv über die gelösten Verwachsungen und die Sonde hinweg in den Patienten gleiten. Dieses Vorgehen verhindert eine starke Achsenabweichung des Extraktionswerkzeuges an Biegungen und damit die Perforation der Gefäß- oder Herzwand. Auch im Bereich der Trikuspidalklappe und der Koronarsinusmündung in den Vorhof ist große Vorsicht geboten. Hier empfiehlt sich Zug an der Sonde auszuüben und diesen nur knapp durch Schub an der Schleuse in Richtung Sondenspitze zu neutralisieren. Schließlich muss bei Erreichen der Sondenspitze diese von der Wand des rechten Ventrikels gelöst werden ohne diese zu perforieren, was bereits durch den Herzschlag geschehen kann und bei intramuraler Lage der Sonde nur ein Minimum an Kraft zulässt.

Praktisch alle Schleusen und Fräsen erlauben die Verwendung einer zusätzlichen mechanischen Hülse. Diese kann vor allem beim Überbrücken stark angulierter Elektrodenbereiche oder bei multiplen Elektroden sehr hilfreich sein. Hierbei ist jedoch zu beachten, dass damit der Schleusendurchmesser vergrößert und die Flexibilität der Schleuse erheblich reduziert wird. Daher ist gerade im Bereich der kardialen Strukturen die Verwendung der äußeren Hülsen (*outer sheath*) in Kombination mit mechanisch kontrolliert drehenden oder Laserschleusen, wenn möglich zu vermeiden.

18.3.3.4 Abschließende Operationsschritte

Sofern nicht bereits vor Applikation der Schleuse eine Tabaksbeutelnaht mit resorbierbarem Faden gelegt wurde, ist spätestens nach Lösen der Elektrode und Rückzug der Schleuse in das große Venensystem (die Spitze des Extraktionswerkzeugs sollte nach Möglichkeit parallel zum Venenverlauf in der Durchleuchtung zu sehen sein) die Anlage einer Tabaksbeutelnaht vor Entfernen der Schleusensysteme empfehlenswert, um Blutungen aus dem Schleusenkanal zu vermeiden. Besteht dennoch eine heftige Blutung, ist durch Kompression etwas medial der Eintrittsstelle zumeist ein vollständiges Sistieren und damit die Anlage gezielter Nähte möglich. Bei ausgedünntem oder massiv infiziertem Gewebe ist es gelegentlich schwierig, eine ausreichende Gewebekonnektion zu erhalten. Hier hilft eine längere Kompression über mehrere Minuten und das Fassen umliegender faszialer Strukturen.

Bei Vorliegen einer Infektion ist die vollständige Resektion allen infizierten Gewebes bzw. die vollständige Resektion der Aggregattasche sinnvoll. Auf Grund der dadurch entstehenden großen Wundfläche bei eingeschränkter Gerinnungsfähigkeit, empfiehlt sich gegebenenfalls die Einlage einer Redondrainage. Die Applikation von Hämostyptika und/oder antibiotikahaltigen Substanzen wird kontrovers diskutiert (siehe Kap. 4.1.9.4) Die Tasche sollte mit nicht resorbierbarem monofilem Faden in Einzelknopftechnik verschlossen werden, um den Sekretabfluss zu erleichtern.

18.3.4 Weiterführende Maßnahmen

Bei inkompletter Sondenextraktion bleiben Fragmente zurück. Sofern es sich lediglich um eine intramyokardial verbliebene Helix einer aktiven Fixation oder um einen tief intramyokardial verbliebenen Sondenkopf ohne sichtbaren Leiter handelt, sind außer dem Vermerk (MRT-Fähigkeit nicht gegeben!), bzw. einer entsprechenden Dokumentation zunächst keine weiteren Maßnahmen notwendig. Kommt es im Rahmen einer stattgehabten Infektion nach Absetzen der Antibiose zu einem Rezidiv oder bestehen neu aufgetretene Arrhythmien, ist von einem größeren Fragment, gegebenenfalls auch nur der Isolation auszugehen. Selten kann der für Sondenendokarditiden verantwortliche Biofilm in Kalkstrukturen verbleiben und das stete Wiederaufflammen der Infektion unterhalten. In solchen Situationen ist die primär offene Sanierung des Restbefundes Mittel der Wahl.

Radiologisch sichtbare Fragmente, die potenziell in das pulmonalarterielle System abschwemmen können oder dorthin bereits „umschlagen" sowie längere Fragmente im Atrium oder Ventrikel mit der potenziellen Gefahr von Arrhythmien oder Affektionen der Trikuspidalklappe können transfemoral oder transjugulär, selten auch via V. subclavia interventionell entfernt werden. Hierfür gibt es unterschiedliche Schlingen-Katheter, die das Bergen von Fragmenten ermöglichen.

Sofern durch alleinigen Zug keine Extraktion möglich ist, kann es gelingen, auch Schlingen-Katheter mit dem gefassten Fragment durch Extraktionsschleusen zu ziehen und den Sondenrest vollständig zu bergen. Misslingt der interventionelle Ansatz, bleibt die minimal-invasive oder konventionelle herzchirurgische Intervention.

Literatur

[1]   Wilkoff BL, Byrd CL, Love CJ, et al., Trends in Intravascular Lead Extraction: Analysis of Data from 5339 Procedures in 10 Years. XIth World Symposium on Cardiac Pacing and Electrophysiology, Berlin. Pacing Clin Electrophysiol. 1999;22:6 (Pt II):A207.
[2]   Wilkoff BL, Love CJ, Byrd CL, et al. Transvenous lead extraction: Heart Rhythm Society expert consensus on facilities, training, indications, and patient management: this document was endorsed by the American Heart Association (AHA). Heart Rhythm. 2009;6(7):1085–1104.

[3]   Deharo JC, Bongiorni MG, Rozkovec A, et al. Pathways for training and accreditation for trans-
      venous lead extraction: a European Heart Rhythm Association position paper. Europace.
      2012;14:124–134.
[4]   Loh SA, Carlson GA, Chang EI, et al. Comparative healing of surgical incisions created by
      the PEAK PlasmaBlade, conventional electrosurgery, and a scalpel. Plast Reconstr Surg.
      2009;124(6):1849–1859.

19 Probleme und Komplikationen während Sondenextraktionen

Heiko Burger

Jährlich werden weltweit zwischen 10.000–15.000 Herzschrittmacher- und Defibrillatorsonden laut Starck et al. perkutan extrahiert [1]. Hierbei gelingt es diese, in 95 bis 100 % der Fälle vollständig zu entfernen. Notwendig werden die Eingriffe zu 54 bis 73,4 % aufgrund von Infektionen [2],[3],[4]. Die Vorteile einer perkutanen Sondenextraktion bestehen im Vergleich zur chirurgisch offenen Sondenentfernung mittels Thorakotomie in der deutlich geringeren Invasivität mit unbestreitbar geringerem Operationstrauma, einer kleineren Operationsnarbe und somit geringeren Stigmatisierung sowie einer zumeist erheblich kürzeren Rekonvaleszenzperiode. Trotz aller Erfolge beinhaltet die Methode jedoch ein nicht zu unterschätzendes Risiko des Auftretens schwerwiegender Komplikationen (0,3 bis 7 %), wie beispielsweise dem akuten Kreislaufversagen mit möglicherweise resultierenden schwersten neurologischen Folgeschäden oder gar einem letalen Ausgang. So kommt es in 0,35 bis 3,7 % der Fälle zu schwerwiegenden Perforationen großer venöser Gefäße, des rechten Vorhofes oder Ventrikels. Weiterhin beschreiben Publikationen der letzten Jahre eine perioperative Mortalität von 0 bis 5 % [2],[3],[4],[5],[6],[7],[8],[9]. Die Unschärfe der verfügbaren Risikodaten in der Literatur, die sich zudem meist nur auf zentrumsspezifische Publikationen, kleinere Fallanalysen oder landesspezifische Registerdaten gründen, veranlasste 2012 die European Society of Cardiology (ESC) dazu, ein großes, multizentrisches, prospektives Register zu initiieren (ELECTRa – European Lead Extraction ConTRolled Registry). Leider ist die Auswertung dieses Registers mit 3.653 eingeschlossenen Patienten und einer einjährigen Follow-up Periode aktuell noch nicht abgeschlossen. Dennoch stehen bereits erste Teilergebnisse des Registers zur Verfügung [10]. Diesen zur Folge wurden die Daten nach Unterteilung der Zentren anhand ihrer Extraktionsfrequenz analysiert. So ergaben sich zwei Gruppen, die High- und Low-Volume Zentren, wobei sich die Gruppengrenze bei 2,5 Extraktionen pro Monat definiert. Die bisherigen Ergebnisse sind in Tab. 19.1 zusammengefasst [11].

Es ist zu erwarten, dass die endgültigen ELECTRa-Analysedaten in diesem Jahr publiziert werden. Anhand der bisher veröffentlichten Zahlen scheinen sich aber im Wesentlichen die bekannten Wahrscheinlichkeiten zu bestätigen. Auffällig ist hingegen, dass sich die Anzahl an infektionsbedingten Extraktionen in der ELECTRa Registry auffallend niedrig darstellt und möglicherweise eine Trendwende in der Indikationsstellung zur Sondenextraktion markiert.

https://doi.org/10.1515/9783110431964-019

Tab. 19.1: Erste Ergebnisse der ELECTRa-Registry.

	ELECTRa-Registry (n = 3.479)
Anzahl der Sondenextraktionen	6.433 Sondenentfernungen wurden durchgeführt
Infektion als Indikation zur Sondenextraktion	52,7 %
Vollständige, radiologisch nachgewiesene Sondenentfernung	95,7 %
Major Complications	2,7 % over all 2,5 % High-Volume-Centers 3,9 % Low-Volume-Centers
Gravierende Gefäßverletzungen	Kardiale Verletzungen 0,7 % Vaskuläre Verletzungen 0,3 %
Mortalität	1,4 % over all 1,2 % High-Volume-Centers 2,5 % Low-Volume-Centers
Minor Complications	5,2 % over all 4,5 % High-Volume-Centers 8,2 % Low-Volume-Centers

19.1 Probleme und Komplikationen während der Sondenmobilisation im Bereich der Aggregattasche

Jede Sondenextraktion beginnt mit einer gewissenhaften und vorsichtigen Mobilisation der Sondenschleifen aus der Aggregattasche bis zu den zumeist zentral gelegenen Annahthülsen. Neben einer peniblen Blutstillung sollte insbesondere bei bestehenden Tascheninfektionen eine Keimverschleppung vermieden werden. Hierzu ist es meist sinnvoll, wiederholte antiseptische Wundspülungen durchzuführen und infiziertes Gewebe möglichst vollständig und konsequent zur resezieren. Nichts desto trotz können lokale Pyrogene eingeschwemmt und systemisch wirksam werden. Aufgrund der dann folgenden inflammatorischen Vasodilatation können relevante Blutdruckreaktionen beobachtet werden, die durch angemessene Volumen- und Katecholamingaben zu kontrollieren sind [11].

19.2 Probleme und Komplikationen im extrakardialen Sondenverlauf

Nach abgeschlossener extrathorakaler Sondenmobilisation beginnen die eigentlichen Extraktionsbemühungen mit der Vorlage einer Tabaksbeutelnaht um die zu entfernende Sonde. Diese hat den Sinn, den Blutrückfluss aus dem Extraktionskanal nach erfolgter Sondenentfernung besser kontrollieren zu können. Wie bereits im Kap. 18 beschrieben, erfolgt nun auf Basis der vorliegenden Indikation und in Abwägung der zu erwartenden Verwachsungen und Probleme, die Entscheidung zur Extraktionsmethode (*Simple traction*, *passive Outersheaths*, mechanische Fräsen, *Excimer Lasersheath*).

Ein erstes Problem im Rahmen der Sondenextraktion kann bereits vor dem Erreichen der Vena subclavia auftreten. Wurde nämlich die zu entfernende Sonde durch eine weit mediale Venenpunktion eingebracht, so ist es mitunter nicht möglich, die Enge zwischen 1. Rippe und Klavikula mit einem Extraktionsbesteck zu passieren.

Ebenfalls können die Extraktionsbemühungen bereits an dieser Position scheitern, wenn kräftige Osteophyten die Sonde fest umschließen. In beiden Fällen kann es mit Hilfe einer aggressiven Fräse gelingen die knöcherne Engstelle soweit zu weiten bzw. die Verknöcherung soweit abzutragen, dass die weitere Passage entlang des Sondenverlaufs wieder möglich wird.

Ausgesprochen selten können hierbei Schäden im Bereich des retroklavikulären Gefäß-Nerven-Bündels entstehen und Verletzungen der Vena oder Arteria subclavia oder der Pleura zu massiven, systemrelevanten Blutungskomplikationen oder einem Pneumo-, bzw. Hämatothorax führen.

Hat das Extraktionsinstrument den intravasalen Verlauf der Vena subclavia erreicht, kann dieses unter Ausnutzung des *Rail-Effects* weiter vorgeführt werden. Erfahrungsgemäß stellen ein vollständiger Venenverschluss und insbesondere implantierte Dual-Coil-Defibrillatorsonden eine große Herausforderung für den Extrakteur dar. So kann es während der Sondenmobilisation zu Blutungen aus der Vena subclavia und anonyma kommen, die sich zumeist ins perivaskuläre Bindegewebe oder das vordere Mediastinum ergießen und sich auf diese Weise selbst tamponieren. Noch gefürchteter sind hingegen Perforationen der Vena cava superior, die einen Anteil von 70 % der schweren Gefäßperforationen darstellen. Auch kann das Extraktionsbesteck während der Mobilisation einer lateral mit der Vena cava verwachsenen Sonde die rechte Pleura eröffnen und eine schlagartig einsetzende Massenblutung resultieren. Der massive Blutverlust in die Pleura führt zu einem systemischen Volumenmangel, der die Einleitung sofortiger Notfallmaßnahmen erfordert [12].

Aus diesem Grund wurden spezielle Ballonkatheter wie der „Bridge® – *Occlusion balloon*" (Spectranetics/Philips) bzw. der CODA®-Katheter (Cook Medical) entwickelt, die im Perforationsfall über einen zuvor eingebrachten steifen Seldingerdraht bis zur Perforationsstelle vorgeschoben werden sollen (Abb. 19.1). Ziel des Ballons ist es, den Blutverlust durch ein Abdichten der Gefäßleckage signifikant zu reduzieren. Ersten Untersuchungen zur Folge kann so eine Reduktion des Blutverlustes um 90 % erzielt werden [13]. Man erhofft sich auf diese Weise, schwere Hypotonien und ihre Folgeschäden wie eine hypoxische Hirnschädigung zeitlich deutlich herauszögern zu können.

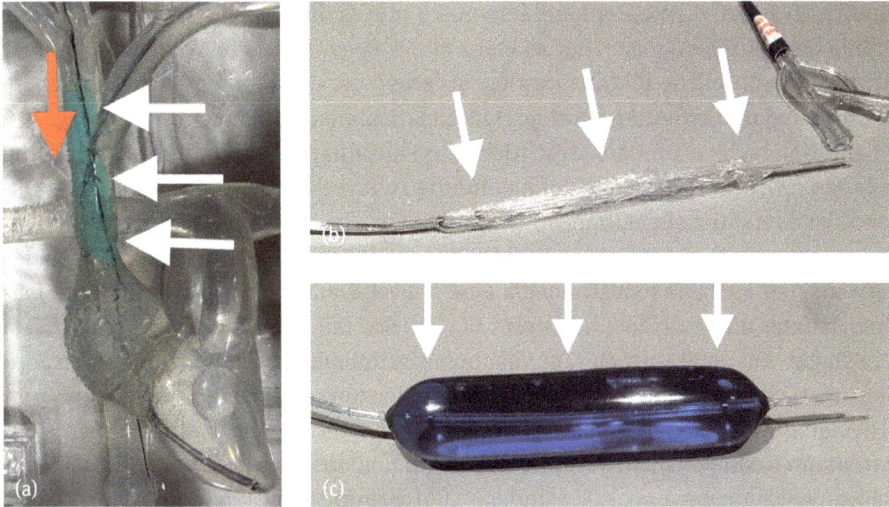

Abb. 19.1: (a) Modell, welches die Verwendung des *Occlusion Balloons* darstellt. Roter Pfeil deutet auf den Gefäßdefekt, während die weißen Pfeile auf die Lage des entfalteten Ballons weisen. (b) Modell des zusammengefalteten *Occlusion Balloons* (weiße Pfeile). (c) Modell, das den entfalteten *Occlusion Balloon* (weiße Pfeile) darstellt.

Das so gewonnene Zeitfenster soll dem Chirurgen eine ausreichende Zeit verschaffen, um unter noch erhaltener ausreichender Hämodynamik und begrenztem Blutverlust eine Thorakotomie zur Versorgung des Gefäßdefekts durchführen zu können. Es ist allerdings darauf hinzuweisen, dass die Anwendung eines Occlussion Balloons die chirurgische Sanierung des Defektes nicht unnötig verzögern darf und lediglich ein kurzfristiges intraoperatives Überbrückungsverfahren darstellt, welches nicht zum Transport innerhalb oder außerhalb einer Institution (z. B. zum nächsten herzchirurgischen Zentrum) geeignet ist [11].

19.3 Probleme und Komplikationen im Bereich des intrakardialen Sondenverlaufs

Mit Erreichen der perikardialen Umschlagsfalte am Übergang der Cava superior zum rechten Vorhof entleeren sich auftretende Gefäßblutungen unmittelbar in den Herzbeutel. Diese Verletzungen können zum einen durch den Einsatz des verwendeten Extraktionsinstruments oder durch dessen Manövrieren bedingt sein, sich zum anderen aber auch in den notwendigen Zug- oder Kontratraktionskräften an der Sonde selbst erklären. So sind Gefäß- oder Herzwandverletzungen im gesamten Sondenverlauf möglich und können durchaus auch an einer differenten Position zum Extraktionsinstrument entstehen. Abhängig vom Ausmaß der Blutung resultiert oftmals eine rasch progrediente Perikardtamponade und bedingt möglicherweise vital bedrohliche Komplikationen. Hierbei steht in der Regel nicht der Volumen-, sondern der lebensbedrohliche Blutdruckverlust aufgrund der ventrikulären Kompression im Vordergrund und erfordert sofortige Notfallmaßnahmen zur Perikardentlastung.

Im Unterschied zur oben beschriebenen Kausalität eines Blutdruckabfalls sollte man aber wissen, dass es auch ohne Blutung zu reversiblen Blutdruckabfällen während der Extraktionsbemühungen kommen kann. Insbesondere bei der Extraktion von rechtsventrikulären Sonden bedingt der notwendige Sondenzug zum Stellen des verwendeten Extraktionsinstruments eine teilweise massive rechtsventrikuläre Einflussstauung mit potenziell massivem Blutdruckabfall. Dieses Phänomen lässt sich jedoch gut von einer wahren Komplikation diskriminieren: Reduziert man den Sondenzug, so kommt es, abhängig von der Pumpleistung des Herzens, umgehend zum erneuten Blutdruckanstieg. Ist ein länger andauernder Sondenzug im Rahmen einer Extraktion unumgänglich, so sollte dieser fraktioniert mit wiederholten Phasen zur Rekompensation erfolgen. Auch sind das OP-Team und insbesondere der Anästhesist in dieses Vorgehen mit einzubeziehen, um inadäquate Volumen- bzw. Katecholaminapplikation zu vermeiden.

Weiterhin können im Rahmen von Sondenextraktionen Trikuspidalklappendefekte entstehen, die glücklicherweise zumeist nicht vital bedrohlich sind. Zudem werden diese im Akutstadium oftmals fälschlich hoch gradifiziert. Aus diesen Gründen sollte eine unmittelbare operative Versorgung bei fehlender relevanter venöser Stauung bzw. einem akuten rechtsventrikulärem Pumpversagen nur zurückhaltend erfolgen. Unabhängig davon ist die Trikuspidalklappenfunktion nach einer Sondenextraktion wiederholt zu kontrollieren und ggf. kann zweizeitig eine Trikuspidalklappenrekonstruktion bzw. ein -ersatz geplant werden.

Letztlich sei auch darauf hingewiesen, dass es im Rahmen intrakardialer Extraktionsbemühungen durch eine mechanische Irritation des AV-Knotens zum akuten AV-Block mit der Notwendigkeit zur externen Stimulation kommen kann [12].

19.4 Bergung von Sondenfragmenten, inkomplette Sondenextraktion

Nicht immer gelingt es Elektroden vollständig zu mobilisieren und zu entfernen. Gerade bei älteren Sonden mit einer altersbedingt kompromittierten Sondenintegrität, bereits vorausgegangenen frustranen Extraktionsbemühungen, beschädigten Sondenarbeitskanälen oder abgerutschten *Locking stylets* kann es zum Abreißen oder Entspiralisieren von Sonden kommen. In einem solchen Moment ist erneut zu hinterfragen, was das eigentliche Ziel des Eingriffes ist. Sollte die Sonde aufgrund von technischen Fehlfunktionen zum Erzielen eines neuen Sondenzugangs bei Gefäßverschlüssen oder im Rahmen einer Infektionsbehandlung entfernt werden? Auch sollte abgeschätzt werden, welche Konsequenz sich aus dem verbliebenen Sondenanteil ergibt. Ist er im Herzen oder an der Gefäßwand fest fixiert oder mobil? Drohen eine Embolisation, eine gestörte Trikuspidalklappenfunktion, Herzrhythmusstörungen oder Perforationen aufgrund der Sondenlage oder sind relevante Anteile einer infizierten Sonde verblieben? Ist beispielsweise im Rahmen einer nicht Infekt-assoziierten Indikation ein kurzer Sondenanteil verblieben, so ist es empfehlenswert, weitere Maßnahmen zu unterlassen. War hingegen Ausgangspunkt des Eingriffs eine Infektionsbehandlung, so ist zu beurteilen, ob eine weitere Bergung des verbliebenen Sondenfragments überhaupt möglich und notwendig ist. Wurde bereits der größte Teil einer infizierten Sonde entfernt, so kann es unter Antibiotikagabe zur Infektausheilung auch ohne weitere operative Maßnahmen kommen. So sind letztlich die Risiken, die sich aus den Bergungsbemühungen ergeben mit denen eines Fragmentverbleibs abzuwägen.

Wird die Entfernung eines Sondenrests für notwendig erachtet, so ergeben sich grundsätzlich zwei differente Methoden.

Zum einen kann es gelingen, Sondenfragmente perkutan unter Verwendung besonderer Extraktionstools wie *Snares*, Lassos, Schlingen oder Biopsiezangen einzufangen und anschließend vollständig zu entfernen (Abb. 19.2). Sinnvoll ist es zumeist, die zusätzlichen Instrumente über einen differenten venösen Zugang wie etwa der Vena femoralis einzubringen, um einen anderen Zugvektor auf das verbliebene Fragment aufbringen zu können. Letztlich bietet die perkutane Vorgehensweise eine gute Chance, Sondenreste in minimalinvasiver Technik zu entfernen, setzt allerdings eine große Erfahrung des Operateurs im Umgang mit interventionellen Techniken voraus.

Zum anderen besteht die alternative Möglichkeit, Sondenreste nach erfolgter Thorakotomie offen chirurgisch zu bergen. Hierzu ist in der Regel der Einsatz einer Herz-Lungen-Maschine notwendig. Inwieweit eine sofortige offene Sondenentfernung noch während des primären Extraktionseingriffs erfolgen sollte oder auch ein zweizeitiges Vorgehen möglich ist und ob eine sternale oder laterale Thorakotomie von Vorteil ist, kann hingegen nur im Einzelfall entschieden werden.

Da die Entfernung von Sondenfragmenten zu einem der anspruchsvollsten Maßnahmen im Rahmen von Sondenextraktionen zählt, sollten diese vorzugsweise

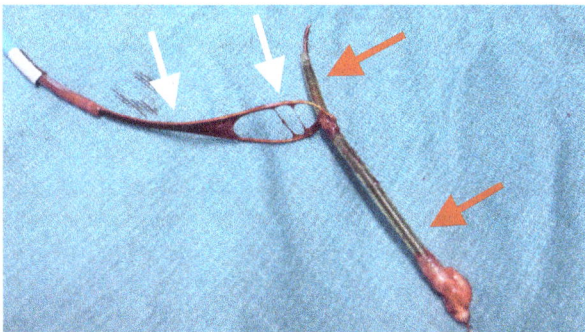

Abb. 19.2: Beispiel zur Entfernung eines abgerissenen, rechtsventrikulären Sondenrests (rote Pfeile) mit einem *Amplatz GooseNeck Snare*® (weiße Pfeile).

in Kliniken mit herzchirurgischer und interventioneller Expertise von erfahrenen Extrakteuren durchgeführt werden [12].

19.5 Behandlung akuter Blutungskomplikationen im Rahmen von Sondenextraktionen

Zu den wohl gefürchtetsten Komplikationen im Rahmen von Sondenextraktionen zählen thorakale Blutungen. Diese können unerwartet und plötzlich auftreten, sich durch große Blutverluste auszeichnen und dramatische Folgen aufgrund des Volumenmangels mit Kreislaufstillstand und genereller Hypoxie bedingen. Entsprechend den Ischämietoleranzen der einzelnen Organsysteme kommt es binnen kurzer Zeit zunächst zu reversiblen, später zu irreversiblen Organschäden. Hierbei ist insbesondere die hypoxische Hirnschädigung mit teils massiven zentralnervösen Ausfällen als Komplikation gefürchtet.

Aus diesem Grund ist beim Auftreten von blutungsbedingten Blutdruckabfällen äußerste Eile geboten. Umgehend sollte eine erste Einschätzung zur Blutungslokalisation, dem Umfang und der Progredienz getroffen werden und unmittelbar sind entsprechende Notfallmaßnahmen einzuleiten. Wegweisend zur ersten Orientierung ist insbesondere die TEE-Diagnostik. Neben ersten Hinweisen zur Differenzierung der Blutungslokalisation kann so auch erstmals die Progredienz abgeschätzt werden. Im Gegensatz hierzu liefern die Vitalwerte und die Röntgendurchleuchtung leider nur unbefriedigende Informationen.

Ebenfalls hat in einer solchen Notsituation die Stabilisierung des Kreislaufs unmittelbare Priorität. Soweit es im Rahmen von massiven Blutungen überhaupt möglich ist, sollten eine angemessene Volumensubstitution (ggf. Erythrozytenkonzentrate) und Katecholamingaben erfolgen.

Leider ist es nicht möglich, allgemein gültige Empfehlungen zur Vorgehensweisen in Notfallsituationen vorzugeben. Dennoch veranschaulichen die nachfolgend beschriebenen Maßnahmen, in Abhängigkeit von der wahrscheinlichen Blutungslokalisation, eine mögliche Vorgehensweise.

Kommt es beispielsweise zu einem Kreislaufeinbruch aufgrund einer akuten hämorrhagischen Perikardtamponade, so kann in Abhängigkeit vom systemischen Blutdruck, der Dimension und Progression des Ergusses und nach kritischer Abwägung der zur Verfügung stehenden Zeit bis zum vermuteten vollständigen Kreislaufversagen als erste Maßnahme das Einbringen eines Perikardkatheters zur Perikardentlastung erfolgen. Das Vorgehen ist hierbei analog den im Kap. 7.1.2.1 beschriebenen Methoden zu wählen. Nicht selten steigt unmittelbar mit Beginn der Perikardentlastung bereits der Blutdruck wieder merklich an und die Situation entschärft sich zusehends. Allerdings sollte die Menge des entlasteten Perikardergusses genau kontrolliert und der weitere Abfluss engmaschig beobachtet werden. Parallel hierzu ist mittels TEE zu überprüfen, ob sich der Perikarderguss proportional zum entlasteten Blutvolumen reduziert oder ob sich eine anhaltende, noch aktive Blutung weiterhin in das Perikard entleert. Oftmals deckt sich die Blutungsquelle nach erfolgter Entlastung und tamponiert sich, so dass die Blutung sistiert und keine weiteren invasiven Maßnahmen notwendig werden. Der Perikardkatheter sollte dennoch für einige Stunden belassen werden und wiederholte Ultraschallkontrollen des Perikardergusses sind durchzuführen. So können eine eventuell relevante Nachblutung zeitnah erkannt und ggf. weitere invasive Maßnahmen eingeleitet werden. Kommt die Blutung nach Einlage eines Perikardkatheters jedoch nicht zum Stehen bzw. zeigt sich im weiteren Verlauf eine kontinuierliche relevante Blutung, so sollte umgehend eine chirurgische Versorgung der Blutungsquelle durch eine sternale Thorakotomie erfolgen. Ebenfalls sollte eine sofortige Thorakotomie erfolgen, wenn abzusehen ist, dass die Perforationsquelle eine Dimension aufweist, die sicher nicht durch eine alleinige Perikardentlastung suffizient versorgt werden kann.

Eine weitere dramatische Komplikation kann eintreten, wenn sich beispielsweise nach einer Gefäßperforation der Vena cava superior oder der Vena subclavia die Blutung in eine Pleura ergießt. Hieraus kann ein fulminanter Hämatothorax resultieren, der aufgrund des massiven Blutverlustes zu einer Volumenmangel-bedingten Hypotonie führt. Auch in diesem Fall ist abzuwägen, ob die alleinige Entlastung des Hämatothorax durch das Einbringen einer großlumigen Thoraxdrainage zur Entlastung und anschließenden Deckung der Blutung führen kann. Das Einbringen einer Thoraxdrainage benötig wenig Zeit und das abgeleitete Blut kann ggf. mittels *cell-saver* aufgefangen und anschließend re-transfundiert werden. Auf jedem Fall muss unmittelbar mit Hilfe des TEE kontrolliert werden, ob die Entlastung des Hämatothorax zu einer tatsächlichen Reduktion der Blutung führt oder ob sich fortlaufend Blut in die Pleura entleert. Gerade mediastinal gelegene Blutungsquellen können sich auf diese Weise austamponieren und somit weitere Maßnahmen unterbleiben. Anschließend sind jedoch die Drainagemengen engmaschig zu kontrollieren und ein relevanter thorakaler Blutverhalt durch wiederholte Röntgenaufnahmen auszuschließen. Wichtig ist hierbei die stete Kontrolle und gegebenenfalls Optimierung der Gerinnungssituation. Besteht hingegen weiterhin eine relevante Blutung oder ist aufgrund der Blutungskonstellation abzusehen, dass diese Maßnahmen keinen Erfolg versprechen, bleibt die umgehende Thorakotomie zur chirurgischen Blutstillung.

Lässt sich trotz der beschriebenen Maßnahmen keine ausreichende Reduktion des Blutverlustes erzielen, so können eine kathetergestützte Lokalisation der Blutungsquelle sowie das Einbringen eines gecoverten Stents oder einer Coil als minimalinvasiver Eingriff sinnvoll sein. Gerade wenn es zweizeitig nach einer Sondenextraktion zu einer moderaten, aber anhaltenden Blutung kommt, kann auf diese Weise gegebenenfalls ohne (Re-)Thorakotomie eine suffiziente Blutstillung erzielt werden. Allerdings stellen diese Maßnahmen erhebliche logistische Anforderungen (Röntgenanlage, Kontrastmittel, geeigneter Stent, erfahrener Interventionalist) an die Institution und benötigen zur Durchführung eine nicht unerhebliche Zeitspanne. Da diese in Notfallsituationen nicht immer gegeben ist, ist unter einer instabilen Kreislaufsituation die Indikation zur Thorakotomie großzügig zu stellen. Dies trifft insbesondere dann zu, wenn es sich um eine chirurgisch gut zugängliche Blutung handelt wie etwa eine Vena anonyma Ruptur.

Stellt das vorherrschende Problem der Notsituation die kompromittierte Kreislaufsituation dar, so kann diesem durch den Anschluss einer Herz-Lungen-Maschine (HLM) begegnet werden. Auf diese Weise können dem Patienten größere Volumenmengen zugeführt sowie ausgetretenes Blut abgesaugt und unmittelbar wieder zugeführt werden. Diese Möglichkeiten und geschultes Personal stehen in einem herzchirurgischen OP jederzeit zur Verfügung. Abzuwägen ist allerdings, ob sich durch diese Maßnahme und die damit verbundene Heparingabe die Blutungskomplikation nicht zusätzlich verschärft. Zu überlegen ist weiterhin, ob die HLM nach erfolgter Sternotomie an den zentralen Gefäßen oder über die Leistengefäße angeschlossen werden sollte. Während der zentrale Zugang bei herzchirurgisch voroperierten Patienten weitere zeitraubende Probleme bereiten kann, wird bei einem peripheren HLM-Anschluss über die Leistengefäße bei kardial nicht voroperierten Patienten möglicherweise wertvolle Zeit vertan.

Weiterhin muss der Operateur in Abhängigkeit von der vermuteten Blutungslokalisation die Entscheidung treffen, ob eine sternale oder laterale Thorakotomie erfolgen soll. Wird die Blutungskomplikation beispielsweise im Bereich der Vena anonyma oder Vena cava superior vermutet, so bietet die Sternotomie sicher Vorteile in Bezug auf eine Gefäßrekonstruktion oder einen prothetischen Gefäßersatz. Ist allerdings die Blutung eher im medialen oder lateralen Anteil der Vena subclavia wahrscheinlich, so ergeben sich durch eine laterale Thorakotomie bessere Möglichkeiten zur Darstellung der Perforationsstelle und eine übersichtlichere Option zur Gewebsraffung. Allerdings ist nicht zu verkennen, dass gerade Blutungen aus der oberen Thoraxapertur chirurgisch nur schwer anzugehen sind und eine nicht zu unterschätzende Letalität aufweisen, wenngleich sich hierzu keine gesicherten Zahlen in der Literatur finden.

Auch sei trotz aller gebotener Eile im Rahmen einer Notfall-Thorakotomie darauf hingewiesen, dass nach dem Einsetzten des Thoraxsperrers und noch vor dessen weiteren Aufspreizens die Vena anonyma ausreichend mobilisiert werden muss, um eine weitere Gefäßruptur und somit eine additive Blutungskomplikationen zu vermeiden. Anschließend wird in der Regel vorsichtig das Perikard eröffnet. Findet sich hierbei eine Perikardtamponade, so ermöglicht eine zunächst nur kleinlumige Perikareröffnung die kontrollierte Druckentlastung. Auf diese Weise kann eine überschießende Blutdruckreaktion durch eine schlagartige Druckentlastung unter noch massivem Katecholamineinfluss vermieden und das austretende Blut kontrolliert aufgefangen und über einen *Cell-saver* oder die Herz-Lungen-Maschine dem Patienten wieder zugeführt werden. Anschließend ist in Abhängigkeit von der Kreislauf- und Blutungssituation zu entscheiden, ob primär die Blutungsquelle dargestellt und versorgt werden kann oder vorrangig eine Herz-Lungen-Maschine zur Kreislaufunterstützung angeschlossen werden muss. Die weiteren Maßnahmen ergeben sich individuell nach Ortung und Darstellung der Blutungsquelle. Neben Gefäßnähten und -rekonstruktionen (Abb. 19.3) können auch Implantationen von Gefäßprothesen zur Defektversorgung notwendig werden [12].

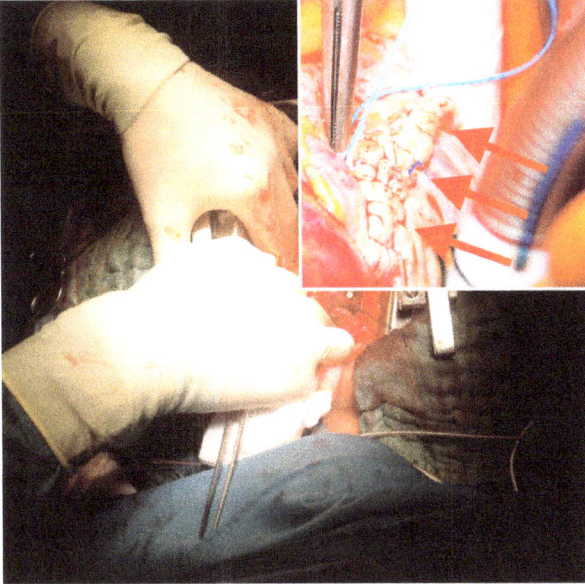

Abb. 19.3: Übernaht eines Vena cava superior Defekts (rote Pfeile) nach Notfall-thorakotomie.

Literatur

[1] Starck CT, Salzberg S, Grünenfeld J, et al. Sondenextraktion – eine anspruchsvolle Aufgabe. Cardiovascular Medicine. 2011;14(7-8):213–221.

[2] Jones SO, Eckart RE, Albert CM, et al. Large single-center, single-operator experience with transvenous lead extraction: outcomes and changing indications. Heart Rhythm. 2008;5(4):520–525.

[3] Rusanov A, Spotnitz HM. A 15-year experience with permanent pacemaker and defibrillator lead and patch extractions. Ann Thorac Surg. 2010;89:44–50.

[4] Smith HJ, Fearnot NE, Byrd CL,et al. Five-years experience with intravascular lead extraction. Pacing Clin Electrophys. 1994;17:2016–2020.

[5] Kennergren C, Bjurman C, Wiklund R, et al. A single-centre experience of over one thousand lead extractions. Europace. 2009;11(5):612–617.

[6] Bongiorni MG, Soldati E, Zucchelli G et al. Transvenous removal of pacing and implantable cardiac defibrillating leads using single sheath mechanical dilatation and multiple venous approaches: high success rate and safety in more than 2000 leads. Eur Heart J. 2008;29(23):2886–2893.

[7] Hauser RG, Katsiyiannis WT, Gornick CC, et al. Deaths and cardiovascular injuries due to device-assisted implantable cardioverter-defibrillator and pacemaker lead extraction. Europace. 2010;12(3):395–401.

[8] Wazni O, Epstein LM, Carrillo RG, et al. Lead extraction in the contemporary setting: the LExICon study: an observational retrospective study of consecutive laser lead extractions. J Am Coll Cardiol. 2010;55(6):579–586.

[9] Calvagna GM, Evola R, Scardace G, et al. Single-operator experience with a mechanical approach for removal of pacing and implantable defibrillator leads. Europace. 2009;11(11):1505–1509.

[10] Bongiorni MG, Kennergren C, Butter C, et al. ELECTRa (European Lead Extraction ConTRolled) Registry Status Report: Preliminary data on Transvenous Lead Extraction in Europe, ESC Congress – Barcelona, Spain, August 30, 2014

[11] Starck C, Burger H, et al. Stellungnahme der AG Herzrhythmusstörungen (DGTHG) zur Behandlung schwerwiegender Gefäßverletzungen während perkutaner Sondenextraktionen unter Einbezug eines Okklusions-Ballons vom 12.12.2016

[12] Burger H. Elektrodenextraktion – Kompikationen und Notfälle. Implantierbare kardiale elektronische Systems. Z Herz Thorax Gefäßchir. 2015;26(4):324–337.

[13] Clancy JF, Carrillo RG, Sotak R, et al. Percutaneous occlusion balloon as bridge to surgery in a swine model of superior vena cava perforation. Heart Rhythm. 2016 Nov;13(11):2215–2220.

Stichwortverzeichnis

www.ingramcontent.com/pod-product-compliance
Lightning Source LLC
Chambersburg PA
CBHW081050220326
41598CB00038B/7048